临床护理常规
（妇产科、儿科）

陈俊强　应燕萍　杨　丽　韦　琴　凌　瑛／主　编

李艳青　黎　荔　余　丽　覃桂荣　唐利华／副主编

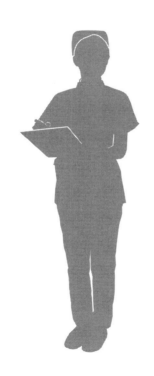

广西科学技术出版社

· 南宁 ·

图书在版编目（CIP）数据

临床护理常规．妇产科、儿科／陈俊强等主编．—
南宁：广西科学技术出版社，2023.4
（实用护理质量管理丛书）
ISBN 978-7-5551-1936-4

Ⅰ．①临…　Ⅱ．①陈…　Ⅲ．①妇产科学—护理学—技术
操作规程②儿科学—护理学—技术操作规程　Ⅳ．① R47-65

中国国家版本馆 CIP 数据核字（2023）第 066687 号

临床护理常规（妇产科、儿科）

陈俊强　应燕萍　杨　丽　韦　琴　凌　瑛　主编

策划组稿：罗煜涛　李　媛　　　　　　责任编辑：程　思
装帧设计：韦娇林　　　　　　　　　　责任印制：韦文印
责任校对：盘美辰

出 版 人：卢培钊　　　　　　　　　　出版发行：广西科学技术出版社
社　　　址：广西南宁市东葛路 66 号　　邮政编码：530023
网　　　址：http://www.gxkjs.com
经　　　销：全国各地新华书店
印　　　刷：广西壮族自治区地质印刷厂

开　　　本：787 mm × 1092 mm　　1/16
字　　　数：480 千字　　　　　　　　印　　　张：20.25
版　　　次：2023 年 4 月第 1 版　　　印　　　次：2023 年 4 月第 1 次印刷
书　　　号：ISBN 978-7-5551-1936-4
定　　　价：88.00 元

编委会

主　编：陈俊强　应燕萍　杨　丽　韦　琴　凌　瑛

副主编：李艳青　黎　荔　余　丽　覃桂荣　唐利华

编　委：（以姓氏笔画为序）

王飞华　王丽芳　龙　茜　巫雪花　李君丽

杨少丽　周　芸　郑建敏　饶倩羽　凌　静

黄晓波　崔妙玲　梁　华　梁　洁　曾义真

曾国艳　零恒莉

序　言

参天之木，必有其根脉。质量是医院发展的根之所系，护理是医院进步的脉之所维。

三分治疗，七分护理。护理工作是卫生健康事业的重要组成部分，护理质量与安全管理直接关系到疾病预防、治疗、护理、康复和安宁疗护等重要方面，影响医院临床医疗质量、患者生命健康及社会效益、经济效益。加强护理科学管理、发展智慧护理、创新照护模式、建设护理高峰学科是医疗卫生事业发展的时代要求，也是新时代背景下公立医院高质量发展与精细化管理的本质需要。

"十四五"时期，全面推进健康中国建设对护理事业发展建设提出了新要求。《全国护理事业发展规划（2021—2025 年）》要求"从护理体系、服务、技术、管理、人才等多维度统筹推动护理高质量发展"。当前，在公立医院高质量发展与三级医院绩效考核的推动下，"互联网＋护理服务"及延续性护理服务等模式不断涌现，护理学科发展建设进入前所未有的机遇期与挑战期。

为推动护理管理全面发展，广西医科大学第一附属医院积极融合护理学科发展新理念，抓住新机遇，为规范护理服务行为，提升临床护理各项管理工作的质量效率，按照 ISO9001 质量管理体系对作业指导书的相关要求，以医院护理管理实践为基础，结合当前护理管理学科新知识和新进展，组织专业人员反复淬炼升华，几经易稿，耗时经年，涓滴细流齐汇，最终编写完成了这套指导性强、执行性佳的"实用护理质量管理丛书"。

"实用护理质量管理丛书"包括《护理工作制度职责与应急预案》《临床护理常规（门急诊特殊区域）》《临床护理常规（妇产科、儿科）》《临床护理常规（内科）》《临床护理常规（外科）》《临床护理质量作业指导书》等分册，主要对目前医院临床护理工作质量考核标准、护理工作制度职责与应急预案、临床护理常规、护理实践知识和技能等方面进行系统梳理、总结。本丛书内容丰富、条理明晰，兼具实用性与操作性，适用于各级各类医疗机构护理人员，可为护理工作者提供科学的教材样本与质量考核标准，对于指导护理临床实践工作规范化、标准化、同质化发展，规范护理工作者的专业行为，提升护理质量标准控制管理水平等具有重要意义。

学海无涯，知识无界，护理理论发展与学术进步永无止境。仅以本丛书抛砖引玉，希望广大护理同仁立足本职岗位与临床工作，不断磨炼技能、精益求精，以高质量的护理服务增加人民健康福祉，引领护理学科迈上更高质量、更高效率、更可持续、更为安全的发展之路。

广西医科大学第一附属医院

2023 年 4 月

内容简介

《临床护理常规（妇产科、儿科）》以《临床护理实践指南》及各专科指南、标准为依据，参考国内外大量的护理资料，结合临床实践进行编写。全书共十八章，内容包含妇产科、儿科的一般护理常规、各种疾病护理常规、特殊症状护理、常用诊疗技术护理配合等，从定义、护理评估、护理措施、健康教育等方面进行系统阐述，还增加近年来开展的检查治疗技术的护理配合新进展。本书紧密结合临床实际与学科前沿，适应医学模式的转变，内容系统全面、专业性强，具有较强的科学性和实用性，可作为妇产科、儿科临床护理工作和护理教学的指导用书。

目　录

上编·妇产科

下编·儿科

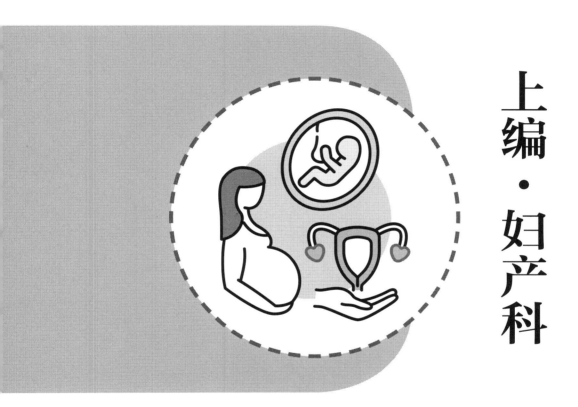

上编·妇产科

第一章 妇科疾病的护理

第一节 妇科腹部手术的护理

一、术前护理

（一）护理评估

（1）评估患者病情、配合情况、自理能力、心理状况。

（2）评估患者生命体征，饮食、睡眠及排便情况，原发病治疗用药情况，既往史，有无合并症及并发症。

（3）评估患者是否在月经期。

（4）评估患者对疾病和手术的认知程度。

（二）护理措施

1. 观察要点

（1）监测患者生命体征：术前 1 日测量并记录体温、脉搏、呼吸各 2 次，术晨测量并记录体温、脉搏、呼吸、血压各 1 次，发现异常及时报告医生。

（2）发现患者出现发热、上呼吸道感染等症状，及时报告医生。

2. 饮食护理

（1）行一般子宫切除术或附件手术的患者术前 1 日晚餐进半流食，术前 1 日晚上 10 点后禁食、禁饮。

（2）行宫颈癌根治术、广泛性子宫切除术、肿瘤细胞减灭术等手术的患者术前 3 日开始肠道准备：术前 3 日进半流食，术前 2 日进流食，术前 1 日晚上 10 点后禁食、禁饮。

3. 休息与活动

加强基础护理，根据需要提供生活照顾。

4. 用药护理

（1）根据术中、术后拟定使用的药物，术前遵医嘱做好药物过敏试验并准确记录和标识。阳性反应情况须告知医生及患者，并在病历封面、床头卡上做明显标记。

（2）遵医嘱术前 1 日晚上 9 点给予患者口服地西泮片 5 mg，以利于睡眠。

（3）术晨遵医嘱备好手术用药，根据手术时间提前 30 分钟遵医嘱给予患者术前用药。

5. 安全护理

（1）加强风险评估，根据需要给予保护措施并悬挂警示标识。

（2）入院时双人核对患者信息后为其戴上手腕带（身份识别标志）。

（3）配合医生对手术部位进行标记。

6. 心理护理

深入了解患者病情及其对手术的认知程度，进行术前宣教。以诚恳、热情、耐心的态度，设法消除或减轻患者的焦虑、恐惧及其他不安情绪。

7. 专科护理

（1）完善检查：指导或协助患者完善术前相关检查，如血、尿及大便等常规检查，凝血功能检查，肝、肾、心、肺功能检查及专科检查，等等。

（2）皮肤准备及配血：术前 1 日遵医嘱进行皮肤准备及配血。

（3）阴道准备：术前 1～3 日遵医嘱用消毒药液冲洗阴道。合并妊娠、阴道出血、未婚无性生活者禁止阴道冲洗。

（4）肠道准备：根据病情需要遵医嘱在术前 1 日或术前 3 日进行肠道准备。术前 1 日下午给予患者口服肠道准备用药复方聚乙二醇电解质散（Ⅱ），及时了解患者排便情况。开展加速康复技术的患者按照加速康复技术流程及要求实施肠道准备。急诊手术，如宫外孕、卵巢囊肿蒂扭转者不必进行肠道准备。

二、术后护理

（一）护理评估

（1）了解麻醉方式、手术方式及术中情况。

（2）观察患者意识、生命体征、伤口及留置管道情况、皮肤受压情况、留置针及输液情况，注意病情变化。

（3）观察患者有无疼痛、发热、恶心、呕吐、腹胀、呃逆及尿潴留等常见的术后反应，并遵医嘱给予处理。

（二）护理措施

1. 观察要点

（1）遵医嘱监测患者生命体征：手术当日每小时测量并记录脉搏、呼吸、血压各 1 次；术后 3 日内每日测量体温、脉搏、呼吸各 4 次；大手术或生命体征不稳定者，应加强观察，发现异常及时报告并协助医生进行处理，同时做好记录。

（2）观察患者手术切口及阴道出血情况，必要时遵医嘱于腹部伤口处压沙袋 6 小时（如有特殊则遵医嘱），有异常情况立即通知医生进行紧急处理并记录。

（3）评估患者皮肤受压情况及自理能力，加强基础护理，根据需要提供生活照顾。

（4）观察和处理合并症及并发症。

2. 饮食护理

患者术日禁食，遵医嘱予以静脉补液；术后第 1 日进流食，肛门排气后进半流食，排便后进普通膳食（简称"普食"）。有特殊者，遵医嘱执行。

3. 休息与活动

（1）硬膜外麻醉患者术后可睡软枕平卧，观察 4～6 小时，生命体征平稳后即可采取半卧位。全身麻醉（简称"全麻"）患者应去枕平卧，头偏向一侧。随时清理患者呼吸道的分泌物，以保持呼吸道通畅。

（2）根据病情及手术方式指导患者进行康复和功能锻炼，教会患者有效咳嗽，鼓励并协助患者翻身、床上踝泵运动或下床活动，以促进肠蠕动，尽快排气，防止肠粘连及下肢静脉血栓的发生。

4. 用药护理

（1）遵医嘱准确及时落实各项治疗、护理措施，给予用药指导并注意观察用药效果。

（2）手术后伤口疼痛的患者，遵医嘱及时给予镇痛剂。

5. 安全护理

（1）各种管道的护理：保持各种管道的通畅，妥善固定各种管道并做好标记，勿扭曲，防脱落。观察各种管道引流液的量、颜色、性状，每日更换引流袋并记录。

（2）指导患者及家属掌握保护伤口及各引流管的方法。

（3）加强风险评估，根据需要给予保护措施并悬挂警示标识。

6. 心理护理

评估患者心理反应，针对性地给予心理支持，增强其战胜疾病的信心。

7. 专科护理

（1）患者单位及物品准备：按照麻醉种类准备麻醉床及各种物品，如心电监护仪、弯盘、吸氧用物、沙袋、腹带等。

（2）术后遵医嘱为患者拔除尿管后，督促患者及时排尿，应注意患者第一次排尿的时间和量。

（3）观察患者阴道分泌物的量、颜色、性状，嘱患者保持外阴清洁、干燥，每日抹洗患者外阴 2 次。

三、健康教育

（一）疾病知识指导

向患者进行所患疾病相关知识宣教，讲解术前、术后注意事项及配合要点。

（二）出院指导

（1）嘱患者术后全休 1～3 个月。

（2）嘱患者出院后要保持良好心态，适当进行体育锻炼，避免进行会造成盆腔充血的活动，避免受寒、感冒。

（3）嘱患者选择高蛋白、高维生素的饮食，同时多吃水果、蔬菜。

（4）嘱患者出院休养期间，如出现阴道出血量多，发热，伤口疼痛或红肿、硬结等，及时就诊。

（5）全子宫切除术后 3 个月内，宫外孕手术、子宫肌瘤剔除术及卵巢囊肿剔除术后 1 个月内禁性生活及盆浴。

（6）嘱患者术后 1 ～ 3 个月内来院复诊。

第二节 妇科外阴、阴道手术的护理

一、术前护理

（一）护理评估

（1）评估患者病情、配合情况、自理能力、心理状况。

（2）评估患者生命体征，饮食、睡眠及排便情况，原发病治疗用药情况，既往史，有无合并症及并发症。

（3）评估患者是否在月经期。

（4）评估患者对疾病和手术的认知程度。

（二）护理措施

1. 观察要点

（1）监测患者生命体征：术前 1 日测量并记录体温、脉搏、呼吸各 2 次，术晨测量并记录体温、脉搏、呼吸、血压各 1 次，发现异常及时报告医生。

（2）发现患者出现发热、上呼吸道感染等症状，及时报告医生。

2. 饮食护理

嘱患者术前 3 日进半流食，术前 2 日进流食，术前 1 日晚上 10 点后禁食、禁饮。

3. 休息与活动

加强基础护理，根据需要提供生活照顾。

4. 用药护理

（1）根据术中、术后拟定使用的药物，术前遵医嘱做好药物过敏试验并准确记录和标识。阳性反应情况须告知医生及患者，并在病历封面、床头卡上做明显标记。

（2）遵医嘱术前 1 日晚上 9 点给予患者口服地西泮片 5 mg，以利于睡眠。

（3）术晨遵医嘱备好手术用药，根据手术时间提前 30 分钟遵医嘱给予患者术前用药。

5. 安全护理

（1）加强风险评估，根据需要给予保护措施并悬挂警示标识。

（2）入院时双人核对患者信息后为其戴上手腕带（身份识别标志）。

6. 心理护理

深入了解患者病情及其对手术的认知程度，进行术前宣教。以诚恳、热情、耐心的态度，设法消除或减轻患者的焦虑、恐惧及其他不安情绪。

7. 专科护理

（1）完善检查：指导或协助患者完善术前相关检查，如血、尿及大便等常规检查，凝血功能检查，肝、肾、心、肺功能检查及专科检查，等等。

（2）皮肤准备及配血：术前1日遵医嘱进行皮肤准备及配血。

（3）阴道准备：遵医嘱行坐浴或阴道冲洗；绝经后患者行阴道手术前遵医嘱行局部阴道内雌激素药物放置。

（4）肠道准备：遵医嘱术前1日下午给予患者口服肠道准备用药复方聚乙二醇电解质散（Ⅱ），及时了解患者排便情况。年老体弱者以清洁灌肠为宜。

（5）阴道成形术术前备好阴道模具及相关用物。

二、术后护理

（一）护理评估

（1）了解麻醉方式、手术方式及术中情况。

（2）观察患者意识、生命体征、伤口及引流情况、阴道出血及皮肤受压情况，注意病情变化。

（3）观察患者有无疼痛、发热、恶心、呕吐、腹胀、呃逆以及尿潴留等常见的术后反应，并遵医嘱给予处理。

（二）护理措施

1. 观察要点

（1）遵医嘱监测患者生命体征：手术当日每小时测量并记录脉搏、呼吸、血压各1次；术后3日内每日测量体温、脉搏、呼吸各4次；大手术或生命体征不稳定者，应加强观察，发现异常及时报告并协助医生进行处理，做好记录。

（2）观察患者阴道出血情况，询问医生有无放置阴道纱条及放置时间。

（3）评估患者皮肤受压情况及自理能力。

（4）观察和处理合并症及并发症。

2. 饮食护理

嘱患者术后第1日进流食，肛门排气后进半流食，排便后进普食。特殊情况或手术涉及肠道、肛门应遵医嘱给予饮食，并通知配膳员。

3. 休息与活动

（1）硬膜外麻醉患者术后可睡软枕平卧，观察4～6小时，生命体征平稳后即可采取半卧位。全麻患者应去枕平卧，头偏向一侧。随时清理患者呼吸道的分泌物，以保持呼吸道通畅。

（2）根据病情及手术方式指导患者进行康复和功能锻炼，教会患者有效咳嗽，鼓励并协助患者翻身、床上踝泵运动或下床活动，以促进肠蠕动，尽快排气，防止肠粘连及下肢静脉血栓的发生。

4. 用药护理

（1）遵医嘱准确及时落实各项治疗、护理措施，给予用药指导并注意观察用药效果。

（2）手术后伤口疼痛的患者，遵医嘱及时给予镇痛剂。

5. 安全护理

（1）各种管道的护理：保持各种管道的通畅，妥善固定各种管道并做好标记，勿扭曲，防脱落。观察各种管道引流液的量、颜色、性状，每日更换引流袋并做好记录。

（2）指导患者及家属掌握保护伤口及各引流管的方法。

（3）加强风险评估，根据需要给予保护措施并悬挂警示标识。

6. 心理护理

评估患者心理反应，针对性地给予心理支持，增强其战胜疾病的信心。

7. 专科护理

（1）患者单位及物品准备：按照麻醉种类准备麻醉床及各种物品，如心电监护仪、弯盘、吸氧用物等。

（2）观察患者会阴切口的情况，观察局部皮肤的颜色、温度、湿度，注意有无渗血、红、肿、热、痛等炎性反应。

（3）行外阴、阴道手术的患者，须留置尿管 2～7 日，留置尿管期间，注意保持尿管通畅，观察尿量、尿色。术后遵医嘱为患者拔除尿管后，督促患者及时排尿。

（4）观察患者阴道分泌物的量、颜色、性状及有无异味，嘱患者保持外阴清洁、干燥，每日抹洗患者外阴 2 次。

三、健康教育

（一）疾病知识指导

向患者进行所患疾病相关知识宣教，讲解术前、术后注意事项及配合要点。

（二）出院指导

（1）嘱患者术后全休 1～3 个月。

（2）嘱患者出院后要保持良好心态，适当进行体育锻炼，避免受寒、感冒。

（3）嘱患者选择高蛋白、高维生素的饮食，同时多吃水果、蔬菜。

（4）嘱患者出院休养期间，如出现阴道出血量多、发热，及时就诊。

（5）全子宫切除术后 3 个月内、阴式子宫肌瘤摘除术后 1 个月内禁性生活及盆浴。

（6）嘱患者术后 1～3 个月内来院复诊。

（7）子宫脱垂患者术后半年内应避免提重物等增加腹压的活动，保持排便通畅。

（8）阴道成形术患者术后应学会放置模具及有关消毒知识，结婚后酌情考虑缩短模具放置时间。

第三节　腹腔镜手术的护理

一、定义

腹腔镜手术：在密闭的盆腔、腹腔内进行检查或治疗的内镜手术操作。

二、术前护理

按妇科腹部手术术前护理常规进行护理，但应特别注意清洁脐孔。异位妊娠患者禁行阴道冲洗。

三、术后护理

（1）按妇科腹部手术术后护理常规进行护理。

（2）由于术中使用二氧化碳进行膨腹处理，术后患者腹腔仍可能残留有气体而导致肩背部和上腹部有不适感，通常并不严重，无须特殊处理，遵医嘱给予患者低流量吸氧6小时，严重时及时报告医生。

四、健康教育

（一）疾病知识指导

向患者进行所患疾病相关知识宣教，讲解术前、术后注意事项及配合要点。

（二）出院指导

（1）嘱患者术后全休 1～3 个月，1～3 个月内来院复诊。

（2）嘱患者保持外阴清洁，禁性生活 1～3 个月。

（3）嘱患者如有不适，随时就诊。

第四节　达芬奇机器人辅助腹腔镜手术的护理

一、定义

达芬奇机器人辅助腹腔镜手术：在达芬奇机器人手术系统辅助下完成的内镜微创手术。

二、术前护理

（一）护理评估

（1）评估患者生命体征、疾病的症状。

（2）评估患者术前各项检查是否完善。

（3）评估患者有无感冒、发热、术野皮肤溃疡、月经来潮等手术禁忌证。

（4）评估患者心理状况、对疾病和达芬奇机器人辅助腹腔镜手术的认识、社会支持情况等。

（二）护理措施

1. 观察要点

（1）监测患者生命体征：术前1日测量并记录体温、脉搏、呼吸各2次，术晨测量并记录体温、脉搏、呼吸、血压各1次，发现异常及时报告医生。

（2）发现患者出现发热、上呼吸道感染等症状，及时报告医生。

2. 饮食护理

遵医嘱的饮食要求鼓励患者进高营养、易消化的食物。禁食者予静脉补液，以提高其对手术的耐受性。

3. 休息与活动

嘱患者注意休息，预防感冒。

4. 用药护理

（1）根据术中、术后拟定使用的药物，术前遵医嘱做好药物过敏试验并准确记录和标识。阳性反应情况须告知医生及患者，并在病历封面、床头卡上做明显标记。

（2）遵医嘱术前1日晚上9点给予患者口服地西泮片5 mg，以利于睡眠。

（3）遵医嘱给予麻醉前用药，但急腹症患者在诊断未明确前，禁用或慎用麻醉性止痛药。

5. 安全护理

（1）加强风险评估，根据需要给予保护措施并悬挂警示标识。

（2）入院时双人核对患者信息后为其戴上手腕带（身份识别标志）。

（3）配合医生对手术部位进行标记。

6. 心理护理

向患者及家属讲解达芬奇机器人辅助腹腔镜手术的优越性，消除患者顾虑。鼓励患者，帮助其树立战胜疾病的信心。

7. 专科护理

（1）皮肤准备：遵医嘱进行皮肤准备。特别是脐部护理，用石蜡油去除污垢，脐周备皮干净。

（2）阴道准备：术前1～3日遵医嘱用消毒药液冲洗阴道。合并妊娠、阴道出血、未婚无性生活者禁止阴道冲洗。

（3）肠道准备：根据病情需要遵医嘱在术前1日或术前3日进行肠道准备。

（4）术晨嘱患者排空大小便并更衣，去手术室前取下眼镜、假牙、发夹、手表、首饰，将贵重钱物交给家属妥善保管。

三、术后护理

（一）护理评估

（1）观察患者意识及生命体征。

（2）观察各管道是否通畅、引流液情况，患者伤口敷料情况、阴道出血及皮肤受压情况。

（3）观察患者有无现存或潜在并发症等。

（二）护理措施

1.观察要点

（1）遵医嘱监测患者生命体征：手术当日每小时测量并记录血压、脉搏、呼吸各 1 次，特殊情况遵医嘱监测。术后 3 日内每日测量体温、脉搏、呼吸各 4 次，患者体温 ≥ 38.5℃ 及时报告医生并协助处理。

（2）严密观察患者有无并发症发生的征象。

（3）注意患者伤口有无疼痛、渗血、渗液及皮下气肿等。

2.饮食护理

手术对患者胃肠道干扰不大，术后当日禁食，予静脉补液。待患者胃肠功能恢复后，根据病情遵循"流食→半流食→普食"的饮食原则。特殊情况遵医嘱。

3.休息与活动

全麻患者麻醉清醒后可取低半卧位，头颈部垫枕头。伤口压沙袋 6 小时，待生命体征平稳后，可自行翻身。如无禁忌，鼓励患者早期下床活动。

4.用药护理

（1）向患者及家属讲解用药的目的、注意事项。

（2）根据患者的年龄、病情控制输液的浓度、量和速度，注意配伍禁忌及药物的副作用，发现异常及时报告医生并协助处理。

5.安全护理

（1）做好各管道标识及管道风险标识，妥善固定，保持管道通畅及有效引流。

（2）密切观察并记录引流液的量、颜色、性状，每日更换引流袋，发现异常及时报告医生并协助处理，必要时协助患者在床上大小便。

（3）手术后患者常规上床栏并教会患者及家属使用，同时做好防跌倒、防坠床风险标识。

（4）床头铃放于患者随手可及处。烦躁者报告医生并协助处理，必要时予肢体约束。加强巡视，防止患者跌倒或坠床。

6.心理护理

（1）评估患者心理反应，针对性地给予心理支持，增强其战胜疾病的信心。

（2）达芬奇机器人辅助腹腔镜手术如实施加速康复手术模式，按妇科手术加速康复的护理常规进行护理。

四、健康教育

（一）疾病知识指导

向患者进行所患疾病相关知识宣教，讲解术前、术后注意事项及配合要点。

（二）出院指导

（1）嘱患者术后全休 1～3 个月。

（2）嘱患者出院后要保持良好心态，适当进行体育锻炼，避免受寒、感冒。

（3）嘱患者选择高蛋白、高维生素的饮食，同时多吃水果、蔬菜。

（4）嘱患者出院休养期间，如出现阴道出血量多，发热，伤口疼痛或红肿、硬结等症状，及时就诊。

（5）全子宫切除术后 3 个月内，宫外孕手术、子宫肌瘤剔除术及卵巢囊肿剔除术后 1 个月内禁性生活及盆浴。

（6）嘱患者术后 1～3 个月内来院复诊。

第五节　妇科手术加速康复的护理

一、定义

加速康复外科（enhanced recovery after surgery，ERAS）：采用一系列有循证医学证据的围术期处理措施，以减少手术患者生理及心理的创伤应激，达到快速康复目的。

二、护理评估

（一）术前评估内容

（1）评估患者全身营养状况。

（2）评估患者饮食状况。

（3）评估患者有无加速康复的禁忌证。

（4）评估患者心理状况。

（二）术后评估内容

（1）评估患者生命体征。

（2）评估患者有无疼痛、恶心、呕吐等不适症状。

（3）评估患者各管道及引流液情况。

（4）评估患者腹部情况（有无腹痛、腹胀）。

（5）评估患者肠功能恢复情况（肛门有无排气、排便）。

（6）评估患者饮食和活动情况。

三、护理措施

（一）术前护理

1. 护理要点

按妇科腹部手术前的护理常规进行护理。

2. 饮食护理

（1）指导患者合理饮食，肠内营养改善营养状况。

（2）手术前 1 日予患者常规饮食。无胃肠道动力障碍的患者术前 8 小时开始禁食肉类、油炸和高脂饮食，予清淡饮食；术前 6 小时开始禁食清淡流食，予清淡流食；术前 2 小时开始禁食。

（3）无糖尿病史的患者推荐术前 10 小时饮用 800 ml 清亮碳水化合物，术前 2 小时饮用 400 ml 清亮碳水化合物。

3. 用药观察

除特殊患者，不推荐常规术前麻醉用药（镇静及抗胆碱药）。

4. 胃肠道准备

（1）不提倡常规术前肠道准备。

（2）术前 10 小时予患者口服缓泻剂（如乳果糖等），以促进术后胃肠蠕动。

5. 术前功能锻炼指导

（1）呼吸功能锻炼。

①吸烟患者术前戒烟 2～4 周。

②指导患者每日练习缩唇呼吸，定时运用呼吸功能锻炼器，锻炼有效深呼吸，以利于肺扩张，预防术后肺部感染。

（2）指导患者每日适量运动（如散步、爬楼梯），增加体力，增强身体的耐受性，有利于术后体力恢复。

（3）指导患者进行针对术后康复的锻炼：抬臀运动、踝泵运动、翻身运动。

（4）指导患者进行疼痛评估学习。

6. 心理护理

重点介绍 ERAS 治疗过程及手术方案，便于患者配合术前准备、术后康复及早期出院计划。特别是让患者了解自己在此计划中发挥的重要作用，包括术后早期进食、早期下床活动等，使患者树立战胜疾病的信心，积极配合治疗和护理。

（二）术后护理

1. 观察要点

（1）监测患者生命体征。

（2）观察患者伤口情况：伤口有无渗液，局部有无肿胀。

（3）评估患者腹部情况（有无腹痛、腹胀）。

（4）评估患者肠鸣音恢复情况、肠功能恢复情况（肛门有无排气、排便）。

（5）管道护理。

①常规不建议放置引流管，如有引流管建议及早拔除（术后2～3日）。

②尿管留置时间遵医嘱。

（6）并发症观察。

①出血：观察阴道出血情况，腹部切口渗血情况，血压及脉搏变化，有无失血性休克症状，引流液的颜色、性状和量，若引流液每小时超过150 ml，呈鲜红色，则应考虑出血。

②感染：术后3～5日，体温异常升高，局部出现疼痛和压痛，则提示有炎症。

③梗阻：患者进食后腹胀、恶心、呕吐、肛门停止排气排便，则提示有肠梗阻。

2. 饮食护理

减少术后液体及钠盐的输入量，鼓励患者在术后早期肠内营养或经口饮食，术后6小时后可少量多次经口进温开水，每次15～30 ml；若无不适，术后酌情进米汤，每次15～30 ml；术后第1日可进清流食，少量多餐，进食量根据患者胃肠耐受量逐渐增加。

3. 活动与休息

术后第1日下床活动2小时，翌日至出院时每日应下床活动4～6小时，以促进肠功能恢复，预防术后肠粘连及下肢静脉血栓的发生。

4. 用药观察

（1）止吐药物的使用。

①为了患者能早期经口饮食需要有效地处理术后恶心、呕吐症状，应避免使用可能引起呕吐的药物，如新斯的明、阿片类药物。

②有呕吐风险的患者应预防性地使用止吐药，如昂丹司琼、地塞米松等不良反应较少的药物。

（2）镇痛药物的使用。

充分的术后镇痛可以减少应激，有利于患者康复。ERAS术后镇痛提倡超前镇痛及多模式镇痛方案。使用非甾体类镇痛药作为术后镇痛基础用药，尽量减少阿片类镇痛药的应用，以减少阿片类镇痛药引起的并发症（如肠麻痹等），促进患者的早期康复。

（3）术后早期口服缓泻剂（如乳果糖等），以利于肠道功能早日恢复。

5. 安全管理

加强风险评估，根据需要给予保护措施并悬挂警示标识。

6. 心理护理

告知患者有关疾病及手术方面的知识；多与患者交谈，消除或减轻其焦虑、恐惧情绪；了解其对所患疾病的感受、认识和对治疗方案的想法。

7. 皮肤与清洁

协助患者清洁面部、擦浴、更衣，需要时协助患者洗头。协助患者做好口腔护理及会阴护理。保持患者床单位清洁、平整。建议患者每日晨晚用温水泡脚。

8. 出院标准

无须静脉补液；口服止痛药可以很好地镇痛；可以自由活动到卫生间。患者达到以上全部标准并愿意出院时，应给予出院。

四、健康教育

（一）疾病知识指导

（1）入院后告知患者所患疾病的相关知识，协助患者进行影像学检查及实验室检查，并告知其必要性及目的。

（2）告知患者活动的目的和必要性，并进行饮食指导。

（二）出院指导

（1）指导患者规律饮食，要遵循"流食→半流食→软食"的原则，逐渐过渡，少量多餐，不宜食用刺激性食物。

（2）告知患者适当活动，注意劳逸结合。

（3）指导患者自我调节情绪，强调保持乐观的重要性和方法。

（4）嘱患者定期门诊复查，若有不适，随诊。

（三）延伸性护理

患者出院的 24 ～ 48 小时内进行电话随访及指导。术后 7 ～ 10 日患者应来院复诊，如伤口拆线、告知病理检查结果、进一步的治疗计划等。

第六节　宫颈环形电切术的护理

一、定义

宫颈环形电切术（loop electrosurgical excision procedure，LEEP）：是治疗宫颈病变的一种方式，通过高频电磁波产生的热能，致使病变组织细胞不可逆性坏死，可有效切除病灶，达到治疗的目的。

二、术前护理

（一）护理评估

（1）评估患者病情、配合情况、心理状况。

（2）评估患者生命体征，饮食、睡眠及排便情况，原发病治疗用药情况，既往史，有无并发症。

（3）评估患者是否在妊娠期、月经期。

（4）评估患者对疾病和手术的认知程度。

（二）护理措施

1. 观察要点

（1）监测患者生命体征：术前 1 日测量并记录体温、脉搏、呼吸各 2 次，术晨测量并记录体温、脉搏、呼吸、血压各 1 次，发现异常及时报告医生。

（2）发现患者出现发热、上呼吸道感染等症状，及时报告医生。

2. 饮食护理

遵医嘱的饮食要求鼓励患者进高营养、易消化的食物。禁食者予静脉补液，以提高其对手术的耐受性。

3. 休息与活动

嘱患者注意休息，预防感冒。

4. 用药护理

遵医嘱术前 1 日晚上 9 点给予患者口服地西泮片 5 mg，以利于睡眠。

5. 安全护理

（1）加强风险评估，根据需要给予保护措施并悬挂警示标识。

（2）入院时双人核对患者信息后为其戴上手腕带（身份识别标志）。

6. 心理护理

向患者讲解 LEEP 的优点，以减轻其对手术的紧张感。

7. 专科护理

（1）皮肤准备：遵医嘱行皮肤准备。

（2）阴道准备：遵医嘱行阴道准备。

（3）术晨嘱患者排空大小便、更衣、摘除金属饰品。

（4）禁止使用涂有润滑剂的阴道窥器，以免影响检查结果。

三、术后护理

（一）护理措施

1. 观察要点

（1）监测患者生命体征：遵医嘱手术当日每小时测量并记录血压、脉搏、呼吸各 1 次。

（2）严密观察患者阴道出血情况，如阴道出血量如月经量，及时报告医生。

2. 饮食护理

遵医嘱指导患者饮食。

3. 休息与活动

遵医嘱指导患者卧床休息及下床活动。

4. 用药护理

（1）向患者及家属讲解用药的目的、注意事项。

（2）指导患者学会阴道用药。

5. 安全护理

床头铃放于患者随手可及处。加强巡视，防止患者跌倒或坠床。

6. 心理护理

评估患者心理反应，针对性地给予心理支持，增强其战胜疾病的信心。

四、健康教育

（一）疾病知识指导

向患者进行所患疾病相关知识宣教，讲解术前、术后注意事项及配合要点。

（二）出院指导

（1）嘱患者保持外阴清洁，预防感染。

（2）嘱患者术后 1～3 个月内禁盆浴、性生活和阴道冲洗。

（3）嘱患者定期来院复诊。

第七节　子宫肌瘤、子宫腺肌病疾病的护理

一、定义

子宫肌瘤：女性生殖器最常见的良性肿瘤，由平滑肌及结缔组织组成。

子宫腺肌病：指子宫内膜腺体及间质侵入子宫肌层形成的病变。

二、术前护理

（一）评估内容

（1）评估患者病情、配合情况、自理能力、心理状况。

（2）评估患者生命体征，饮食、睡眠及排便情况，原发病治疗用药情况，既往史，有无合并症及并发症。

（3）评估患者是否在月经期。

（4）评估患者对疾病和手术的认知程度。

（二）护理措施

1. 观察要点

（1）监测患者生命体征：术前 1 日测量并记录体温、脉搏、呼吸各 2 次，术晨测量并记录体温、脉搏、呼吸、血压各 1 次，发现异常及时报告医生。

（2）发现患者出现发热、上呼吸道感染等症状，及时报告医生。

2. 饮食护理

术前 1 日晚餐进半流食，晚上 10 点后禁食、禁饮。

3. 休息与活动

加强基础护理，根据需要提供生活照顾。

4. 用药护理

（1）根据术中、术后拟定使用的药物，术前遵医嘱做好药物过敏试验并准确记录和标识。阳性反应情况须告知医生及患者，并在病历封面、床头卡上做明显标记。

（2）遵医嘱术前 1 日晚上 9 点给予患者口服地西泮片 5 mg，以利于睡眠。

（3）术晨遵医嘱备好手术用药，根据手术时间提前 30 分钟遵医嘱给予患者术前用药。

5. 安全护理

（1）加强风险评估，根据需要给予保护措施并悬挂警示标识。

（2）入院时双人核对患者信息后为其戴上手腕带（身份识别标志）。

（3）配合医生对手术部位进行标记。

6. 心理护理

深入了解患者病情及其对手术的认知程度，进行术前宣教。以诚恳、热情、耐心的态度，设法消除或减轻患者的焦虑、恐惧及其他不安情绪。

7. 专科护理

（1）完善检查：指导或协助患者完善术前相关检查，如血、尿及大便等常规功能检查，凝血功能检查，肝、肾、心、肺功能检查及专科检查，等等。

（2）皮肤准备及配血：术前 1 日遵医嘱进行皮肤准备及配血。

（3）阴道准备：术前 1～3 日遵医嘱用消毒药液冲洗阴道或坐浴。阴道出血、未婚无性生活者禁止阴道冲洗。

（4）肠道准备：根据病情需要遵医嘱在术前 1 日或术前 3 日进行肠道准备。术前 1 日下午给予患者口服肠道准备用药复方聚乙二醇电解质散（Ⅱ），及时了解患者排便情况。开展加速康复技术的患者按照加速康复技术流程及要求实施肠道准备。

三、术后护理

（一）护理评估

（1）了解麻醉方式、手术方式及术中情况。

（2）观察患者意识、生命体征、伤口及留置管道情况、皮肤受压情况、留置针及输液情况，注意病情变化。

（3）观察患者有无疼痛、发热、恶心、呕吐、腹胀、呃逆以及尿潴留等常见的术后反应，并遵医嘱给予处理。

（二）护理措施

1. 观察要点

（1）遵医嘱监测生命体征：手术当日每小时测量并记录脉搏、呼吸、血压各1次；术后3日内每日测量体温、脉搏、呼吸各4次；行大手术或生命体征不稳定者，应加强观察，发现异常及时报告并协助医生处理，同时做好记录。

（2）观察手术切口及阴道出血情况，必要时遵医嘱于腹部伤口压沙袋6小时（如有特殊遵医嘱），有异常情况立即通知医生进行紧急处理，并记录。

（3）评估患者皮肤受压情况及自理能力，加强基础护理，根据需要提供生活照顾。

（4）观察和处理合并症及并发症。

2. 饮食护理

患者术日禁食，遵医嘱予以静脉补液；术后第1日进流食，肛门排气后进半流食，排便后进普食。有特殊者，遵医嘱执行。

3. 休息与活动

（1）硬膜外麻醉患者术后可睡软枕平卧，观察4～6小时，生命体征平稳后即可采取半卧位。全麻患者应去枕平卧，头偏向一侧，随时清理呼吸道的分泌物，保持呼吸道通畅。

（2）根据病情及手术方式指导患者进行康复和功能锻炼，教会患者有效咳嗽，鼓励并协助患者翻身、床上踝泵运动或下床活动，以促进肠蠕动，尽快排气，防止肠粘连及下肢静脉血栓的发生。

4. 用药护理

（1）遵医嘱准确及时落实各项治疗、护理措施，给予用药指导并注意观察用药效果。

（2）手术后伤口疼痛的患者，遵医嘱及时给予镇痛剂。

5. 安全护理

（1）各种管道的护理：保持各种管道的通畅，妥善固定各种管道并做好标记，勿扭曲，防脱落。观察各种管道引流液的量、颜色、性状，每日更换引流袋并记录。

（2）指导患者及家属掌握保护伤口及各引流管的方法。

（3）加强风险评估，根据需要给予保护措施并悬挂警示标识。

6. 心理护理

评估患者心理反应，针对性地给予心理支持，增强其战胜疾病的信心。

7. 专科护理

（1）患者单位及物品准备：按照麻醉种类准备麻醉床及各种物品，如心电监护仪、弯盘、吸氧用物、沙袋、腹带等。

（2）阴式全宫切除术，须留置尿管2～7日，留置尿管期间，注意保持尿管通畅，观察尿量、尿色。术后遵医嘱为患者拔除尿管后，督促患者及时排尿。

（3）观察阴道分泌物的性状、量、颜色，嘱患者保持外阴清洁、干燥，每日抹洗患者外阴2次。

四、健康教育

（一）疾病知识指导

向患者进行所患疾病相关知识宣教，讲解术前、术后注意事项及配合要点。

（二）出院指导

（1）嘱患者术后全休 1～3 个月。

（2）嘱患者出院后要保持良好心态，适当进行体育锻炼，避免受寒、感冒。

（3）嘱患者选择高蛋白、高维生素的饮食，同时多吃水果、蔬菜。

（4）嘱患者出院休养期间，如出现阴道出血量多，发热，伤口疼痛或红肿、硬结等，及时就诊。

（5）全子宫切除术后 3 个月内、子宫肌瘤剔除术后 1 个月内禁性生活及盆浴。

（6）嘱患者术后 1～3 个月内来院复诊。

第八节　卵巢肿瘤手术的护理

一、定义

卵巢肿瘤：常见的妇科肿瘤，可发生于任何年龄。卵巢肿瘤可以有各种不同的形态和性质，按形态可分为单一型或混合型、一侧性或双侧性、囊性或实质性，按性质可分为良性、交界性和恶性。

二、术前护理

（一）护理评估

（1）评估患者病情、配合情况、自理能力、心理状况。

（2）评估患者生命体征，饮食、睡眠及排便情况，原发病治疗用药情况，既往史，有无合并症及并发症。

（3）评估患者是否在月经期。

（4）评估患者对疾病和手术的认知程度。

（二）护理措施

1.观察要点

（1）监测生命体征：术前 1 日测量并记录体温、脉搏、呼吸各 2 次，术晨测量并记录体温、脉搏、呼吸、血压各 1 次，发现异常及时报告医生。

（2）发现患者出现发热、上呼吸道感染等症状，及时报告医生。

2.饮食护理

患者术前 1 日晚餐进半流食，晚上 10 点后禁食、禁饮。

3.休息与活动

加强基础护理，根据需要提供生活照顾。

4.用药护理

（1）根据术中、术后拟定使用的药物，术前遵医嘱做好药物过敏试验并准确记录和标识。阳性反应情况须告知医生及患者，并在病历封面、床头卡上做明显标记。

（2）遵医嘱术前 1 日晚上 9 点给予患者口服地西洋片 5 mg，以利于睡眠。

（3）术晨遵医嘱备好手术用药，根据手术时间提前 30 分钟遵医嘱给予患者术前用药。

5.安全护理

（1）加强风险评估，根据需要给予保护措施并悬挂警示标识。

（2）入院时双人核对患者信息后为其戴上手腕带（身份识别标志）。

（3）配合医生对手术部位进行标记。

6.心理护理

深入了解患者病情及其对手术的认知程度，进行术前宣教。以诚恳、热情、耐心的态度，设法消除或减轻患者的焦虑、恐惧及其他不安情绪。

7.专科护理

（1）完善检查：指导或协助患者完善术前相关检查，如血、尿及大便等常规检查，凝血功能检查，肝、肾、心、肺功能检查及专科检查，等等。

（2）皮肤准备及配血：术前 1 日遵医嘱进行皮肤准备及配血。

（3）阴道准备：术前 1 ～ 3 日遵医嘱用消毒药液冲洗阴道。

（4）肠道准备：根据病情需要遵医嘱在术前 1 日或术前 3 日进行肠道准备。术前 1 日下午给予患者口服肠道准备用药复方聚乙二醇电解质散（Ⅱ），及时了解患者排便情况。开展加速康复技术的患者按照加速康复技术流程及要求实施肠道准备。卵巢囊肿蒂扭转急诊手术患者无须肠道准备。

三、术后护理

（一）护理评估

（1）了解麻醉方式、手术方式及术中情况。

（2）观察患者意识、生命体征、伤口及留置管道情况、皮肤受压情况、留置针及输液情况，注意病情的变化。

（3）观察患者有无疼痛、发热、恶心、呕吐、腹胀、呃逆以及尿潴留等常见的术后反应，并遵医嘱给予处理。

（二）护理措施

1. 观察要点

（1）遵医嘱监测生命体征：手术当日每小时测量并记录脉搏、呼吸、血压各1次；术后3日内每日测量体温、脉搏、呼吸各4次；行大手术或生命体征不稳定者，应加强观察，发现异常及时报告并协助医生处理，同时做好记录。

（2）观察患者手术切口及阴道出血情况，必要时遵医嘱腹部伤口压沙袋6小时（如有特殊遵医嘱），有异常情况立即通知医生进行紧急处理，并记录。

（3）评估患者皮肤受压情况及自理能力，加强基础护理，根据需要提供生活照顾。

（4）观察和处理合并症及并发症。

2. 饮食护理

患者术日禁食，遵医嘱予以静脉补液；术后第1日进流食，肛门排气后进半流食，排便后进普食。有特殊者，遵医嘱执行。

3. 休息与活动

（1）硬膜外麻醉患者术后可睡软枕平卧，观察4～6小时，生命体征平稳后即可采取半卧位。全麻患者应去枕平卧，头偏向一侧，随时清理患者呼吸道的分泌物，以保持呼吸道通畅。

（2）根据病情及手术方式指导患者进行康复和功能锻炼，教会患者有效咳嗽，鼓励并协助患者翻身、床上踝泵运动或下床活动，以促进肠蠕动，尽快排气，防止肠粘连及下肢静脉血栓的发生。

4. 用药护理

（1）遵医嘱准确及时落实各项治疗、护理措施，给予用药指导并注意观察用药效果。

（2）手术后伤口疼痛的患者，遵医嘱及时给予镇痛剂。

5. 安全护理

（1）各种管道的护理：保持各种管道的通畅，妥善固定各种管道并做好标记，勿扭曲，防脱落。观察各种管道引流液的量、颜色、性状，每日更换引流袋并记录。

（2）指导患者及家属掌握保护伤口和各引流管的方法。

（3）加强风险评估，根据需要给予保护措施并悬挂警示标识。

6. 心理护理

评估患者心理反应，针对性地给予心理支持，增强其战胜疾病的信心。

7. 专科护理

（1）患者单位及物品准备：按照麻醉种类准备麻醉床及各种物品，如心电监护仪、弯盘、吸氧用物、沙袋、腹带等。

（2）术后遵医嘱为患者拔除尿管后，督促患者及时排尿，应注意患者第一次排尿的时间和量。

（3）观察患者阴道分泌物的性状、量、颜色及有无异味，嘱患者保持外阴清洁、干燥，每日抹洗患者外阴2次。

四、健康教育

（一）疾病知识指导

向患者进行所患疾病相关知识宣教，讲解术前、术后注意事项及配合要点。

（二）出院指导

（1）嘱患者术后全休1～3个月。

（2）嘱患者出院后要保持良好心态，适当进行体育锻炼，避免受寒、感冒。

（3）嘱患者选择高蛋白、高维生素的饮食，同时多吃水果、蔬菜。

（4）嘱患者出院休养期间，如出现阴道出血量多，发热，伤口疼痛或红肿、硬结等，及时就诊。

（5）全子宫切除术后3个月内、子宫肌瘤剔除术后1个月内禁性生活及盆浴。

（6）嘱患者术后1～3个月内来院复诊。

第九节　子宫内膜异位症手术的护理

一、定义

子宫内膜异位症：子宫内膜腺体和间质出现在子宫体以外的部位。

二、术前护理

（一）评估内容

（1）评估患者病情、配合情况、自理能力、心理状况。

（2）评估患者生命体征，饮食、睡眠及排便情况，原发病治疗用药情况，既往史，有无合并症及并发症。

（3）评估患者是否在月经期。

（4）评估患者对疾病和手术的认知程度。

（二）护理措施

1.观察要点

（1）监测患者生命体征：术前1日测量并记录体温、脉搏、呼吸各2次，术晨测量并记录体温、脉搏、呼吸、血压各1次，发现异常及时报告医生。

（2）发现患者出现发热、上呼吸道感染等症状，及时报告医生。

2.饮食护理

患者术前1日晚餐进半流食，晚上10点后禁食、禁饮。

3. 休息与活动

加强基础护理，根据需要提供生活照顾。

4. 用药护理

（1）根据术中、术后拟定使用的药物，术前遵医嘱做好药物过敏试验并准确记录和标识。阳性反应情况须告知医生及患者，并在病历封面、床头卡上做明显标记。

（2）遵医嘱术前1日晚上9点给予患者口服地西泮片5 mg，以利于睡眠。

（3）术晨遵医嘱备好手术用药，根据手术时间提前30分钟遵医嘱给予患者术前用药。

5. 安全护理

（1）加强风险评估，根据需要给予保护措施并悬挂警示标识。

（2）入院时双人核对患者信息后为其戴上手腕带（身份识别标志）。

（3）配合医生对手术部位进行标记。

6. 心理护理

深入了解患者病情及其对手术的认知程度，进行术前宣教。以诚恳、热情、耐心的态度，设法消除或减轻患者的焦虑、恐惧及其他不安情绪。

7. 专科护理

（1）完善检查：指导或协助患者完善术前相关检查，如血、尿及大便等常规检查，凝血功能检查，肝、肾、心、肺功能检查及专科检查，等等。

（2）皮肤准备及配血：术前1日遵医嘱进行皮肤准备及配血。

（3）阴道准备：术前1～3日遵医嘱用消毒药液冲洗阴道。

（4）肠道准备：根据病情需要遵医嘱在术前1日或术前3日进行肠道准备。术前1日下午给予患者口服肠道准备用药复方聚乙二醇电解质散（Ⅱ），及时了解患者排便情况。开展加速康复技术的患者按照加速康复技术流程及要求实施肠道准备。

三、术后护理

（一）护理评估

1. 评估内容

（1）了解麻醉方式、手术方式及术中情况。

（2）观察患者意识、生命体征、伤口及留置管道情况、皮肤受压情况、留置针及输液情况，注意病情变化。

（3）观察患者有无疼痛、发热、恶心、呕吐、腹胀、呃逆以及尿潴留等常见的术后反应，并遵医嘱给予处理。

（二）护理措施

1. 观察要点

（1）遵医嘱监测生命体征：手术当日每小时测量并记录脉搏、呼吸、血压各1次；术后3日内每日测量体温、脉搏、呼吸各4次；行大手术或生命体征不稳定者，应加强观察，发现异常及时报告并协助医生处理，同时做好记录。

（2）观察手术切口及阴道出血情况，必要时遵医嘱于腹部伤口处压沙袋6小时（如有特殊遵医嘱），有异常情况立即通知医生进行紧急处理，并记录。

（3）评估患者皮肤受压情况及自理能力，加强基础护理，根据需要提供生活照顾。

（4）观察和处理合并症及并发症。

2. 饮食护理

患者术日禁食，遵医嘱予以静脉补液；术后第1日进流食，肛门排气后进半流食，排便后进普食。有特殊者，遵医嘱执行。

3. 休息与活动

（1）硬膜外麻醉患者术后可睡软枕平卧，观察4～6小时，生命体征平稳后即可采取半卧位。全麻患者应去枕平卧，头偏向一侧，随时清理患者呼吸道的分泌物，以保持呼吸道通畅。

（2）根据病情及手术方式指导患者进行康复和功能锻炼，教会患者有效咳嗽，鼓励并协助患者翻身、床上踝泵运动或下床活动，以促进肠蠕动，尽快排气，防止肠粘连及下肢静脉血栓的发生。

4. 用药护理

（1）遵医嘱准确及时落实各项治疗、护理措施，给予用药指导并注意观察用药效果。

（2）手术后伤口疼痛的患者，遵医嘱及时给予镇痛剂。

5. 安全护理

（1）各种管道的护理：保持各种管道的通畅，妥善固定各种管道并做好标记，勿扭曲，防脱落。观察各种管道引流液的量、颜色、性状，每日更换引流袋并记录。

（2）指导患者及家属掌握保护伤口与各引流管的方法。

（3）加强风险评估，根据需要给予保护措施并悬挂警示标识。

6. 心理护理

评估患者心理反应，针对性地给予心理支持，增强其战胜疾病的信心。

7. 专科护理

（1）患者单位及物品准备：按照麻醉种类准备麻醉床及各种物品，如心电监护仪、弯盘、吸氧用物、沙袋、腹带等。

（2）术后遵医嘱为患者拔除尿管后，督促患者及时排尿，应注意患者第一次排尿的时间和量。

（3）观察患者阴道分泌物的量、颜色、性状及有无异味，嘱患者保持外阴清洁、干燥，每日抹洗患者外阴2次。

四、健康教育

（一）疾病知识指导

向患者进行所患疾病相关知识宣教，讲解术前、术后注意事项及配合要点。

（二）出院指导

（1）嘱患者术后全休 1 ～ 3 个月。

（2）嘱患者出院后要保持良好心态，适当进行体育锻炼，避免受寒、感冒。

（3）嘱患者选择高蛋白、高维生素的饮食，同时多吃水果、蔬菜。

（4）嘱患者出院休养期间，如出现阴道出血量多，发热，伤口疼痛或红肿、硬结等，及时就诊。

（5）嘱患者术后 1 个月内禁性生活及盆浴。

（6）嘱患者术后 1 ～ 3 个月内来院复诊。

第十节　子宫颈癌、子宫内膜癌手术的护理

一、定义

子宫颈癌：发生在子宫阴道部及子宫颈管的恶性肿瘤，是妇科最常见的恶性肿瘤之一。

子宫内膜癌：发生于子宫内膜的一组上皮性恶性肿瘤，以来源于子宫内膜腺体的腺癌最为常见。

二、护理评估

（1）评估患者病情、配合情况、自理能力、心理状况。

（2）评估患者生命体征，饮食、睡眠及排便情况，原发病治疗用药情况，既往史，有无合并症。

（3）评估患者月经周期是否规律。

（4）评估患者对疾病和手术的认知程度。

三、护理措施

（一）术前护理

（1）化学治疗（简称"化疗"）按妇科化疗患者一般护理常规进行护理。

（2）手术治疗按妇科腹部手术术前护理常规进行护理。

（3）术前 3 ～ 5 日每日冲洗患者阴道 1 次，动作要轻，插管不宜过深，避免大出血。

（4）术晨予患者用消毒液行阴道冲洗后擦干，阴道穹窿部涂以 1% ～ 2% 龙胆紫液。

（二）术后护理

（1）按妇科腹部手术术后护理常规进行护理。

（2）如为广泛全子宫切除术的患者，保留尿管 7 ～ 14 日，拔尿管后遵医嘱测残余尿量，残余尿量超过 100 ml 者给予留置尿管定期开放。如有腹腔引流管或阴道引流管，应保持管道

通畅，防止脱落，每日更换引流袋并记录引流液的量、颜色、性状。

（3）术后需化疗者按妇科化疗患者一般护理常规进行护理。

四、健康教育

（一）疾病知识指导

向患者进行所患疾病相关知识宣教，讲解术前、术后注意事项及配合要点。

（二）出院指导

（1）心理疏导：指导患者调节自我情绪，适当参加工作和社交活动，重视患者对性生活的态度，提供针对性帮助。

（2）定期复诊：嘱患者定期来院复诊，遵医嘱继续治疗。

第十一节　先天性无阴道手术的护理

一、定义

先天性无阴道：因副中肾管未发育或副中肾管尾发育停滞未向下延伸所致的一种先天性发育缺陷，几乎均合并先天性无子宫或仅有始基子宫，极个别患者有发育正常的子宫，卵巢一般正常。

二、护理评估

（1）评估患者病情、配合情况、心理状况。

（2）评估患者生命体征，饮食、睡眠及排便情况。

（3）评估患者对疾病的认知程度。

三、护理措施

（一）术前护理

（1）按妇科外阴、阴道手术术前护理常规进行护理。

（2）嘱患者备好皮带、绳子、塑料碗及卫生带。

（二）术后护理

（1）按妇科外阴、阴道手术术后护理常规进行护理。

（2）患者术后留置尿管 5～7 日，保持尿管通畅，观察尿液颜色、性状、量。

（3）术后用消毒液抹洗患者会阴部，每日 2 次，以保持会阴部清洁，预防感染。

（4）患者术后 5～7 日须放置阴道模具，注意观察阴道模具位置，特别注意患者排便后是否有外滑，如有外滑及时通知医生更换模具。

四、健康教育

（一）疾病知识指导

向患者进行所患疾病相关知识宣教，讲解术前、术后注意事项及配合要点。

（二）出院指导

（1）出院前教会患者阴道模具的消毒、放置方法。未婚者术后须持续放置模具，3 个月后可改为晚上放置，白天不放，直至结婚。已婚者待伤口完全愈合后方可行性生活。

（2）嘱患者保持大便通畅，避免腹压增高。

第十二节　异常子宫出血疾病的护理

一、定义

异常子宫出血：正常月经的周期为 24 ～ 35 日，经期持续 2 ～ 7 日，平均失血量为 20 ～ 60 ml，凡不符合上述标准的均属异常子宫出血。

二、护理评估

（1）评估患者病情、配合情况、自理情况、心理状况。

（2）评估患者生命体征，饮食、睡眠及排便情况，原发病治疗用药情况，既往史，有无合并症。

（3）评估患者月经周期是否规律，每次月经的量、颜色、性状。

（4）评估患者是否有贫血貌。

（5）评估患者对疾病的认知程度。

三、护理措施

（一）观察要点

（1）监测患者生命体征。

（2）注意患者阴道出血情况，如阴道出血如月经量，及时报告医生。

（3）密切关注与感染有关的征象，如体温、脉搏、子宫体压痛等。

（二）饮食护理

给予患者高营养饮食，如贫血膳食。

（三）休息与活动

（1）加强基础护理，根据需要提供生活照顾。

（2）经常巡视患者，满足其基本生活需求，嘱患者卧床休息，减少活动量，防止大量出血、贫血引起昏厥。

（四）用药护理

（1）密切关注与感染有关的征象，如体温、子宫体压痛等，如有感染征象，遵医嘱给予抗生素治疗。

（2）使用雌激素类药物，注意给药时间、剂量准确。

（五）安全护理

（1）加强风险评估，特别评估患者因体虚引起的跌倒及坠床风险，根据需要给予保护措施并悬挂警示标识。

（2）入院时双人核对患者信息后为其戴上手腕带（身份识别标志）。

（六）心理护理

做好患者心理护理及健康宣教，消除或缓解患者紧张情绪。

（七）专科护理

（1）保持患者外阴清洁、干燥。

（2）保留会阴垫，随时观察患者出血情况，如有异常及时通知医生。

四、健康教育

（一）疾病知识指导

向患者介绍功能失调性子宫出血相关知识，讲解雌激素类药物的作用及副作用。

（二）出院指导

（1）嘱患者严格按照医嘱应用激素类药物，按时按量服药，不可自行停药。

（2）嘱患者适当休息，加强营养，提高抵抗力。

（3）嘱患者注意保持外阴清洁、干燥，预防感染。

（4）嘱患者定期复查，有异常出血情况及时就诊。

第十三节　妇科急腹症手术的护理

一、定义

妇科急腹症包括异位妊娠、流产、黄体破裂、卵巢囊肿蒂扭转、急性盆腔炎等疾病。妇科急腹症发病急、病情进展快、情况危重，甚至危及生命，往往需要行紧急手术处理。

二、护理评估

（1）评估患者病情、配合情况、自理情况、心理状况。

（2）评估患者生命体征，饮食、睡眠及排便情况，原发病治疗用药情况，既往史，有无合并症。

（3）评估患者月经周期是否规律。

（4）评估患者是否有急性病容、阴道出血或排出物情况。

（5）评估患者对疾病和手术的认知程度。

三、护理措施

（一）术前护理

按腹腔镜手术术前护理常规或腹部手术术前护理常规进行护理。

1. 观察要点

（1）监测患者生命体征，有无休克体征。

（2）观察患者阴道出血量、性状及阴道排出物情况。

（3）观察患者腹痛的部位、程度、性质。

2. 饮食护理

立即禁食、禁饮。

3. 休息与活动

（1）有内出血的患者须绝对卧床，防止因体位改变、腹压增加，导致出血加重。

（2）经常巡视患者，根据需要提供生活照顾。

4. 用药护理

快速建立静脉通路、迅速配血，必要时建立 2 条静脉通路，遵医嘱用药。

5. 安全护理

（1）加强风险评估，特别是患者跌倒及坠床的风险评估，根据需要给予保护措施并悬挂警示标识。

（2）入院时双人核对患者信息后为其戴上手腕带（身份识别标志）。

6. 心理护理

安慰、鼓励患者，缓解其焦虑、紧张情绪。

7. 专科护理

（1）患者大量出血出现休克时，快速备血，同时快速给予输血、补液、吸氧等抗休克治疗。

（2）需急诊手术者，遵医嘱立即进行术前准备，免肠道准备，有阴道出血者免阴道冲洗。

（二）术后护理

（1）按腹腔镜手术术后护理常规或腹部手术术后护理常规进行护理。

（2）根据患者休克情况，遵医嘱继续给予补液或输血，注意水、电解质平衡。

（3）及时纠正患者贫血状况，预防感染，促进切口愈合。

四、健康教育

（一）疾病知识指导

向患者介绍所患疾病相关知识，讲解术前、术后注意事项及配合要点。

（二）出院指导

（1）告知患者药物的作用及副作用，嘱患者按时定量服药。

（2）嘱患者卧床休息，必要时限制活动。

（3）指导患者月经期、妊娠期、分娩期、产褥期及人工流产后注意自我保健，保持外阴清洁，节制性生活，预防感染。

（4）嘱患者定期复查，有异常出血情况及时就诊。

第十四节　异位妊娠采用甲氨蝶呤治疗的护理

一、定义

异位妊娠：受精卵在子宫体腔以外着床。

二、护理评估

（1）评估患者病情、配合情况、自理情况、心理状况。

（2）评估患者生命体征，饮食、睡眠及排便情况，原发病治疗用药情况，既往史，有无合并症。

（3）评估患者月经周期是否规律、末次月经来潮时间。

（4）观察患者有无剧烈的腹痛及阴道出血情况。

三、护理措施

（一）观察要点

（1）监测患者生命体征是否平稳。

（2）观察患者有无剧烈的腹痛及阴道出血情况。

（3）观察患者有无药物过敏症状。

（二）饮食护理

给予患者高热量、高蛋白、高维生素、易消化的饮食。

（三）休息与活动

（1）嘱患者卧床休息，避免咳嗽等增加腹压的因素，保持大便通畅。

（2）经常巡视患者，根据需要提供生活照顾。

（四）用药护理

（1）准确配置药物剂量，双人核对。

（2）深部肌内注射，缓慢推入药液。

（3）严格遵守"三查七对"和无菌操作原则。

（五）安全护理

（1）加强风险评估，根据需要给予保护措施并悬挂警示标识。

（2）入院时双人核对患者信息后为其戴上手腕带（身份识别标志）。

（六）心理护理

安慰、鼓励患者，缓解其焦虑、紧张情绪。

（七）专科护理

（1）观察药物的毒副反应。

（2）患者阴道内有肉样组织排出时，及时通知医生并送病理检查。

（3）定期监测患者血常规、血人绒毛膜促性腺激素（HCG）及肝肾功能。

四、健康教育

（一）疾病知识指导

向患者介绍异位妊娠相关知识，讲解甲氨蝶呤（MTX）的作用及副作用。告知患者治疗的目的性、必要性及临床意义。

（二）出院指导

（1）嘱患者多饮水，每日饮水量 2000 ml 以上，多排尿，以减轻药物的副作用。

（2）嘱患者阴道内有肉样组织排出时，及时就诊。

（3）嘱患者定期来院检测血常规、血 HCG 及肝肾功能。

第十五节　妊娠滋养细胞疾病的护理

一、定义

妊娠滋养细胞疾病：一种来源于胎盘滋养细胞的疾病。组织学根据形态特征将其分为葡萄胎、侵蚀性葡萄胎、绒毛膜癌及胎盘部位滋养细胞肿瘤。

二、护理评估

（1）评估患者病情、配合情况、自理情况、心理状况。

（2）评估患者生命体征，饮食、睡眠及排便情况，婚育史，既往史，家族史，有无并发症。

（3）评估患者月经周期是否规律，月经量、颜色、性状有无改变。

（4）观察患者有无腹痛、阴道出血或排出物情况。

（5）评估患者血管情况。

（6）评估患者血 HCG 情况。

（7）评估患者对疾病的认知程度。

三、护理措施

（一）观察要点

（1）监测患者生命体征。

（2）密切观察患者阴道出血及子宫收缩情况。

（3）观察患者有无阴道排出物。

（4）需化疗者按妇科化疗患者一般护理观察要点进行观察。

（二）饮食护理

给予患者高热量、高蛋白、高维生素、易消化的饮食。

（三）休息与活动

（1）根据病情嘱患者卧床休息或适当活动。

（2）经常巡视患者，根据需要提供生活照顾。

（四）用药护理

刮宫前遵医嘱做好输液工作，刮宫时备好宫缩剂，必要时遵医嘱给予抗生素治疗。

（五）安全护理

（1）加强风险评估，根据需要给予保护措施并悬挂警示标识。

（2）入院时双人核对患者信息后为其戴上手腕带（身份识别标志）。

（六）心理护理

安慰、鼓励患者，缓解其焦虑、紧张情绪。

（七）专科护理

（1）刮宫术后注意患者阴道出血及子宫收缩情况。

（2）患者如有阴道排出物，及时通知医生并送病理检查。

（3）需化疗者按妇科化疗患者一般护理常规进行护理。

四、健康教育

（一）疾病知识指导

向患者介绍妊娠滋养细胞疾病相关知识；介绍刮宫术相关知识及配合要点；介绍化疗相关知识，讲解相关化疗药物的作用及副作用，并进行应对化疗药物副作用的宣教。

（二）出院指导

（1）嘱患者注意休息，避免过度劳累。

（2）嘱患者禁性生活，时间遵医嘱执行。

（3）遵医嘱指导患者避孕时间及方式。

（4）嘱患者清宫后每周到医院检测血 HCG 1 次，直至连续 3 次阴性，以后每个月检测 1 次共 6 个月，然后再每 2 个月检测 1 次共 6 个月，自第一次阴性后共计 1 年。

（5）嘱患者多饮水，每日饮水量 2000 ml 以上，多排尿，以减轻药物的副作用。

（6）嘱患者按时复诊，做好下次化疗前的准备。

（7）嘱患者定期来院检测血常规、血 HCG 及肝肾功能。

（8）嘱患者注意预防感染，加强营养。

第十六节　妇科化疗患者的一般护理

一、护理评估

（1）评估患者病情、配合情况、自理能力、心理状况。

（2）评估患者生命体征，饮食、睡眠及排便情况，既往史，有无合并症。

（3）评估患者化疗史及药物过敏史，观察皮肤黏膜及血管有无异常。

（4）评估患者血常规、尿常规、肝肾功能等情况。

（5）用药前评估患者体重及身高。

二、护理措施

（一）观察要点

（1）监测患者生命体征。

（2）骨髓抑制期，观察患者有无贫血、出血、感染表现等。

（3）注意观察患者用药后的副作用及主诉。

（4）观察患者尿量。

（二）饮食护理

给予患者高热量、高蛋白、高维生素、易消化的饮食。

（三）休息与活动

（1）加强基础护理，根据需要提供生活照顾。

（2）根据病情嘱患者卧床休息或适当活动。

（四）用药护理

（1）严格执行"三查七对"，遵医嘱严格用药，双人核对，保证剂量准确，避免药物的浪费。药物应现用现配。

（2）首选中心静脉进行化疗，如选浅表静脉化疗，应选择有弹性且直的大血管。加强巡视和观察，防止药液外渗引起组织坏死。

（3）与静脉配置中心人员交接化疗药物时，应双人核对药物及患者信息，无误后在交接单上签字。

（五）安全护理

（1）加强风险评估，特别评估患者因体虚引起的跌倒及坠床风险，根据需要给予保护措施并悬挂警示标识。

（2）入院时双人核对患者信息后为其戴上手腕带（身份识别标志）。

（六）心理护理

热情接待患者，鼓励患者树立战胜疾病的信心。引导患者正视现实，忍受暂时的痛苦，只有及时、足量、正规的化疗才能缩短病程，尽快治愈。

（七）专科护理

（1）遵医嘱准确测量患者体重。

（2）加强巡视，随时调整输液速度。

（3）准确记录患者24小时出入量，观察出入量是否平衡，及时补充液体。

（4）监测患者血常规，若出现骨髓Ⅳ度抑制，须实施保护性隔离。

（5）腹腔化疗者，应注意观察穿刺针头有无移位、局部有无隆起，腹腔化疗药滴完时要指导患者变换体位，使药物分布在腹腔内各个部位。

（6）出现脱发及皮肤色素沉着时，应向患者做好解释工作，说明停药后可逐渐恢复，可以建议患者佩戴假发以消除顾虑。

三、健康教育

（一）疾病知识指导

向患者讲解化疗药物的用法、副作用及化疗期间的注意事项。

（二）出院指导

（1）嘱患者多饮水并监测尿量，保持尿量每日超过 2500 ml，以减轻药物的副作用。

（2）嘱患者按时复诊，及时至门诊复查血常规、肝肾功能，做好下次化疗前的准备。

（3）嘱患者定期来院检测血常规、血 HCG 及肝肾功能。

（4）嘱患者预防感染，加强营养。

第十七节　常见化疗并发症的护理

一、假膜性肠炎的护理

（1）患者化疗期间（特别是应用氟尿嘧啶的患者）认真记录每日排便的次数，排便次数增多及时通知医生，给予相应处理。

（2）及时、准确留取粪便标本。可疑假膜性肠炎患者须留取粪便及时送检，做厌氧菌培养。

（3）须做好大便次数多且病情严重患者的生命体征监测，严密观察病情变化，准确记录 24 小时出入量（包括粪便量及性状），密切关注水、电解质平衡，防止脱水，遵医嘱静脉输液，并给予对症的抗生素。

（4）做好患者的生活护理，根据需要提供生活照顾，保护患者，防止发生意外，有条件时应专人护理。

（5）病情较轻者可进流食，多喝酸奶；病情严重者禁食，静脉补充液体，维持水、电解质平衡，并提供热量。

二、口腔溃疡的护理

（1）观察化疗患者口腔黏膜的变化，注意倾听患者的主诉，及时给予生理盐水或含漱液漱口，保持口腔清洁。

（2）根据口腔溃疡的部位及程度，每日为患者进行口腔护理 1 ~ 2 次，以清除溃疡表面腐败组织，保持口腔清洁，预防感染发生，促进黏膜再生。

（3）口腔护理时，要了解患者病情，特别是患者血小板计数。对于骨髓抑制血小板低的患者，动作要轻柔，防止溃疡面出血不止。

（4）患者多进流食，避免过热或刺激性食物，防止加重溃疡及疼痛，平时鼓励患者尽量多说话，多用生理盐水漱口，保持口腔清洁，减少细菌在口腔生长繁殖的机会，防止感染发生。

（5）密切监测患者血常规及体温的变化，以便及时发现感染征兆。

三、骨髓抑制的护理

（1）尽量安排患者住单人病房，实施床边隔离，病房门口放置洗手消毒液，减少人员出入流量，接触患者前后要洗手。

（2）限制家属探视，做好家属的解释工作。房间内备好隔离衣。

（3）严格执行无菌技术操作：操作前后，护士要彻底洗手，且护士本身不能患有感冒或其他传染病。

（4）监测患者体温变化，有异常情况及时报告医生，并遵医嘱对症处理。

（5）监测患者血常规变化。

（6）遵医嘱给予患者升白细胞药，注射时避免药物的浪费。

（7）严密观察患者有无出血倾向，包括牙龈出血、鼻腔出血、皮下瘀斑、血尿或便血，以及脑出血、腹腔内出血等。

（8）嘱患者减少活动，防止意外伤害，必要时绝对卧床休息。

（9）嘱患者保持良好的生活习惯，用软毛牙刷刷牙，积极治疗口腔溃疡，饭后、睡前漱口，不用手挖鼻孔。

第十八节　常用化疗药物治疗的护理

一、紫杉醇化疗护理

（1）遵医嘱进行化疗前预处理，预防过敏反应，使用紫杉醇前 12 小时和前 6 小时口服地塞米松片 20 mg。

（2）当紫杉醇与其他化疗药联合应用时，一般先输入紫杉醇。

（3）大剂量紫杉醇应输注 3 小时。

（4）应用紫杉醇时给予患者心电监测，每小时监测心率、呼吸、血压及氧饱和度各 1 次，至用药结束。

（5）用药过程中患者若出现心悸、憋气等症状，立即停药，通知医生，并给予吸氧等措施。

（6）输完紫杉醇后应用生理盐水将输液管中的紫杉醇冲洗干净，以确保剂量准确。

二、顺铂、卡铂化疗护理

（1）顺铂、卡铂属重金属铂类化疗药，由肾脏排出，在肾小管聚积，药物潴留会对肾脏造成不可逆的损害，肾功能不好者应避免使用。

（2）建立静脉通路时应选择有弹性、较粗直的血管，开始补液时速度可稍快。

（3）用药期间应准确记录患者尿量，若尿量少于 1000 ml，应及时通知医生，并遵医嘱给予处理。

（4）用药期间嘱患者少量多次饮水、多排尿，保证 24 小时尿量大于 3000 ml，以免毒素蓄积。

（5）出院指导：嘱患者 1 周内均要多饮水；选择清淡、易消化的饮食，少量多餐，即使恶心、呕吐也要坚持进食。

第二章　生育保健的护理

第一节　宫内节育器放置术的护理

一、定义

宫内节育器（intrauterine device，IUD）：一种安全、有效、简便、经济、可逆的避孕工具。放置宫内节育器为我国育龄妇女的主要避孕措施。

二、护理评估

（1）评估患者身体情况，掌握宫内节育器放置术的适应证与禁忌证。

（2）评估患者月经史、月经干净后有无性生活、白带常规是否正常。

（3）评估患者生命体征。

三、护理措施

（一）术前护理

（1）心理护理：与患者交谈，缓解患者紧张、恐惧心理，使其主动配合手术。

（2）监测患者生命体征，核对患者手腕带信息，保证患者安全。

（3）向患者讲解 IUD 放置术的过程，告知患者 IUD 具有长效、可逆、高效的避孕优势，以及 IUD 使用期限和可能出现的副作用。

（4）体位：嘱患者术前排空膀胱，取膀胱截石位。

（二）术中护理

（1）告知受术者放置宫内节育器的名称、类型。

（2）指导受术者配合医生：适当与受术者交谈，缓解其紧张情绪，指导其进行深呼吸，全身放松。

（3）密切观察受术者病情变化。

①当受术者出现异常情况时，监测受术者的血压、脉搏、呼吸。

②若受术者出现面色苍白、头晕、胸闷、大汗淋漓、恶心呕吐、心动过缓、心律不齐等人工流产综合征反应时，提醒医生立即停止手术，给予受术者吸氧，可肌内注射阿托品缓解症状。

③当手术时间过长或者受术者出现剧烈腹痛时，提醒医生暂缓手术。

（三）术后护理

（1）心理护理：告知患者术后出现少许阴道出血及轻微下腹不适属正常现象。

（2）安全护理：嘱患者术后休息，无不适后方可离开。

（3）如患者腹痛加剧、阴道出血量多于月经量，立即报告医生，并协助医生处理。

（四）并发症的护理

（1）子宫穿孔、节育器异位：评估患者子宫穿孔、节育器异位的盆腔位置，遵医嘱做相应处理。

（2）感染：监测患者体温、血压、脉搏、呼吸，监测血常规，保持外阴清洁，根据医嘱预防使用抗生素，做好相应观察及护理。

（3）节育器嵌顿或断裂：稳定患者情绪，做好相应的解释及护理，指导合适时间取环。

（4）节育器脱落：嘱患者放置宫内节育器 3 个月内，在经期及大便后注意宫内节育器是否脱落。如有脱落，及时就诊，并做好避孕措施。

四、健康教育

（1）嘱患者术后休息 3 日，1 周内避免重体力劳动和过多的下蹲动作。

（2）嘱患者选择清淡、高蛋白、高维生素的饮食，避免辛辣等刺激性的食物。

（3）嘱患者保持外阴清洁，术后禁止性生活及盆浴 2 周，预防感染。

（4）嘱患者术后 3 个月内，在经期（尤其是经量增多）及咳嗽或大便后，注意宫内节育器有无脱落。如有脱落，及时就诊。

（5）告知患者放置 IUD 的种类及使用年限，嘱患者术后 1 个月、3 个月、6 个月、12 个月分别接受随访，以后每年接受随访 1 次直至取出 IUD。嘱患者有特殊情况随时就诊，便于了解 IUD 在宫腔内的情况，发现问题及时处理，以保证 IUD 避孕的有效性。

（6）放置带尾丝 IUD 者，经期不使用阴道用卫生用品。

（7）告知患者术后出现少许阴道出血及轻微下腹不适感，均为正常现象，若有发热、下腹不适感加剧、阴道出血多、白带异常等，及时就诊。

第二节　宫内节育器取出术的护理

一、护理评估

（1）评估患者身体情况，掌握宫内节育器取出术的适应证与禁忌证。

（2）评估患者阴道分泌物检查情况。

（3）评估患者生命体征。

二、护理措施

（一）术前护理

（1）心理护理：与患者交流，缓解患者焦虑、紧张、恐惧心理，使其主动配合手术。

（2）监测患者生命体征，核对患者手腕带信息，保证患者安全。

（3）体位：嘱患者术前排空膀胱，取膀胱截石位。

（二）术中护理

（1）指导受术者配合医生：适当与受术者交流，指导其进行深呼吸，全身放松。

（2）观察受术者是否出现面色苍白、头晕、胸闷、大汗淋漓、恶心呕吐、心动过缓、心律不齐等人工流产综合征反应，如有异常提醒医生停止手术，给予受术者吸氧，可肌内注射阿托品缓解症状。

（3）当手术时间过长或受术者出现剧烈腹痛时，提醒医生暂缓手术。

（4）宫内节育器取出后，给受术者查看后再丢弃。

（三）术后护理

（1）告知患者术后出现少许阴道出血或轻微下腹不适属正常现象。

（2）安全护理：嘱患者术后休息，无不适后可离开。

三、健康宣教

（1）嘱患者术后休息1日。

（2）嘱患者术后2周内禁性生活和盆浴，保持外阴清洁。

（3）若患者为育龄期妇女，指导避孕措施。

第三节　人工流产手术的护理

一、定义

人工流产：指因意外妊娠、疾病等而采取人工方法终止妊娠，是避孕失败的补救措施。终止早期妊娠的人工流产方法包括手术流产和药物流产。手术流产又分为负压吸引术与钳刮术。

二、护理评估

（1）评估患者停经史、血常规、凝血功能、心电图、妇科超声检查、白带常规等。

（2）评估患者有无手术禁忌证。

（3）评估患者的身心状况，全麻术前8小时是否禁食、禁饮。

（4）评估患者生命体征。

三、护理措施

（一）术前护理

（1）心理护理：用通俗易懂的语言简要向患者讲解手术的过程、注意事项及可能出现的情况，消除或减轻其顾虑。

（2）监测患者生命体征，核对患者手腕带信息，保证患者安全。

（3）静脉麻醉下人工流产患者准备：患者术前8小时禁食、禁饮；建立静脉通路，备好心电监护仪、吸氧装置等抢救物品。

（4）告知患者药物使用方法及注意事项：

①术前1日下午4点给予患者口服米非司酮，用凉开水送服，服药前后2小时禁食；

②阴道放置米索前列醇的目的和注意事项。

（5）提供关爱服务：术前一对一咨询，帮助患者了解人工流产的危害，选择合适的避孕方法，避免重复流产。

（二）术中护理

（1）心理护理：术中陪伴受术者，引导其放松，询问受术者感觉，指导受术者在术中积极配合医生，不要随意更换体位以防器械穿破子宫。

（2）病情观察：

①监测受术者的血压、脉搏、呼吸；

②观察受术者有无面色苍白、头晕、胸闷、大汗淋漓、恶心呕吐、心动过缓、心律不齐等人工流产综合征反应的表现，有无突然剧烈腹痛子宫穿孔的表现，发现症状立即提醒医生停止手术，给予受术者吸氧，可肌内注射或静脉注射阿托品缓解症状。

（3）保持静脉通路通畅，遵医嘱及时用药。

（4）流产后避孕指导：强调落实高效避孕方法的重要性。

（三）术后护理

（1）心理护理：告知患者术后出现少量阴道出血及下腹不适感，属正常现象。

（2）观察病情变化：观察患者腹痛、阴道出血情况，有无恶心、呕吐表现。

（3）提供流产后关爱服务：帮助流产后女性选择合适的避孕方法，避免重复流产。

（4）安全护理：患者人工流产术后应在医院休息室观察1～2个小时，无头晕、呕吐等不适方可离开，须有人同行。

（四）并发症护理

1. 人工流产综合征反应

（1）评估要点：术中受术者出现面色苍白、头昏、胸闷、大汗淋漓、恶心呕吐、心动过缓、心律不齐、血压下降，严重者甚至出现抽搐、昏厥等症状。

（2）护理措施：

①暂停手术，减少刺激，做好心理护理，缓解受术者的紧张情绪，使其配合治疗；

②取平卧位，给予受术者吸氧，观察受术者脉搏、呼吸、血压及意识情况；

③予受术者阿托品肌内注射或静脉注射可迅速缓解症状；

④待受术者一般情况好转可继续手术。

2. 术中出血

（1）评估要点：受术者出现面色苍白、出冷汗、头晕、恶心、呼吸急促、烦躁不安、脉搏细而快、血压下降等急性失血表现，观察阴道出血量。

（2）护理措施：

①做好心理护理，缓解受术者的紧张情绪，使其配合治疗；

②配合医生做好抢救工作，立即宫颈或肌内注射缩宫素；

③取平卧位，给予受术者吸氧，静脉快速输注平衡盐溶液，同时做好交叉配血等输血准备；

④观察受术者血压、脉搏、呼吸变化；

⑤观察受术者阴道出血量及性状；

⑥预防感染，合理使用抗生素。

3. 子宫穿孔

（1）评估要点：受术者出现突感剧烈腹痛伴恶心、呕吐等症状。

（2）护理要点：根据情况行保守疗法和剖腹探查术。

①保守疗法的护理：

A. 做好心理护理，缓解受术者的紧张情绪，使其积极配合治疗和护理；

B. 严密监测受术者血压、脉搏、呼吸的变化，并详细记录；

C. 观察受术者腹痛及阴道出血情况，必要时遵医嘱注射宫缩剂；

D. 应用抗生素预防感染。

②剖腹探查术护理：按妇科腹部手术术前、术后护理常规进行护理。

A. 做好心理护理，安慰受术者，缓解受术者的紧张、恐惧情绪，使其积极配合治疗和护理。

B. 监测受术者脉搏、呼吸、血压的变化，观察受术者的一般情况。

C. 做好术前准备和各项抢救工作准备。

D. 做好急诊血常规化验、血型及交叉配血检验。

E. 建立静脉通路，必要时遵医嘱输血。

4. 吸宫不全

（1）评估要点：患者术后阴道出血超过10日、出血量多或出血停止后又有多量出血，应考虑为吸宫不全，行妇科超声检查辅助诊断。

（2）护理措施：确诊后行刮宫术，护理要点按人工流产手术的护理常规进行护理。

5. 术后感染

（1）评估要点：患者出现发热、下腹疼痛、白带常规异常。

（2）护理措施：遵医嘱予抗生素治疗，嘱患者加强营养，注意休息。

6. 漏吸

（1）评估要点：吸出物有绒毛。

（2）护理措施：确诊漏吸，应再次行负压吸引，护理要点按人工流产手术的护理常规进行护理。

7. 羊水栓塞

少见，护理要点按产科羊水栓塞的护理常规进行护理。

8. 远期并发症

有宫颈粘连、宫腔粘连、慢性盆腔炎、月经失调、继发性不孕等，护理要点按相关疾病护理常规进行护理。

四、健康教育

（1）嘱患者加强营养，进高蛋白、高维生素、易消化的食物，忌辛辣等刺激性食物。

（2）嘱患者注意休息，适当下床活动以促进宫腔内淤血排出，劳逸结合，避免重体力劳动，全休 2 周。

（3）嘱患者保持外阴清洁，勤换卫生垫，禁性生活及盆浴 1 个月，预防感染。

（4）嘱患者术后 10～14 日返院复诊，术后 1 个月、3 个月、6 个月、12 个月分别接受电话随访。

（5）帮助术后患者选择合适的避孕方法，强调落实高效避孕方法的重要性，避免重复流产。

（6）告知患者术后阴道出血时间约 7 日，如阴道出血量多于月经量或时间超过 10 日，或出现腹痛、发热、阴道分泌物有异味等情况，及时就诊。

（7）嘱患者术后超过 45 日月经仍未复潮，及时复诊。

第四节　药物流产术的护理

一、定义

药物流产：用药物而非手术终止早孕的一种避孕失败的补救措施。目前临床应用的药物为米非司酮和米索前列醇，一般适用于妊娠 49 日内。

二、护理评估

（1）评估患者停经史、血常规、凝血功能、妇科超声检查、白带常规等。

（2）评估患者有无禁忌证。

（3）评估患者的身心状况。

（4）评估患者生命体征。

三、护理措施

（一）详细讲解药物服用方法

（1）第 1 日早上 10 点口服米非司酮 50 mg，晚上 10 点口服米非司酮 25 mg；第 2 日早上 10 点口服米非司酮 25 mg，晚上 10 点口服米非司酮 25 mg；第 3 日早上 7 点口服米非司酮 25 mg，8 点口服米索前列醇 600 μg。

（2）服药注意事项：按时服用，服药时用凉开水送服，每次服药前后 2 小时禁食。

（二）用药后观察

（1）服米索前列醇后腹痛明显，阴道出血逐渐出现，此时患者大小便应解在痰盂内，以便观察排出物，一般 6 小时内排出胚囊。

（2）观察药物的不良反应，患者有无恶心、呕吐、腹泻、皮疹等。轻者无须处理，反应严重者报告医生及时处理。

（3）协助患者如厕，指导患者使用专用便器收集妊娠排出物，协助医生检查妊娠囊是否完整。必要时排出物送病理检查。

（4）嘱患者药流期间不得擅自离开医院，以免出血过多不能及时处理。

（5）如出现不全流产或流产失败，可行清宫术处理。

（三）健康教育

（1）向患者讲解药物服用方法及注意事项。

（2）指导患者观察阴道出血量及组织物排出情况，嘱患者如有组织物排出应保留标本，告知医务人员。

（3）嘱患者加强营养，进高蛋白、高维生素、易消化的食物，忌辛辣等刺激性食物。

（4）嘱患者注意休息，适当下床活动以促进宫腔内淤血排出，劳逸结合，避免重体力劳动，全休 2 周。

（5）嘱患者保持外阴清洁，勤换卫生垫，禁性生活及盆浴 1 个月，预防感染。

（6）嘱患者术后 10 ~ 14 日返院复诊，术后 1 个月、3 个月、6 个月、12 个月分别接受电话随访。

（7）帮助术后患者选择合适的避孕方法，强调落实高效避孕方法的重要性，避免重复流产。

（8）嘱患者阴道出血量多于月经量或时间超过 10 日，或出现腹痛、发热、阴道分泌物有异味等情况，及时就诊。

（9）嘱患者术后超过 45 日仍未月经复潮，及时复诊。

第五节　中期妊娠引产（利凡诺引产 / 水囊引产）的护理

一、定义

中期引产：妊娠 14～27 周因孕妇患严重疾病不宜继续妊娠或先天性胎儿畸形要求终止妊娠。可采取利凡诺引产或水囊引产。

利凡诺引产：将 2.5% 乳酸依沙吖啶注射液注入羊膜腔内或羊膜腔外，引起胎儿死亡，使胎盘组织变性坏死，诱发子宫收缩和宫颈软化、成熟、扩张，促使胎儿和附属物排出的终止妊娠方法。

水囊引产：将无菌水囊经宫颈口置入子宫壁与胎膜之间，囊内注入适量液体，通过机械刺激使宫颈扩张并反射性使内源性前列腺素分泌增加，引起子宫收缩，促使胎儿及附属物排出的终止妊娠方法。尤其适用于伴有肝肾功能损害需要终止妊娠的孕妇。

二、护理评估

（1）评估患者病情、配合情况、自理能力、心理状况。

（2）评估患者生命体征，饮食、睡眠及排便情况，原发病治疗用药情况，既往史，有无合并症。

（3）评估患者停经史、血常规、凝血功能、妇科超声检查、白带常规等。

（4）评估患者对疾病和引产手术的认知程度。

三、护理措施

（一）操作前护理

（1）心理护理：与患者讲解引产的过程、注意事项及可能出现的情况，消除或减轻其思想顾虑。

（2）阴道准备：遵医嘱给予患者阴道灌洗上药，预防感染。

（3）备血：根据患者病情做好交叉配血检验。

（4）用物准备：

①利凡诺引产：宫穿包、2.5% 乳酸依沙吖啶注射液 100 mg、5～10 ml 注射器、导管等。

②水囊引产：消毒水囊、0.9% 生理盐水（冰）500 ml、50 ml 注射器等。

（二）操作中护理

（1）配合医生操作：协助医生进行羊膜腔穿刺，注射 2.5% 乳酸依沙吖啶注射液，羊膜腔外注药时避免导管接触阴道壁，防止感染；协助医生进行水囊引产置管，水囊引产注水量不超过 500 ml。

（2）病情观察：羊膜腔穿刺时注意观察患者有无呼吸困难、发绀等，警惕羊水栓塞可能，发现异常及时报告医生进行处理。

（三）操作后护理

（1）利凡诺引产须保持患者穿刺处敷料干燥，并观察患者用药后的反应。

（2）水囊引产须关注水囊有无自行脱出，一般放置 24 小时后取出水囊。

（3）监测患者的生命体征，体温升高多发生在注射 2.5% 乳酸依沙吖啶注射液后 24 ～ 48 小时，一般不超过 38 ℃，无须特殊处理。

（四）引产分娩的护理

1. 病情观察

（1）病情变化时监测患者生命体征。

（2）观察患者宫缩持续时间、间隔时间及强度，掌握其规律，观察有无阴道出血、破水情况。

（3）正确指导患者用力。

（4）记录胎儿、胎盘娩出时间，观察患者有无软产道裂伤、胎盘残留，胎盘胎膜娩出后行常规清宫术。注意患者子宫收缩情况、阴道出血量及性状、膀胱是否充盈，会阴及阴道有无出血、血肿，等等。

（5）分娩后 2 小时内嘱患者尽早排尿，避免发生尿潴留，影响子宫收缩。

（6）正确评估患者子宫收缩及阴道出血情况，注意观察阴道出血量、颜色、性状，必要时遵医嘱及时为患者补充血容量和使用促进子宫收缩的药物。

2. 静脉滴注缩宫素的护理

（1）用 5% 葡萄糖注射液 250 ml 加缩宫素 20 单位静脉滴注，滴注时速度不宜过快，从每分钟 8 滴开始，视患者宫缩情况调节滴数。

（2）须专人观察患者的子宫收缩、阴道出血及子宫轮廓等情况。

（3）警惕子宫破裂，视患者宫缩情况调节滴速。

（五）饮食护理

指导患者加强营养，进高蛋白、高维生素、易消化的食物，忌酸辣、生冷等刺激性食物。避免摄入过多汤水，预防奶胀发生。

（六）活动与休息

指导患者注意休息，适当下床活动以促进宫腔内淤血、恶露的排出，避免重体力劳动。

（七）用药护理

遵医嘱给予患者促宫缩药物、抗炎药物、退奶药物，并指导患者正确使用。

（八）个人卫生

嘱患者保持外阴清洁，勤换卫生垫，禁性生活及盆浴 1 个月，预防感染。

（九）安全护理

分娩时陪伴患者，指导患者正确用力，避免软产道裂伤，加强产后 2 小时内的观察。

（十）心理护理

安抚患者，缓解其焦虑、恐惧等情绪。

（十一）并发症护理

（1）子宫破裂及宫颈裂伤：子宫破裂确诊后应立即做好剖腹探查术术前准备，严密观察患者生命体征，根据情况作相应护理。宫颈裂伤并有活动性出血时，协助医生予缝合止血。

（2）胎盘残留与胎盘滞留：常规行刮宫术，遵医嘱给予抗生素预防感染。

（3）羊水栓塞：按产科羊水栓塞的护理常规进行护理。

四、健康教育

（一）疾病知识指导

向患者和家属介绍利凡诺引产或水囊引产的原理、操作过程及可能出现的不适，指导患者观察宫缩频率、强度及持续时间。

（二）出院指导

（1）嘱患者引产后注意按摩子宫，促进子宫收缩。

（2）嘱患者加强营养，忌酸辣、生冷等刺激性食物。避免摄入过多汤水，防止奶胀发生。

（3）嘱患者注意休息，避免劳累。

（4）嘱患者注意个人卫生，保持外阴清洁，禁性生活及盆浴 1 个月。

（5）指导患者产后避孕知识。

（6）嘱患者引产后 10 ~ 14 日返院复诊，如出现发热、腹痛、阴道出血量多、乳房胀痛等不适，及时就诊。

第六节　经腹腔镜输卵管绝育术的护理

一、定义

输卵管绝育术：通过输卵管结扎手术阻断精子与卵子的相遇通道从而达到绝育的目的，是一种安全、永久性节育措施。

二、护理评估

（1）评估患者病情、配合情况、自理能力、心理状况。

（2）评估患者生命体征，饮食、睡眠及排便情况，原发病治疗用药情况，既往史，有无合并症。

（3）评估患者是否患有不宜生育的严重心脏病、肝脏疾病等全身性疾病或遗传性疾病。

（4）评估患者对手术的认知程度及家庭、社会支持情况。

三、护理措施

（一）术前护理

（1）按妇科腹部手术术前护理常规进行护理，但应特别注意清洁脐孔。

（2）健康教育。

①告知患者术前肠道准备的目的。

②指导患者深呼吸、有效咳嗽。

③告知患者术后体位、饮食要求、术后早期活动的重要性。

④向患者讲解术后可能出现的不适及应对方法。

⑤向患者简单讲解手术流程。

（二）术后护理

（1）按妇科腹部手术术后护理常规进行护理。

（2）由于术中使用二氧化碳进行膨腹处理，术后患者腹腔仍可能残留有气体引起肩背部和上腹部不适感，遵医嘱给予患者低流量吸氧，严重时报告医生处理。

（3）术后不适护理。

①发热：评估患者体温及手术后日数，解释原因并安抚患者，必要时予物理降温或药物降温，能进食者鼓励多饮水，及时擦干汗液，保持皮肤清洁干燥。

②恶心、呕吐：评估恶心、呕吐发生的频率及伴随症状，记录并汇报医生，遵医嘱对症处理。

③腹胀：告知患者发生腹胀的原因，观察腹胀的程度、持续时间，肛门是否排气、排便，肠鸣音是否正常。嘱患者勿食甜食、牛奶、豆浆等产气食物，适当活动，可通过按摩腹部、足三里穴、三阴穴交促进排气，缓解腹胀。

④尿潴留：解释原因，安慰患者，引导患者放松，消除或减轻患者的焦虑和紧张情绪。给予下腹部热敷、按摩膀胱区、听流水声诱导排尿，必要时遵医嘱导尿。

（三）并发症的护理

（1）术后肩痛与季肋下疼痛：常见并发症，因术中二氧化碳气体残留腹腔，刺激膈下神经所致。遵医嘱予患者低流量吸氧，加速二氧化碳排出；协助患者早期下床活动，勤翻身，予患者肩背部按摩。

（2）皮下气肿：因患者腹部皮下脂肪薄，气腹压力过高所致。观察患者腹部皮肤有无肿胀及捻发音。遵医嘱予患者低流量吸氧、局部理疗以促进二氧化碳排出。

（3）出血：术中止血不彻底或损伤血管所致。术后严密监测患者生命体征，特别注意血压的变化，观察伤口敷料有无渗血，发现异常及时报告医生处理。

（4）膀胱、输尿管损伤：盆腔粘连严重者易损伤膀胱、输尿管。重视患者的主诉，注意观察尿液的量、颜色、性状，发现异常及时通知医生处理。

（5）神经损伤：术中采取臀高头低膀胱截石位及上肢过度外展（＞ 90°）致臂丛神经损伤。术后将患者上肢放置功能位，予局部按摩以减轻不适感。

（6）眼部不适：在麻醉状态下眼睑闭合不良、术中头低足高位等原因导致眼球暴露、眼压增高，引起眼部水肿、角膜干燥等不适。遵医嘱予患者抗生素眼膏或滴眼液，缓解不适。

（7）血肿：偶有患者出现下腹部、会阴部血肿，每日测量血肿的范围和大小，会阴部血肿严重者可遵医嘱予硫酸镁甘油湿敷和特定电磁波谱疗法（TDP 疗法）治疗。

四、健康教育

（一）疾病知识指导

（1）告知患者和家属术前肠道准备的目的。

（2）指导患者深呼吸、有效咳痰、踝泵运动练习。

（3）告知患者术后体位、饮食要求、术后早期下床活动的重要性、术后可能出现的不适和应对方法。

（4）向患者和家属简单讲解手术流程。

（二）出院指导

（1）嘱患者禁性生活及盆浴 1 个月。

（2）嘱患者保持会阴清洁，预防感染。

（3）嘱患者注意休息，适当活动，术后 1 个月不宜进行体力劳动或剧烈运动。

（4）告知患者绝育术后再孕的情况偶有发生，指导患者避孕措施。

第七节　经腹腔镜输卵管吻合术的护理

一、定义

输卵管吻合术：又称"输卵管复通术"，指输卵管绝育术后，由于各种原因要求恢复生育功能而行的输卵管手术。手术将结扎或堵塞部位的输卵管切除，再将两断端修整后重新接通。

二、护理评估

（1）评估患者病情、配合情况、自理能力、心理状况。

（2）评估患者生命体征，饮食、睡眠及排便情况，既往史，有无合并症。

（3）评估患者是否在月经期、月经干净后是否有同房。

（4）评估患者对手术的认知程度及家庭、社会支持情况。

三、护理措施

（一）术前护理

按妇科腹部手术术前护理常规进行护理，但应特别注意清洁脐孔。

（二）术后护理

（1）按妇科腹部手术术后护理常规进行护理。

（2）由于术中使用二氧化碳进行膨腹处理，术后患者腹腔仍可能残留有气体引起肩背部和上腹部不适感，遵医嘱给予患者低流量吸氧，严重时及时报告医生。

（3）术后不适护理。

①发热：评估体温及手术后日数，解释原因并安抚患者，必要时予物理降温或药物降温，能进食者鼓励多饮水，及时擦干汗液，保持皮肤清洁干燥。

②恶心、呕吐：评估恶心、呕吐发生的频率及伴随症状，记录并汇报医生，遵医嘱对症处理。

③腹胀：告知患者发生腹胀的原因，观察腹胀的程度、持续时间，肛门是否排气、排便，肠鸣音是否正常。嘱患者勿食甜食、牛奶、豆浆等产气食物，适当活动，可通过按摩腹部、足三里穴、三阴交穴促进排气，缓解腹胀。

④尿潴留：解释原因，安慰患者，引导患者放松，消除或减轻患者的焦虑和紧张情绪。给予下腹部热敷、按摩膀胱区、听流水声诱导排尿，必要时遵医嘱导尿。

（三）并发症的护理

（1）术后肩痛与季肋下疼痛：常见并发症，因术中二氧化碳气体残留腹腔，刺激膈下神经所致。遵医嘱予患者低流量吸氧，加速二氧化碳排出；协助患者早期下床活动，勤翻身，予患者肩背部按摩。

（2）皮下气肿：因患者腹部皮下脂肪薄，气腹压力过高所致。观察患者腹部皮肤有无肿胀及捻发音。遵医嘱予患者低流量吸氧、局部理疗以促进二氧化碳排出。

（3）出血：术中止血不彻底或损伤血管所致。术后严密监测患者生命体征，特别注意血压的变化，观察伤口敷料有无渗血，发现异常及时报告医生处理。

（4）膀胱、输尿管损伤：盆腔粘连严重者易损伤膀胱、输尿管。重视患者的主诉，注意观察尿液的量、颜色、性状，发现异常及时通知医生处理。

（5）神经损伤：术中采取臀高头低膀胱截石位及上肢过度外展（＞90°）致臂丛神经损伤。术后将患者上肢放置功能位，予局部按摩以减轻不适感。

（6）眼部不适：在麻醉状态下眼睑闭合不良、术中头低足高位等原因导致眼球暴露、眼压增高，引起眼部水肿、角膜干燥等不适。遵医嘱予患者抗生素眼膏或滴眼液，缓解不适。

（7）血肿：偶有患者出现下腹部、会阴部血肿。每日测量血肿的范围和大小，会阴部血肿严重者可遵医嘱予硫酸镁甘油湿敷和 TDP 疗法治疗。

四、健康教育

（一）疾病知识指导

（1）告知患者和家属术前肠道准备的目的。

（2）指导患者深呼吸、有效咳痰，指导踝泵运动练习。

（3）告知患者术后体位、饮食要求、术后早期下床活动的重要性、术后可能出现的不适和应对方法。

（4）向患者和家属简单讲解手术流程。

（5）指导患者受孕知识，告知监测排卵的方法。

（二）出院指导

（1）嘱患者禁性生活及盆浴 1 个月。

（2）嘱患者注意休息，适当活动。

（3）嘱患者保持会阴清洁，预防感染。

（4）指导患者受孕知识，告知监测排卵的方法，指导排卵期同房，提高受孕率。

（5）告知患者争取 1 年内受孕，如 1 年后仍未怀孕及时到医院生殖中心就诊。

第八节　输卵管通液术的护理

一、定义

输卵管通液术：检查输卵管是否通畅的一种方法，并具有一定的治疗功效。检查者通过导管向宫腔内注入液体，根据注液阻力大小、有无回流及注入液体量和患者感觉等判断输卵管是否通畅。

二、护理评估

（1）评估患者配合情况、心理状况。

（2）评估患者生命体征、既往史、有无严重全身性疾病、能否耐受手术。

（3）评估患者月经史、月经干净后是否有同房。

（4）评估患者白带常规有无异常、有无阴道出血。

三、护理措施

（一）术前护理

（1）心理护理：向患者简要说明手术过程及可能出现的不适，缓解患者紧张、焦虑情绪。

（2）生命体征测量：患者体温< 37.5 ℃，脉搏、呼吸、血压值均正常。

（3）阴道准备：用消毒液冲洗、清洁患者阴道。

（二）术中护理

（1）心理护理：与患者交流，缓解患者紧张情绪。

（2）安全护理：协助患者取舒适的体位，嘱患者术中不能随意移动身体。

（3）术中观察：观察和询问患者感受，观察患者有无面色苍白、头晕、胸闷、大汗淋漓、恶心呕吐、心动过缓、心律不齐等人工流产综合征反应。

（三）术后护理

（1）协助患者整理衣裤，扶至观察室休息，注意保暖。

（2）观察患者腹痛及阴道出血情况。

四、健康教育

（1）嘱患者保持外阴清洁卫生，禁性生活及盆浴2周，避免发生感染。

（2）告知患者可用暖水袋置于下腹部热敷，以缓解子宫痉挛引起的疼痛。

（3）告知患者术后用药方法及注意事项。

（4）告知患者术后1周内会有少量的阴道出血，如有出血时间长或出血量多、腹痛、发热等异常情况，及时就诊。

第九节　输卵管造影术的护理

一、定义

子宫输卵管造影包括传统的子宫输卵管造影（hysterosalpingography，HSG）和超声下子宫输卵管造影（hysterosalpingocontrast sonography，HyCoSy）。前者是通过导管向宫腔及输卵管注入造影剂，行X线透视及摄片，根据造影剂在输卵管及盆腔内的显影情况了解输卵管是否通畅、阻塞部位及宫腔形态。该检查损伤小，能对输卵管阻塞作出较正确的诊断，准确率可达80%。后者能在超声下实时观察造影剂流动与分布情况，图像清晰，无创、无放射性、操作较为简便，具有较高诊断价值。子宫输卵管造影同时具有一定的治疗功效。

二、护理评估

（1）评估患者配合情况、心理状况。

（2）评估患者生命体征、既往病史、有无严重全身性疾病、能否耐受手术。

（3）评估患者月经史、月经干净后是否有同房。

（4）评估患者白带常规有无异常、有无阴道出血、有无碘过敏史。

三、护理措施

（一）术前护理

（1）心理护理：向患者简要说明手术过程及可能出现的不适反应，缓解患者紧张、焦虑的情绪。

（2）生命体征测量：患者体温 < 37.5 ℃，脉搏、呼吸、血压值均正常。

（3）阴道准备：用消毒液冲洗、清洁患者阴道。

（4）用药护理：术前 30 分钟给予患者肌内注射阿托品 0.5 mg，预防造影过程中因过度紧张和迷走神经过度兴奋引起的输卵管痉挛所致梗阻假象及缓慢型心律失常等不良反应（脉搏 ≥ 90 次 / 分，不宜使用）。

（5）器械及药品准备：

①配合医生准备造影包，检查造影包完好、无过期；

②备好消毒剂、生理盐水、注射器、子宫输卵管造影管、备用扩宫器械、胶布等；

③准备抢救药品及物品，如肾上腺素、地塞米松、氧气装置等。

（二）术中护理

（1）心理护理：陪伴受术者，与其交谈分散注意力，指导受术者进行深呼吸，达到自我放松、减轻不适的目的。

（2）受术者出现轻微腹胀、腹痛等不适时，鼓励受术者继续配合，如受术者不耐受疼痛或症状严重，立即提醒医生停止操作。

（3）术中观察：观察患者有无面色苍白、头晕、胸闷、大汗淋漓、恶心呕吐、心动过缓、心律不齐等人工流产综合征反应。

（4）透视下发现造影剂进入异常通道，同时受术者出现咳嗽，应警惕发生油栓，立即提醒医生停止操作，取头低足高位，严密观察。

（三）术后护理

（1）病情观察：观察患者腹痛及阴道出血情况。

（2）休息：嘱患者造影结束后在观察室休息，无不适后方可离开。

（3）饮食护理：嘱患者术后多饮水，促进造影剂排出。

（4）预防感染：酌情给予患者口服抗生素，告知患者服药方法及注意事项。

四、健康教育

（1）嘱患者术后避免剧烈运动。

（2）嘱患者注意个人卫生，保持外阴清洁。

（3）嘱患者禁性生活及盆浴 2 周。

（4）嘱患者如有下腹疼痛加重、阴道出血增多等异常情况，及时就诊。

第十节　不孕症腹腔镜手术的护理

一、定义

不孕症：指女性无避孕性生活至少 12 个月而未孕。不孕症分为原发性和继发性两大类：既往从未有过妊娠史，未避孕而从未妊娠为原发性不孕症；既往有过妊娠史，而后未避孕连续 12 个月未孕为继发性不孕症。

二、护理评估

（1）评估患者病情、配合情况、自理能力、心理状况。

（2）评估患者生命体征，饮食、睡眠及排便情况，既往史，有无合并症。

（3）评估患者是否在月经期、月经干净后是否有同房。

（4）评估患者对疾病和手术的认知程度及家庭、社会支持情况。

（5）评估患者配偶有无影响生育的疾病及精液检查情况。

三、护理措施

（一）术前护理

按妇科腹部手术术前护理常规进行护理，但应特别注意清洁脐孔。

（二）术后护理

（1）按妇科腹部手术术后护理常规进行护理。

（2）由于术中使用二氧化碳进行膨腹处理，术后患者腹腔仍可能残留有气体引起肩背部和上腹部不适感，遵医嘱予患者低流量吸氧，严重时及时报告医生。

（3）术后不适护理。

①发热：评估患者体温及手术后日数，解释原因并安抚患者，必要时予物理降温或药物降温，能进食者鼓励多饮水，及时擦干汗液，保持皮肤清洁干燥。

②恶心、呕吐：评估患者恶心、呕吐发生的频率及伴随症状，记录并汇报医生，遵医嘱对症处理。

③腹胀：告知患者发生腹胀的原因，观察腹胀的程度、持续时间，肛门是否排气、排便，肠鸣音是否正常。嘱患者勿食甜食、牛奶、豆浆等产气食物，适当活动，可通过按摩腹部、足三里穴、三阴交穴促进排气，缓解腹胀。

④尿潴留：解释原因，安抚患者，引导患者放松，消除或减轻患者的焦虑和紧张情绪。给予患者下腹部热敷、按摩膀胱区、听流水声诱导排尿，必要时遵医嘱导尿。

（三）并发症的护理

（1）术后肩痛与季肋下疼痛：为常见并发症，因术中二氧化碳气体残留腹腔，刺激膈下神经所致。遵医嘱予患者低流量吸氧，加速二氧化碳排出；协助患者多活动，勤翻身，予肩背部按摩。

（2）皮下气肿：因患者腹部皮下脂肪薄，气腹压力过高所致。观察患者腹部皮肤有无肿胀及捻发音。遵医嘱予患者低流量吸氧、局部理疗以促进二氧化碳排出。

（3）出血：术中止血不彻底或损伤血管所致。术后严密监测患者生命体征，特别注意血压的变化，观察伤口敷料有无渗血，发现异常及时报告医生处理。

（4）膀胱、输尿管损伤：盆腔粘连严重者易损伤膀胱、输尿管。重视患者的主诉，注意观察尿液的量、颜色、性状，发现异常及时通知医生处理。

（5）神经损伤：术中采取臀高头低膀胱截石位及上肢过度外展（＞90°）致臂丛神经损伤。术后将患者上肢放置功能位，予局部按摩以减轻不适感。

（6）眼部不适：在麻醉状态下眼睑闭合不良、术中头低足高位等原因导致眼球暴露、眼压增高，引起眼部水肿、角膜干燥等不适。遵医嘱予患者抗生素眼膏或滴眼液，缓解不适。

（7）血肿：偶有患者出现下腹部、会阴部血肿。每日测量血肿的范围和大小，会阴部血肿严重者可遵医嘱予硫酸镁甘油湿敷和 TDP 疗法治疗。

四、健康教育

（一）疾病知识指导

（1）告知患者和家属术前肠道准备的目的。

（2）指导患者深呼吸、有效咳痰、踝泵运动练习。

（3）告知患者术后体位、饮食要求、术后早期下床活动的重要性、术后可能出现的不适和应对方法。

（4）帮助患者和家属了解不孕症的原因，简单介绍手术流程。

（5）指导患者受孕知识，告知监测排卵的方法。

（二）出院指导

（1）嘱患者禁性生活及盆浴 1 个月。

（2）嘱患者注意休息，适当活动。

（3）嘱患者保持外阴清洁，预防感染。

（4）指导患者受孕知识和监测排卵的方法，指导排卵期同房，提高受孕率。

（5）告知患者争取 1 年内受孕，如 1 年后仍未怀孕及时到医院生殖中心就诊。

第十一节　宫腔镜手术的护理

一、定义

宫腔镜检查：应用膨宫介质扩张宫腔，通过插入宫腔的光导玻璃纤维窥镜直视观察宫颈管、宫颈内口、子宫内膜及输卵管开口的生理与病理变化，以便针对病变组织直观准确取材并送病理检查；同时也可直接在宫腔镜下实施手术治疗。

二、护理评估

（1）评估患者病情、配合情况、自理能力、心理状况。

（2）评估患者生命体征、饮食及睡眠情况，既往史、有无严重全身性疾病、能否耐受手术。

（3）评估患者是否在月经期、月经干净后是否有同房。

（4）评估患者对疾病和手术的认知程度及家庭、社会支持情况。

（5）评估患者白带常规有无异常、有无阴道出血。

三、护理措施

（一）术前护理

（1）皮肤准备：术前1日遵医嘱进行皮肤准备。

（2）阴道准备：术前1日用消毒洗液冲洗阴道。

（3）肠道准备：术前1日晚上12点禁食、禁饮。

（二）术后护理

（1）与麻醉师交接：了解麻醉方式、手术方式及术中情况。观察患者意识、生命体征、留置管道、皮肤受压情况。观察患者有无腹痛、发热、恶心、呕吐等症状，患者如有不适及时报告医生并遵医嘱处理。

（2）病情观察。

①监测患者生命体征：监测患者体温、血压、脉搏、呼吸，发现异常及时报告医生处理。

②观察患者腹痛情况：子宫收缩或宫腔置管可能引起患者下腹胀痛不适。

③观察患者阴道出血情况。

④并发症的观察：注意观察患者有无呼吸困难、咳嗽、烦躁不安、头痛、呕吐、剧烈腹痛等症状，以了解有无心脑综合征、水中毒、电解质紊乱、子宫穿孔等并发症出现。

（3）活动及休息：嘱患者术后卧床休息2小时，完全清醒后可适当下床活动。

（4）饮食：嘱患者术后2小时可进普食，选择高蛋白、高维生素、易消化的食物，忌辛辣、刺激性食物。

（5）排泄与管道护理：鼓励患者尽早排尿，有尿管者应妥善固定尿管，保持尿管通畅。

（6）用药护理：遵医嘱予患者及时用药，并告知患者药物的作用及可能产生的不良反应。

（7）安全护理：加强患者各项风险评估，根据需要给予保护措施并悬挂警示标识。

（8）心理护理：加强与患者的沟通，讲解术后注意事项，缓解患者紧张情绪。

四、健康教育

（一）疾病知识指导

帮助患者和家属了解疾病相关知识、宫腔镜手术的过程及术后注意事项，鼓励患者和家属积极配合治疗。

（二）出院指导

（1）嘱患者禁性生活及盆浴1个月。

（2）嘱患者注意休息，适当活动。

（3）嘱患者保持外阴清洁，预防感染。

（4）嘱患者按时回院复诊。

第十二节　多胎妊娠减胎术的护理

一、定义

多胎妊娠：指一次妊娠子宫内同时有2个或2个以上的胎儿，是超促排卵和体外受精胚胎移植（IVF-ET）等辅助生殖技术常见的医源性并发症之一。

二、护理评估

（1）评估患者及家属对手术的认识和接受程度，患者的焦虑和担心等情绪。

（2）评估患者的年龄、身高、体重、孕周和孕囊个数及能否耐受手术等。

（3）评估患者超声检查、阴道分泌物检查、血常规、凝血功能、心电图、肝肾功能及感染性疾病检查等情况。

三、护理措施

（一）术前护理

1.心理护理

（1）尽量使用通俗易懂的语言与患者沟通交流，耐心倾听患者的倾诉，理解患者的情绪反应。

（2）稳定患者情绪，向患者讲解减胎手术的过程，同时也客观告知相关风险，给予患者精神鼓励，帮助患者树立信心和勇气，使其配合治疗和护理。

（3）主动解释、答疑，介绍治疗成功案例，逐步消除或减轻患者的紧张、恐惧情绪，鼓励患者丈夫与家属在生活上给予患者更多照顾和关爱。

2. 术前观察要点

（1）观察胚胎的 B 超情况，确定孕囊、胚芽个数、性质、胎心搏动、位置情况。

（2）观察患者生命体征。

（3）预防性使用抗生素，注意观察患者用药反应。

3. 术前准备

（1）患者的准备。

①协助确定行减胎术的患者完善术前检查，向患者及家属解释手术方法和过程、手术的必要性、风险及可能的并发症。患者须签署多胎减胎手术知情同意书，注明所减胚胎或胎儿数目。必要时将患者收住院。

②术前遵医嘱给予患者使用抗生素预防感染。

③患者术前须进食。进食后，遵医嘱给予患者注射黄体酮保胎药物，根据患者病情必要时建立静脉通路并维持。

④术前监测患者生命体征，术前 30 分钟遵医嘱予患者肌内注射苯巴比妥、哌替啶，镇静止痛；同时遵医嘱注射宫缩抑制剂。

⑤经阴道减胎者须用碘伏消毒外阴和阴道。经腹部减胎者，用碘伏按外科腹部手术消毒腹部，上至两乳头连线，下至大腿上 1/3，两侧至腋中线，先消毒对侧再消毒近侧，注意将肚脐眼和外阴消毒干净，如患者体毛和阴毛较多应备皮。

（2）病历准备。

①检查病历、术前检查结果、手术知情同意书、证件等资料是否齐全，有无相关手术禁忌证。

②敦促医生确定减胎时间，写好病程，拟好手术计划送医务部审批。

（3）物品准备。

①经阴道减胎术：超声显像仪、取卵包、16 G 取卵针、负压吸引器、灭菌穿刺架、灭菌探头套、灭菌无粉手套、灭菌连接管、无菌试管、无菌生理盐水、碘伏、无菌手术衣、10 ml 注射器、10%KCl 溶液。

②经腹部减胎术：超声显像仪、腹穿包、B 超腹部探头穿刺架、20～21 G 腹穿针、消毒石蜡油、灭菌探头保护套、消毒圆碗、5 ml 注射器、10 ml 注射器、消毒纺纱、灭菌无粉手套、10%KCl 溶液、无菌生理盐水、碘伏、伤口敷贴或止血贴。术前 1 小时用 0.5% 洗必泰浸泡擦拭 B 超腹部探头，消毒备用。

（二）术中护理

1. 经阴道减胎术护理

（1）再次核对受术者姓名、手术名称、需减灭的胚胎数、手术知情同意书。

（2）嘱受术者排空膀胱，取膀胱截石位，再次用碘伏消毒外阴和阴道，并用生理盐水擦净消毒液。

（3）协助医生套好探头套，安置穿刺架，接好负压吸引器、连接管和试管，测试无漏气。

（4）测量并记录孕囊、胚芽大小及胚胎的位置。

（5）协助医生使用胚芽抽吸途径或胎心注药途径减灭胎儿，直至胎心搏动消失。

（6）术中密切监测受术者生命体征，询问受术者有何不适，必要时予吸氧。

（7）术后观察5～10分钟复查B超，测量孕囊和胚芽大小，注意所减妊娠囊是否从子宫壁剥离，有无囊下或其他穿刺位置的出血，查看减灭胚胎心管搏动有无复跳，确定没有后方能撤离手术包布和器械。

2. 经腹部减胎术护理

（1）再次核对受术者姓名、手术名称、需减灭的胚胎数、手术知情同意书。

（2）嘱受术者排空膀胱，取平卧位。

（3）按外科腹部手术皮肤消毒后铺巾，先铺下肢，到对侧，再到头胸部（注意露出口鼻），最后铺近侧，露出手术区域。

（4）协助医生套好探头套，安置腹部探头穿刺架，使用消毒石蜡油做润滑剂。

（5）协助医生测量并记录孕囊、胚芽大小及胚胎的位置和距腹壁的深度。

（6）用5 ml注射器抽吸生理盐水备用，10 ml注射器抽吸10%KCl溶液备用。

（7）医生用腹穿针在B超引导下经腹壁刺入子宫直达胎儿心脏或心腔，抽出针芯，用装有生理盐水的5 ml注射器抽吸，见回血后遵医嘱注入10%KCl溶液1.5～7.5 ml，观察胎心搏动，直至消失，出针，用消毒纺纱按压针眼3分钟。如一次不成功，同法再次穿刺。

（8）术中密切监测受术者生命体征，询问受术者有无腹痛、宫缩等不适，必要时予吸氧。

（9）观察5～10分钟后复查B超，确认减灭胎儿无心跳后，用碘伏再次消毒针眼并用敷贴贴盖，撤离手术包布和器械。

（三）术后护理

1. 术后观察

（1）术后监测患者生命体征，严密观察患者有无宫缩和阴道出血或排液，注意穿刺点有无渗血。术后休息1小时，患者无不适可送回病房观察。

（2）患者术后第1日、第3日、第7日、第30日分别复查B超，检查胎儿存活和被减灭情况，如有减灭胎儿心搏复跳，应安排再次减胎术。

（3）中晚孕减胎患者注意观察有无早产、胎膜早破、胎盘早剥、羊水渗漏等并发症。

2. 术后宣教

（1）休息与活动：嘱患者注意休息，术后2周内尽量卧床休息，少活动，禁性生活，避免劳累和重体力活动。

（2）饮食指导：嘱患者合理搭配，均衡饮食，宜进高热量、富含蛋白质与维生素、含适量纤维素、清淡、易消化的食物，多吃新鲜时令水果、蔬菜，忌生冷、辛辣等刺激性食物。

（3）用药指导：遵医嘱继续予患者保胎治疗，使用宫缩抑制剂 3 ～ 5 日，可使用抗生素预防感染。

四、出院指导

（1）嘱患者保持良好心境，放松心情，避免过度焦虑；保持良好个人卫生习惯，保证充足的睡眠；进高蛋白、易消化、富含维生素的食物，避免重体力劳动，禁烟、禁酒，禁咖啡因和生冷、辛辣等刺激性食品；避免接触有毒、有害物质（如放射线、高温、汞、铅、苯、砷、农药等），避免进行高强度工作和暴露于高噪声环境；注意预防感冒、腹泻，如需服药请在医生指导下进行。

（2）嘱患者按时用药。继续行黄体支持者，注意交替轮换注射部位，防止局部红肿、硬结影响药物吸收。

（3）嘱患者如出现腹痛及阴道出血、流液等不适，随时返回医院生殖中心就诊。

（4）嘱患者定期进行孕期检查，医院生殖中心对术后妊娠患者会追踪随访至其分娩后1 年，患者有义务配合接受生殖中心工作人员的随访，并告知真实有效的联系方式。

第十三节　卵巢过度刺激综合征的护理

一、定义

卵巢过度刺激综合征（ovarian hyperstimulation syndrome，OHSS）：诱导排卵药物刺激卵巢后，导致多个卵泡发育、雌激素水平过高及颗粒细胞黄素化，引起全身血管通透性增加、血液中水分进入体腔和血液成分浓缩等血流动力学病理改变。HCG 升高会加重病理进程，轻者仅表现为轻度腹胀、卵巢增大，重者表现为腹胀，大量腹腔积液、胸腔积液，导致血液浓缩、重要脏器血栓形成和功能损害及电解质紊乱等严重并发症，严重者可引起死亡。

二、护理评估

（一）病史评估

（1）从家庭、社会、性生殖等方面评估患者既往史和现病史。

（2）评估患者生命体征、腹围、体重、尿量、饮食及睡眠情况。

（3）评估患者有无呼吸困难、胸闷气促、恶心呕吐、腹痛腹胀、阴道出血、静脉血栓、外阴及双下肢水肿。

（二）高危因素评估

对具有以下高危因素的患者，在促排卵过程中，严密观察症状和体征，加强预防性监测。

（1）敏感体质及耐受性较差。

（2）对促排卵药物敏感的卵巢，如多囊卵巢或卵巢多囊样改变。

（3）年轻（年龄＜35岁）、体型瘦（低体重）、身体质量指数（BMI）低于18的患者。

（4）注射HCG日，雌二醇（E2）＞3500 pg/ml，单侧卵巢卵泡＞20个（尤以中等大小卵泡为主）。

（5）应用HCG诱导排卵及黄体支持，以及妊娠后内源性HCG的产生等。

（6）高抗苗勒氏管（AMH）激素水平。

（7）基础窦卵泡计数（AFC）。

（三）社会及心理因素评估

了解患者婚姻状况、婚育史、家庭情况及患者对治疗的态度、对不确定治疗结局的认识，明确患者目前最关心、最担心、最影响其心理状况的主要因素。

三、护理措施

（一）观察要点

（1）观察患者生命体征变化，每日监测体重、腹围、尿量的变化，观察有无呼吸困难、胸闷气促等情况。

（2）B超监测患者双侧卵巢大小和腹水情况，监测抽血检查的各项指标，观察腹痛部位和性质，以了解病情进展。

（3）观察患者用药反应。

（4）腹水严重需穿刺放腹水者，注意观察腹水的颜色、性状。

（5）有皮肤水肿及外阴水肿的患者，注意观察皮肤颜色、湿度、弹性及有无破损。

（6）观察患者有无下肢静脉血栓及脑血栓的症状，如下肢肿胀、皮肤温度下降、疼痛、头晕头痛、言语不清、肢体乏力、偏瘫等。

（二）饮食护理

（1）鼓励患者多饮水，指导患者使用含有刻度的水杯，每日液体入量2～3 L。

（2）嘱患者少量多餐，进高热量、富含蛋白质与维生素、含适量纤维素、低脂、低糖、易消化的温热流食、半流食，多吃牛奶、肉汤、果汁及蔬菜。

（3）嘱患者忌生冷、辛辣等刺激性食物，防止腹泻。

（三）休息与活动

（1）腹胀明显者取半卧位，减轻胸腹水对心肺的压迫，改善呼吸困难。

（2）嘱患者注意休息，适当活动，避免绝对卧床，避免大幅度体位改变、剧烈活动和性生活，避免用力咳嗽及用力排便。

（四）用药护理

（1）注意补充水、电解质，维持液体平衡，合理安排输液顺序，先输入白蛋白，纠正胸腹水造成的低蛋白血症，再按先胶体后晶体的原则进行输液。为预防血液浓缩，建议每日液体入量 2～3 L。

（2）遵医嘱给予患者扩容抗凝治疗，输注白蛋白时，注意观察患者有无过敏反应。

（3）遵医嘱给予患者使用利尿剂，应在充分扩容的基础上使用。

（4）遵医嘱给予患者黄体酮支持治疗，避免使用 HCG。

（五）安全护理

（1）注意用药安全。

（2）水肿严重的患者，注意保持床铺干燥柔软，减少局部摩擦，避免皮肤破损引起感染。

（3）注意预防卵巢蒂扭转，避免一切使腹压增高的因素，如患者出现腹痛突然加剧、腹膜刺激征，应高度警惕卵巢蒂扭转或卵巢破裂的发生，应立即通知医生并做好急诊手术准备。

（4）疑似下肢血栓形成的患者，须抬高下肢，促进静脉回流，严禁按摩和剧烈活动。

（六）腹腔穿刺放液术的护理

（1）穿刺腹腔积液前、后测量腹围，一次腹腔穿刺放液一般不超过 3000 ml。

（2）操作中重视患者主诉，注意患者生命体征的变化，并观察记录引流液的量、颜色、性状。

（3）患者术后须卧床休息，避免发生直立性低血压，严密观察患者生命体征的变化，观察穿刺部位有无渗液。

（七）心理护理

中重度 OHSS 患者由于不适症状严重，心里极度恐惧，担心生命受到威胁，尤其妊娠试验阳性者，又担心胎儿受到影响，此时做好心理护理极为重要。

（1）稳定患者情绪，向患者讲解 OHSS 发病机制和特点，告知其 OHSS 患者妊娠率显著增高，给予患者精神鼓励，帮助其树立战胜疾病的信心和勇气，使其配合治疗和护理。

（2）给予患者生活照顾，主动解释、答疑，介绍治疗成功案例，逐步消除或减轻患者紧张、恐惧心理。

四、健康教育

（1）嘱患者保持良好情绪，保证休息，避免劳累。

（2）嘱患者按时用药。妊娠者继续行黄体支持，注意交替轮换注射部位，防止局部红肿、硬结影响药物吸收。

（3）嘱患者增加营养，增强机体抵抗力，注意调理饮食，合理膳食，选择高蛋白、高维生素、低脂、低盐饮食。

（4）嘱患者若出现不适，及时与医院生殖中心联系，必要时就诊。

（5）嘱助孕妊娠患者定期进行孕期检查并接受医院生殖中心的追踪随访。

第十四节　子宫动脉栓塞术的护理

一、定义

子宫动脉栓塞术：一种用于治疗妇科多种疾病的现代医学影像引导技术，在影像的引导下将导管经股动脉穿刺送入子宫动脉，然后释放栓塞剂进入子宫动脉，将病变部位子宫血液循环暂时阻断从而起到止血和使组织坏死等作用，现在在产后出血、疤痕妊娠、子宫肌瘤等疾病的治疗中应用较广。

二、护理评估

（1）评估患者病情、配合情况、自理能力、心理状况。

（2）评估患者生命体征、饮食及睡眠情况、既往史、药物过敏史、有无合并症。

（3）评估患者妊娠囊在宫腔的位置、腹痛及阴道出血情况、有无组织物排出。

（4）评估患者对疾病和手术的认知程度及家庭、社会支持情况。

三、护理措施

（一）术前护理

（1）心理护理：向患者讲解子宫动脉栓塞术的相关知识，缓解患者紧张、焦虑的情绪。

（2）做好配血、患者更衣等术前准备，必要时备皮、留置导尿管。

（3）做好患者药物过敏试验。

（4）物品及药品准备：明胶海绵2块、甲氨蝶呤注射液。

（二）术后护理

1. 病情观察

（1）监测患者生命体征，注意有无发热征象。

（2）观察患者腹痛及阴道出血情况、有无血块和组织物排出。如考虑为子宫缺血、痉挛引起的下腹疼痛，可遵医嘱给予止痛剂。

2. 穿刺侧肢体的护理

（1）患者穿刺侧肢体制动24小时，动脉穿刺处弹力绷带加压包扎。

（2）严密观察患者穿刺点处敷料有无渗血、皮下有无活动性出血。

（3）观察患者穿刺侧肢体皮肤温度、颜色、足背/桡动脉搏动情况，发现异常及时通知医生处理。

3. 休息及活动

嘱患者卧床休息，可在床上活动，在保持穿刺下肢伸直的前提下向健侧侧卧，术后 24 小时后下床活动，术后 72 小时内避免剧烈活动、下蹲等增加腹压的动作。

4. 饮食护理

嘱患者加强营养，给予高蛋白、高维生素、易消化的饮食，促进身体的康复。

5. 用药护理

遵医嘱给予患者抗生素抗感染治疗。

6. 管道护理

保持尿管通畅，妥善固定，防止打折、受压等，并放置警示标识。术后 24 小时后尽早拔除尿管。

四、健康教育

（一）疾病知识指导

帮助患者和家属了解子宫动脉栓塞术的手术过程及术后注意事项。

（二）出院指导

（1）嘱患者注意休息，避免重体力劳动。
（2）嘱患者保持外阴清洁，禁止性生活及盆浴 1 个月。
（3）指导患者严格避孕 1 ～ 2 年。
（4）嘱患者进营养丰富、高蛋白、高维生素的食物。
（5）嘱患者如出现下腹疼痛、阴道出血量增多等不适时，及时就诊。

第十五节　先兆流产（以保胎为主）的护理

一、定义

先兆流产：妊娠 28 周前先出现阴道少量出血，常为暗红色或血性白带，无妊娠物排出，随后出现阵发性下腹痛或腰背痛。妇科检查宫颈口未开，胎膜未破，子宫大小与停经周数相符。经休息和治疗后症状消失，可继续妊娠；若阴道出血量增多或下腹痛加剧，可发展为难免流产。

二、护理评估

（1）评估患者病情、配合情况、自理能力、心理状况。
（2）评估患者生命体征、饮食及睡眠情况、既往史、有无合并症。
（3）评估患者有无恶心、呕吐等早孕反应。
（4）评估患者有无腹痛，有无阴道出血、流液，白带常规有无异常。

（5）评估患者对疾病的认知程度及家庭、社会支持情况。

三、护理措施

（一）观察要点

（1）观察患者有无腹痛，观察腹痛的部位、性质、程度。

（2）观察患者有无阴道出血，观察阴道出血量、持续时间、颜色，是否伴血块或组织物排出。

（3）倾听患者主诉，如阴道出血量增多或下腹痛加剧提示病情加剧。

（4）观察患者保胎治疗后阴道出血及腹痛症状有无缓解。

（二）病区环境

保持病房环境安静、整洁、舒适，保持温度、湿度适中，通风良好。集中操作，减少人员探视。

（三）饮食护理

（1）嘱患者注意饮食搭配得当，补充足够的蛋白质、维生素和矿物质等。

（2）如有便秘者，嘱多饮水，多进蔬菜、水果等高纤维食物，禁止灌肠。

（四）休息与活动

（1）卧床休息，适当活动，保证充足睡眠，保持愉悦心情。

（2）嘱患者禁性生活，减少各种刺激，以免引起子宫收缩。

（五）用药观察及护理

（1）遵医嘱使用 HCG 或黄体酮肌内注射支持治疗，观察患者注射部位有无硬结、瘢痕，可用热毛巾湿敷或生土豆片贴于患处，促进硬结消散。

（2）静脉滴注硫酸镁的用药观察。

①可引起潮红、出汗、口干等不良反应。

②应严格控制静脉滴速和量，滴注过快、过量可引起恶心、呕吐、心慌、头晕、肺水肿等。

③注意观察患者的呼吸、尿量、膝反射，如出现膝反射明显减弱或消失、呼吸 < 16 次 / 分、尿量 < 17 ml/h 或 400 ml/24 h 等情况，及时停药。

④出现镁中毒，缓慢静脉注射 10% 葡萄糖酸钙 10 ml 进行解毒。

（六）预防感染

嘱患者保持外阴清洁，及时更换会阴垫，预防感染。

（七）心理护理

心理因素的不良刺激（如过度紧张、焦虑、恐惧、忧伤等）均可导致流产，应关心体贴患者，注意观察患者的情绪反应，加强心理护理，增强患者保胎信心，鼓励患者家属对患者要尽量地关心、体贴，给患者提供帮助、支持和鼓励，使患者处于一个轻松愉快的环境中，安心保胎。

四、健康教育

（一）疾病知识指导

向患者及家属讲解先兆流产发生的病因、症状、治疗的方法及保持良好心情的重要性。

（二）出院指导

（1）嘱患者注意加强营养，防寒保暖，保证充足睡眠，适当活动。

（2）嘱患者孕早期及孕 36 周后应避免性生活，远离宠物。

（3）嘱患者注意孕期卫生，勤换内衣裤，尽量使用纯棉内衣裤。

（4）嘱患者少去人多的公共场所，避免交叉感染。

（5）嘱患者戒除吸烟、酗酒等不良习惯。

（6）嘱患者注意调整情绪，心理状态保持在最佳状态，利于胎儿的生长发育。

（7）嘱患者定期产前检查。

第十六节　难免流产和不全流产的护理

一、定义

难免流产：指流产不可避免。在先兆流产的基础上，阴道出血量增多，阵发性下腹痛加剧，或出现阴道流液（胎膜破裂）。妇科检查见宫颈口已扩张，有时可见胚胎组织或羊膜囊堵塞于宫颈口内，子宫大小与停经周数基本相符或略小。

不全流产：难免流产继续发展，部分妊娠物排出宫腔，还有部分残留于宫腔或嵌顿于宫颈口处，或胎儿排出后胎盘滞留宫腔或嵌顿于宫颈口，影响子宫收缩，导致大量出血，甚至发生休克。妇科检查见宫颈口已扩张，宫颈口有妊娠物堵塞及持续性血液流出，子宫大小小于停经周数。

二、护理评估

（1）评估患者病情、配合情况、自理能力、心理状况。

（2）评估患者生命体征、饮食及睡眠情况、既往史、有无合并症等。

（3）评估患者腹痛、阴道出血情况、有无妊娠物排出。

（4）评估患者对疾病的认知程度及家庭、社会支持情况。

三、护理措施

（一）心理护理

详细了解患者的心理状态，向患者讲解有关疾病知识，与患者及家属共同探究此次流产的原因，为再次妊娠做好准备。

（二）病情观察

观察患者子宫收缩及阴道出血情况，是否伴血块或组织物排出。

（三）手术护理

（1）术前、术中、术后护理按人工流产手术的护理常规进行护理。

（2）难免流产一旦确诊，应尽早使胚胎及胎盘组织完全排出。早期流产应及时行清宫术。晚期流产时，子宫较大，出血较多，可用缩宫素 10 ～ 20 U 加于 5% 葡萄糖注射液 500 ml 中静脉滴注，促进子宫收缩。给予抗生素预防感染。

（3）不全流产一旦确诊，应尽快行刮宫术或钳刮术，以清除宫腔内残留组织。阴道大量出血伴休克者，应加快输液速度，必要时输血。给予抗生素预防感染。

（四）饮食护理

嘱患者加强营养，进高蛋白、高维生素、易消化的食物，忌辛辣等刺激性食物。

（五）活动指导

嘱患者注意休息，适当活动，避免劳累。

四、健康教育

（1）嘱患者加强营养，进高蛋白、高维生素、易消化的食物，忌辛辣等刺激性食物。

（2）嘱患者注意休息，适当下床活动以促进宫腔内淤血排出，劳逸结合，避免重体力劳动，全休 2 周。

（3）嘱患者保持外阴清洁，勤换卫生垫，禁性生活及盆浴 1 个月，预防感染。

（4）嘱患者术后 10 ～ 14 日返院复查。若术后超过 45 日仍未月经复潮，及时至医院复诊。

（5）告知患者术后阴道出血时间约 7 日，如阴道出血量多于月经量或时间超过 10 日，出现腹痛、发热、阴道分泌物有异味等情况，及时就诊。

（6）指导患者严格避孕 3 ～ 6 个月。

（7）有习惯性流产的孕妇在下一次妊娠确诊后应卧床休息，加强营养，禁止性生活，并且治疗期必须超过以往发生流产的妊娠月份。

（8）优生优育指导：孕前夫妻双方可到医院进行优生优育咨询，查明原因，并进行针对性或预防性治疗。

（9）心理指导：指导夫妻双方学会调整情绪，保持乐观向上的态度，为再次妊娠打下良好的基础。

第十七节　稽留流产的护理

一、定义

稽留流产：指宫内胚胎或胎儿死亡后未及时排出。典型表现是有正常的早孕过程，有先兆流产的症状或无任何症状；随着停经时间延长，子宫不再增大或反而缩小，子宫大小小于停经时间；宫颈口未开，质地不软。

二、护理评估

（1）评估患者病情、配合情况、自理能力、心理状况。

（2）评估患者生命体征、饮食及睡眠情况、既往史、有无合并症。

（3）评估患者有无腹痛、阴道出血情况、有无妊娠物排出。

（4）评估患者凝血功能有无异常。

（5）评估患者对疾病的认知程度及社会家庭支持情况。

三、护理措施

（一）心理护理

详细了解患者的心理状态，讲解有关疾病知识，缓解患者紧张、焦虑情绪，帮助患者及家属接受现实，顺利渡过悲伤期。

（二）用药指导与观察

（1）口服雌激素：指导患者饭后服用，减少胃肠道反应，提高子宫肌对缩宫素的敏感性，减少手术出血，减少并发症的发生。注意观察患者的腹痛及阴道出血情况，观察有无妊娠物排出。

（2）药物流产的观察：按药物流产术的护理常规进行护理。

（3）嘱患者有阴道出血时必须使用便盆，将妊娠物排在便盆中，出现阴道出血量多于月经量或有组织物排出时，及时通知医护人员。

（三）饮食护理

嘱患者多进高蛋白、高维生素的食物，忌生冷等刺激性食物。

（四）活动指导

嘱患者注意休息，适当活动，避免劳累。

（五）手术护理

术前、术中、术后护理按人工流产手术的护理常规进行护理。

四、健康教育

（一）疾病知识指导

告知患者及家属稽留流产发生的原因、症状，讲解稽留流产的治疗方法及孕期保健知识。

（二）出院指导

（1）嘱患者加强营养，选择高蛋白、高维生素、易消化的饮食，忌辛辣等刺激性食物。

（2）嘱患者注意休息，适当下床活动以促进宫腔内淤血排出，劳逸结合，避免重体力劳动，全休2周。

（3）嘱患者保持会阴清洁，勤换卫生垫，禁性生活及盆浴1个月，预防感染。

（4）告知患者术后阴道出血时间约7日，如阴道出血量多于月经量或时间超过10日，出现腹痛、发热、阴道分泌物有异味等情况，及时就诊。

（5）嘱患者术后10～14日返院复查。术后超过45日仍未月经复潮，及时至医院复诊。

（6）优生优育指导：孕前夫妻双方可到优生优育门诊咨询，查找原因，并进行针对性或预防性的治疗。备孕期及孕期应尽量避免接触油漆、胶水等有害的化学物质，少接触电脑等含辐射的电器，改掉吸烟、嗜酒等不良生活习惯，远离猫、狗等小动物，起居要有规律。孕早期及后期禁性生活以避免引起流产、早产。

（7）指导患者严格避孕3～6个月。

（8）指导夫妻双方学会调整情绪，保持乐观向上的态度，为再次妊娠打下良好的基础。

第十八节　妊娠剧吐的护理

一、定义

妊娠剧吐：指孕早期孕妇出现严重持续的恶心、呕吐，并引起脱水、电解质紊乱甚至酸中毒，需要住院治疗。

二、护理评估

（一）评估健康史及相关因素

（1）评估患者孕产史。

（2）评估患者既往史、健康史，有无并发症及全身性疾病。

（3）评估患者病情、配合情况、自理能力。

（二）评估症状体征

（1）生命体征：评估患者体温、脉搏、呼吸、血压及体重等。

（2）皮肤：评估患者皮肤黏膜是否完整及有无黄疸，皮肤弹性及有无脱水等。

（3）中枢神经系统症状：评估患者意识状态，有无记忆障碍及昏睡等。

（4）其他：评估患者有无视网膜出血等。

（5）评估患者恶心、呕吐的程度、频率，呕吐物的量、颜色、性状。

（6）评估患者体重有无下降及下降的幅度。

（三）评估辅助检查

评估患者血常规、尿常规、电解质、肝功能、肾功能、心电图、眼底检查及妇科超声检查等情况。

（四）心理状况和社会支持情况

（1）评估患者心理状况，有无过度紧张、焦虑情绪。

（2）评估患者对疾病的认知程度及家庭、社会支持情况。

三、护理措施

（一）观察要点

（1）观察患者呕吐次数及呕吐物的量、颜色、性状。

（2）严密监测患者的出入量，观察尿量、尿比重及尿酮体变化。

（3）观察患者是否出现嗜睡、意识模糊、谵妄等神经系统改变，警惕并发韦尼克脑病。

（4）通过实验室检查了解患者的电解质情况、有无酸碱紊乱及脏器损伤等。

（二）饮食指导

（1）呕吐频发者，先予禁食，待症状缓解后予流食，呕吐停止后予高蛋白、高维生素、易消化的食物为主，鼓励少食多餐，多进新鲜蔬菜、水果，避免食用辛辣等刺激性食物。

（2）指导患者进食方式和时间可以多样化，可边听音乐边进食、和他人一起进食等以分散注意力；进食时间可以不规律，想吃就吃，少食多餐，尽量避开早晨或呕吐剧烈的时间段。

（3）尊重患者饮食习惯，鼓励患者从少量、稀软、单一品种开始，循序渐进。

（4）严重不能进食者，遵医嘱予中心静脉全胃肠外营养，确保患者及胎儿的营养供应。

（三）休息与活动

呕吐频繁者易全身乏力，应注意卧床休息，症状好转后鼓励下床活动。

（四）输液护理

（1）遵医嘱予静脉补液，纠正水、电解质、酸碱平衡，每日补液量不少于 3000 ml，患者尿量维持在 1000 ml 以上。合并有代谢性酸中毒者，可给予碳酸氢钠或乳酸钠纠正。营养不良者，静脉补充必需氨基酸、脂肪乳。

（2）遵医嘱输液中加入维生素 B_6 或注射维生素 B_1 止吐治疗。

（3）妊娠剧吐患者输液时间长，同时静脉补钾刺激血管，易引起疼痛，须体谅患者的感受，耐心解释。

（4）注意观察静脉输液的速度、药物对血管有无刺激，以及患者是否出现药物不良反应、用药后恶心及呕吐情况有无缓解，关注患者的感受，保持输液管道通畅。

（五）心理护理

（1）保持病房环境安静、整洁、舒适，尽量集中操作，减少刺激，让患者保持情绪安定。

（2）多关心患者，为患者提供心理关爱和支持，帮助其顺利度过妊娠呕吐期。

（六）呕吐的护理

（1）患者呕吐后，予清水漱口，做好口腔护理。

（2）及时倾倒呕吐物，注意观察呕吐物的量、颜色、性状。

（3）每日测患者体重 1 次，详细记录患者每日出入量。

（七）并发症的观察

（1）定期监测电解质，以了解患者有无水、电解质紊乱。

（2）监测尿酮体，以了解患者有无代谢性酸中毒。

（3）观察患者有无眼球震颤、视力障碍、共济失调、精神和意识障碍等韦尼克脑病。

四、健康教育

（一）疾病知识的护理

告知患者及家属妊娠剧吐发生的原因、症状，讲解治疗方法及注意事项。

（二）出院指导

（1）嘱患者保证休息，每日睡眠 8 ～ 10 小时，以舒适卧位为宜，防疲劳，放松精神，防寒保暖。

（2）嘱患者进高蛋白、高维生素、易消化的食物，少食多餐，多进新鲜蔬菜、水果，避免食用辛辣等刺激性食物。

（3）嘱患者适当增加产前检查次数，定期复查尿常规、内分泌、肝功能等，以了解疾病变化情况。

第三章 辅助生殖技术的护理

第一节 夫精人工授精的护理

一、定义

人工授精（artificial insemination，AI）：将精子通过非性交的方式注入女性生殖道内使其受孕的一种技术，包括使用丈夫精液人工授精（artificial insemination with husband sperm，AIH）和供精者精液人工授精（artificial insemination by donor，AID）。

二、护理评估

（1）评估患者双方病史，包括女方婚姻史、生育史、月经史、既往史、个人生活史、家族史；男方年龄、职业、生活习惯、工作环境、嗜好等，以及既往有无影响生育的疾病及外伤手术史。

（2）评估患者双方心理状况，是否存在由于不孕、不育而承担的来自自身、家庭、社会等方面的压力。

（3）评估患者双方的诊断检查结果，包括女方体格检查、卵巢功能检查、输卵管功能检查、子宫腹腔镜检查、地中海贫血筛查、外周血染色体及免疫学检查等；男方体格检查、精液检查、精子功能试验、内分泌检查、外周血染色体检查等。

三、护理措施

（一）术前护理

1. 术前疾病知识指导

（1）指导患者双方完善术前检查，核对证件（身份证、结婚证、必要时需准生证），录入指纹信息并建立病历档案，签署夫精人工授精知情同意书。

（2）告知患者双方人工授精治疗流程、相关风险、成功率、手术费用及可能发生的并发症。

（3）指导男患者在术前3～7日排精。

2. 观察要点

（1）注意女患者基础体温的监测，观察宫颈黏液评分，观察尿液中黄体生成素（LH）峰的测定结果，了解女患者排卵期。

（2）观察女患者B超卵泡监测过程：卵泡大小及内膜的变化。

（3）观察女患者用药后反应。

（4）观察女患者阴道分泌物，注意有无阴道炎症。

（5）监测女患者手术日生命体征。

3. 术前准备

（1）环境准备：取精必须在人工授精室进行，环境应符合国家卫生健康委员会医疗场所标准，并保持清洁干燥。

（2）物品准备：人工授精包 1 个、人工授精导管 1 根、1 ml 注射器 1 支、无菌生理盐水、无菌无粉手套 2 副、小垫巾 1 张。

（3）患者准备：

①女方准备：嘱患者术晨自行清洗会阴，核对患者身份证及指纹；向患者介绍人工授精手术的方法、过程及可能出现的不适，以减轻患者紧张情绪和心理压力。

②男方准备：嘱患者术晨自行清洁外生殖器，核对患者身份证及指纹，指导患者按取精流程进行手淫法取精。

（4）病历准备：检查患者双方人工授精病历资料齐全，核对双方证件无误、化验单均齐全并在有效期内；患者双方签署夫精人工授精知情同意书。

（二）术中护理

（1）嘱受术者排空膀胱，协助患者取膀胱截石位，铺巾。

（2）核查受术者基本信息，通知实验室人员将已处理好的精液标本放置传递窗，并与其核对信息后取出。与受术者确认其姓名和精液标本上的姓名是否一致。

（3）与医生确认受术者姓名和精液标本上的姓名一致后，协助医生将处理好的精液吸入连接 1 ml 注射器的人工授精管内。

（4）配合医生施行人工授精术。

（5）嘱受术者放松心情，臀部垫高静卧 30 分钟。

（三）术后护理

1. 心理护理

（1）鼓励患者双方正确面对不孕、不育症，保持平和心态，正确表达不良情绪。

（2）尽量使用通俗易懂的语言与患者双方沟通交流，耐心倾听患者双方的倾诉，理解患者双方的情绪反应，帮助患者双方以积极良好的心态配合治疗。

（3）注意保护患者双方的隐私。

（4）鼓励患者双方以理性积极的态度去对待治疗结局。

2. 术后宣教

（1）休息：嘱女患者术后休息 30 分钟后无不适即可离院，避免剧烈活动和过度劳累及重体力劳动。

（2）观察：嘱女患者注意观察术后有无出现阴道出血、腹痛、腹胀等不适，如有不适及时回医院生殖中心就诊。

（3）用药指导：使用黄体酮注射行黄体支持者，注意交替轮换注射部位，防止局部红肿、硬结影响药物吸收。

（4）饮食：嘱女患者进高热量、富含蛋白质与维生素、含适量纤维素、清淡、易消化的食物，忌辛辣等刺激性食物。

（5）生活指导：嘱女患者保持良好个人卫生习惯，保证充足的睡眠；正常起居饮食，避免剧烈活动，禁烟、禁酒、禁咖啡因等刺激性食品，避免接触放射性和有毒有害化学性刺激物质，注意预防感冒。指导女患者复诊验孕时间及妊娠患者保胎治疗。

（6）其他：告知患者双方若术后 14 日验孕为阳性即为妊娠，验孕后 2 周须回院 B 超检查胚胎发育情况，若发现多胎则须行多胎减胎术；若验孕为阴性即为未妊娠，仍须回院复诊安排下一步的检查治疗。嘱妊娠患者定期行产前检查，并配合护理人员做好术后妊娠结局的随诊追踪。

第二节　体外受精－胚胎移植的护理

一、定义

体外受精－胚胎移植（invitro fertilization and embryo transfer，IVF–ET）：指从女性卵巢内取出卵子，在体外与精子发生受精并培养 3 ～ 5 日，再将发育到卵裂球期或囊胚期阶段的胚胎移植至宫腔内，使其着床发育成胎儿的全过程，俗称"试管婴儿"。

二、护理评估

（1）评估患者双方病史，包括女方婚姻史、生育史、月经史、既往史、个人生活史和家族史；男方年龄、职业、生活习惯、工作环境、嗜好等，以及既往有无影响生育的疾病及外伤手术史。

（2）评估患者双方心理状况，是否存在由于不孕、不育而承担的来自自身、家庭、社会等方面的压力。

（3）评估患者双方的诊断检查结果，明确行 IVF-ET 治疗的原因，包括患者双方常规检查，女方妇科检查、B 超检查、生殖内分泌检查、输卵管功能检查、宫腹腔镜检查、地中海贫血筛查、外周血染色体及免疫学检查等，男方体格检查、精液检查、精子功能试验、生殖内分泌检查、附睾或睾丸活检术、外周血染色体检查等。

三、护理措施

（一）取卵术护理

1. 疾病知识指导

（1）指导患者双方完善术前检查，核对证件（身份证、结婚证、必要时需准生证），录入指纹信息并建立病历档案。

（2）告知患者双方 IVF-ET 治疗流程、相关风险、成功率、手术费用及可能发生的并发症。

（3）指导女患者自行测定尿液中的黄体生成素。

（4）指导男患者在术前 3 ～ 7 日排精。

（5）在降调节、启动日、夜针、取卵日、胚胎移植日这些流程关键时间点指导患者双方各注意事项。

2. 术前促排卵用药指导

（1）嘱女患者严格按照医嘱使用降调节药物及促排卵药物，严禁自行增减药量。按药物储存要求保存药物。

（2）严格遵医嘱按时按量使用注射用 HCG。

（3）有口服阿司匹林的患者，在取卵术前 2 日须暂停使用，术后遵医嘱使用和调整用药。

3. 术前观察要点

（1）观察女患者促排卵过程卵泡大小、内膜变化、性激素水平的变化。

（2）观察女患者用药的反应，有无过敏反应或腹胀、腹痛等其他身体不适，高反应患者注意有无发生卵巢过度刺激综合征。

（3）观察女患者尿液中黄体生成素（LH）峰的测定。

（4）术前准备时观察女患者阴道分泌物情况，注意有无阴道炎症。

（5）观察女患者术前生命体征情况。

4. 术前准备

（1）患者双方准备。核对患者双方身份，确认指纹，佩戴腕带。

（2）女方准备。

①术前监测患者生命体征，有异常及时汇报医生。

②向患者讲解手术过程和配合要点，耐心答疑，消除或减轻患者的顾虑，取得患者的配合。

③指导患者更换消毒衣帽，用生理盐水彻底冲洗干净患者外阴、阴道、宫颈及穹窿部，并用碘伏擦拭消毒后用生理盐水擦洗干净。

④术前遵医嘱给予患者镇静、镇痛药物或静脉麻醉。

（3）男方准备。

①再次核对确认身份后请患者在精液留取同意书上签字，发给患者无菌专用取精杯。取精杯上注明患者双方姓名及排精天数并确认无误。

②取精日晨交代患者在家清洗干净外阴，取精前排空膀胱，清洁双手并擦干，通过手淫法留取精液。将精液收集到无菌取精杯内，取精过程避免触碰精杯内侧面。

③患者取精后，将取精杯盖好置于传递窗，经传递窗交给实验室工作人员，并再次核对身份后方可离开。

（4）物品准备。灭菌取卵包、手术衣、灭菌无粉手套、一次性使用灭菌取卵针（根据卵泡的数目选择单腔或双腔）、灭菌穿刺架、B超探头灭菌保护套、恒温试管架（温度恒温至37℃）、负压吸引器、生理盐水、碘伏、灭菌大头棉签、灭菌负压连接管、专用无菌试管（提前置于恒温试管架上备用），开启B超机，调至阴道B超模式，调出穿刺线。

（5）环境准备。开启手术术层流设施及净化装置，调节室内温度及湿度，使温度保持在20～24℃，湿度保持在50%～60%。

（6）病历准备。术前检查患者双方病历资料是否齐全、手术知情同意书是否已签署。

5. 术中护理

（1）指导受术者排空膀胱，取膀胱截石位，协助医生再次用生理盐水擦洗受术者外阴和阴道。

（2）与受术者及实验室人员核对患者双方姓名、年龄，受术者孕产史、周期数、助孕方式等信息。

（3）将取卵针连接试管负压吸引器，并检查连接是否紧密不漏气，调节合适的负压，恒温试管架温度维持在37℃。

（4）术中配合医生抽吸卵泡液，注意观察卵泡液的流速、颜色，发现异常及时更换试管，注意避免卵泡液太满吸进负压吸引装置，及时将试管传递至恒温试管架并给实验室，同时注意保温。

（5）术中注意观察受术者面色、脉搏、呼吸，询问受术者感受，解释取卵进程，如取卵过程受术者出现呕吐、剧烈疼痛等明显不适应暂缓取卵，测量生命体征，待受术者稍缓解后继续手术。

（6）术中如用到急救药品，医生下达口头医嘱后须两人核对，复述一遍方能执行，并保留空安瓿瓶以便术后核查。

（7）术毕协助医生检查受术者穿刺点和阴道，如穿刺点有出血，可阴道填塞纱球或纱布压迫止血2～4小时后取出。如仍有渗血，可继续压迫止血24小时后取出，并详细记录填塞及取出纱球或纱布的数目。

6. 术后护理

（1）术后观察。

术后护送女患者回休息室休息，观察女患者术后有无阴道出血、腹痛及腹胀明显、血尿等情况，并注意监测女患者生命体征变化。嘱女患者离院后如有阴道出血、血尿、头晕、腹痛且进行性加重的情况，应立即回医院生殖中心就诊或急诊就诊。

（2）术后宣教。

①饮食指导：嘱女患者均衡饮食，宜进高热量、富含蛋白质与维生素、含适量纤维素、清淡、易消化的食物，多吃新鲜时令水果蔬菜，忌生冷、辛辣等刺激性食物。

②休息与活动：嘱女患者取卵术后休息1～2小时，生命体征正常且无不适即可离院；术后适当休息，避免剧烈活动和过度劳累及重体力劳动；禁性生活、盆浴及游泳2周。

③用药指导：遵医嘱给予黄体支持，告知女患者常用黄体支持药物的用法、剂量、不良反应及用药注意事项。使用黄体酮注射液行黄体支持者，注意交替轮换注射部位，防止局部

红肿和硬结影响药物吸收。

④并发症预防：嘱获卵数较多者进高蛋白食物，尤其腹胀明显者，应多吃蛋、奶、鱼、瘦肉、汤类等，多喝水，避免剧烈运动及大幅度体位改变，防止卵巢蒂扭转，注意监测腹胀、腹围、体重、尿量的变化，及时发现和治疗重度卵巢过度刺激综合征。

⑤其他：告知患者双方获卵个数和胚胎移植时间及相关注意事项。在胚胎移植日，需患者双方携身份证同时到场，并备好饮用水适当充盈膀胱。

（二）胚胎移植术护理

1. 术前护理

（1）心理支持：女患者经历了超排卵治疗、取卵手术，对最后的胚胎移植充满期待，又担心即将进行的移植手术是否疼痛及是否顺利，因此，应告知女患者胚胎移植术需要的时间很短，操作无痛苦和不适，以消除或减轻女患者的恐惧心理，避免女患者情绪紧张。

（2）胚胎移植的沟通：临床医生或者实验室人员应在胚胎移植前与患者双方沟通，让患者双方充分了解卵子受精及胚胎发育的情况、植入胚胎的数目及冷冻胚胎的数目等。手术护士在术前提前告知患者双方移植胚胎数目、冻存数目及相关费用事宜，让女患者放心、安心接受手术，并请患者双方签署手术知情同意书。

（3）宣教指导：嘱超声引导下进行胚胎移植的女患者饮水充盈膀胱（女患者自觉腹胀即可）；嘱非超声引导下进行胚胎移植的女患者在术前排空膀胱。

（4）物品准备：移植包1个、移植管1根、无菌生理盐水、灭菌无粉手套2副、耦合剂、B超机（调至腹部模式）、移植管支撑芯（备用）、小垫巾1张。

（5）环境准备：开启手术室层流设施及净化装置，调节室内温度及湿度，使温度保持在 20～24 ℃，湿度保持在 50%～60%。

（6）患者准备：术前核对患者双方身份证，确认指纹，佩戴腕带。

（7）病历准备：术前检查患者双方病历资料是否齐全、手术知情同意书是否已签署。

2. 术中护理

（1）协助受术者取膀胱截石位，再次与受术者及实验室人员共同查对受术者信息，包括受术者姓名、年龄、孕产史、丈夫姓名、移植及冻存胚胎数等。

（2）调节灯光，减弱光照强度，便于医生操作。

（3）按照无菌操作技术打开无菌移植包，在圆碗内倒入无菌生理盐水，小量杯中倒入少许培养液。将腹部B超探头放置合适的位置，便于看清子宫颈及宫体内膜状况，协助医生用棉签或纱布擦去阴道、宫颈分泌物。

（4）协助医生将胚胎移植管放置合适的位置后，通知实验室装载胚胎，再次核对受术者夫妻双方名字及移植胚胎数目无误后，将胚胎传递给医生，协助医生植入子宫腔内。植入后将移植内管交由实验室人员检查确认无残留胚胎后方可丢弃，结束移植；若有胚胎残留，则需要再次移植。

（5）移植胚胎过程如不顺利，可引起受术者情绪紧张，反复置管困难可导致受术者焦虑紧张程度增加，从而引起盆腔肌肉收缩，进一步加重移植管置入的难度。应对受术者进行耐心疏导，鼓励受术者尽量放松身心，转移受术者注意力，使其配合医生完成胚胎移植手术。

3. 术后护理

（1）心理指导。

①告知女患者不良情绪会引起人体内分泌功能紊乱，影响正常生理功能，保持轻松愉悦的心理状态，学会自我调节和减轻心理压力，避免焦虑和恐惧心理，有利于提高成功率。

②尽量使用通俗易懂的语言与患者双方沟通交流，耐心倾听患者双方的倾诉，理解患者双方的情绪反应，帮助患者双方以积极良好的心态配合治疗。

③鼓励女患者丈夫或家属多支持和关爱女患者，给予女患者更多精神上和生活上的支持与帮助。

④注意保护患者双方的隐私。

⑤鼓励患者双方以理性、积极的态度对待治疗结局，成功者分享其喜悦，失败者给予安慰，消除或减轻患者双方负面情绪，鼓励其树立信心。

（2）术后宣教。

①休息与活动：女患者术后即可下床活动，休息 30 分钟无不适可离院。嘱女患者保持良好个人卫生习惯，保证充足的睡眠；适当休息，避免剧烈活动和过度劳累及重体力劳动。避免接触有毒有害物质（如放射线、高温、汞、铅、苯、砷、农药等），避免高强度工作和高噪声环境。

②饮食指导：嘱女患者均衡饮食，进高热量、富含蛋白质与维生素、含适量纤维素、清淡、易消化的食物，多吃新鲜时令水果、蔬菜，禁烟禁酒，禁咖啡因，忌生冷、辛辣等刺激性食物，保持大便通畅，避免腹泻。

③用药指导：告知女患者遵医嘱按时按量使用黄体支持药物的重要性。黄体支持药物有三种使用途径：阴道用药、口服、肌内注射。告知女患者口服孕酮类黄体支持药物可能发生的一些不良反应，如恶心、头晕、失眠等。告知使用黄体酮注射剂行黄体支持者，注意交替轮换注射部位，经常热敷、按摩，防止局部红肿、硬结影响药物吸收。

④疾病知识指导：告知女患者胚胎移植后可排尿，避免膀胱过度充盈引起下腹疼痛、尿频、尿急，甚至可能造成尿潴留、尿路感染等。注意保暖，天气变化时适时加减衣物，避免感冒、腹泻，如需服药在医生指导下进行。移植后出现阴道出血、腹痛、腹胀、恶心、呕吐、胸闷、尿少且进行性加重的情况应及时就诊，警惕发生宫外孕或重度卵巢过度刺激综合征。

⑤验孕指导：嘱女患者胚胎移植术后第 14 日，留取晨尿验 HCG 或抽血化验 HCG 以确认是否妊娠，HCG 阳性为生化妊娠。阳性者须继续进行黄体支持，2 周后行 B 超检查确认临床妊娠，排除异位妊娠。如为多胎妊娠须行减胎术。妊娠患者应定期行产前检查，配合护理人员做好追踪随访工作。

第三节　卵巢囊肿穿刺术的护理

一、定义

卵巢囊肿：指发生于卵巢上的瘤样病变。在体外受精－胚胎移植过程中，部分患者有输卵管积水、卵巢黄体囊肿、盆腔子宫内膜异位囊肿、其他卵巢非赘生性囊肿、盆腔其他良性囊肿，或出现主导卵泡时，若影响到治疗，则需要在阴道B超引导下进行穿刺，吸出囊肿液。

二、护理评估

（1）评估患者婚姻史、生育史、月经史、既往史、个人生活史和家族史。

（2）评估患者心理状况，对手术是否存在心理压力。

（3）评估患者的诊断检查结果，包括妇科、B超、生殖内分泌、阴道分泌物、血常规、凝血功能、感染全套和心电图等，明确患者不孕的原因。

三、护理措施

（一）心理护理

术前与患者充分沟通，解释手术对助孕的必要性和可能存在的风险，介绍手术步骤，告知患者手术的损伤小、时间短，消除或减轻患者顾虑，取得患者的配合。

（二）术前准备

1. 患者准备

（1）完善患者术前检查，包括血常规、凝血功能、白带常规等，评估患者有无手术禁忌证。

（2）核对患者身份，请患者签署囊肿穿刺手术知情同意书。

（3）监测患者生命体征，有异常及时报告医生。

（4）术前用生理盐水彻底冲洗干净患者外阴、阴道、宫颈及穹窿部，并用碘伏将外阴、阴道、宫颈及穹窿部消毒擦干。

（5）遵医嘱给予患者注射术前镇痛针。

2. 物品准备

灭菌穿刺包、手术衣、一次性使用灭菌取卵针（根据囊肿性质选择单腔或双腔针）、灭菌穿刺架、B超探头灭菌保护套、负压吸引器、灭菌负压连接管、无菌试管或灭菌盐水玻璃瓶、灭菌无粉手套、无菌生理盐水、碘伏、20 ml注射器和灭菌大头棉签。

（三）术中护理

（1）指导受术者排空膀胱，取膀胱截石位。

（2）核对受术者名字、手术部位，查对B超检查单，确定囊肿性质，再次查对手术知情同意书。

（3）用大头棉签蘸碘伏消毒受术者外阴，协助医生再次消毒受术者外阴及阴道，并用纱布将碘伏擦干净。

（4）将取卵针连接试管负压吸引器，并检查连接是否紧密不漏气，调节负压至110～150 mmHg。如是巧克力囊肿，可使用双腔取卵针，将负压调至500～600 mmHg。

（5）术中配合医生抽吸囊肿液，注意观察囊肿液的抽吸流速、颜色，及时更换吸引袋，避免囊液太多导致吸入负压吸引装置。抽吸巧克力囊肿时，可一边抽吸，一边用无菌生理盐水冲洗。

（6）术中注意观察受术者面色、脉搏、呼吸，询问受术者感受，如受术者出现呕吐、剧烈疼痛等明显不适应提醒医生暂缓手术，监测受术者生命体征，待受术者稍缓解后继续手术。

（7）术毕协助医生检查受术者穿刺点和阴道，如穿刺点有出血，可阴道填塞纱球或纱布压迫止血2～4小时后取出；如仍有渗血，可继续压迫止血24小时后取出，并详细记录填塞和取出纱球或纱布的数目。

（8）抽吸的囊肿液如需要送检，则留好标本，贴上患者姓名及检查项目条码，及时送检。

（四）术后护理

（1）术后监测患者生命体征，观察患者一般情况，注意询问有无腹痛，观察阴道出血的情况；对于阴道填塞止血者，嘱其离院前取出纱球，避免遗漏在阴道内，并做好记录。

（2）需送检者术后及时将囊肿液标本送检，并告知患者取报告时间及就诊时间。

（3）患者观察无不适症状，生命体征正常后方可离院。

（4）整理用物，完善护理记录。

四、健康宣教

（1）休息饮食：嘱患者适当休息，避免剧烈活动。合理搭配，均衡饮食，宜进富含蛋白质与维生素、含适量纤维素、清淡、易消化的食物，多进新鲜时令水果、蔬菜，忌生冷、辛辣等刺激性食物。

（2）嘱患者2周内禁性生活及盆浴，遵医嘱口服消炎药并及时复诊。

（3）嘱患者术后如出现腹痛、腹胀、肛门坠胀、阴道出血等症状，及时就诊。

第四节 附睾／睾丸取精术的护理

一、定义

经皮附睾精子抽吸术（percutaneous epididymal sperm aspiration，PESA）／经皮睾丸精子抽

吸术（testicular sperm aspitation，TESA）：指经过皮肤穿刺附睾或睾丸，抽吸获取精子的手术。目前采用结合卵泡浆内单精子注射技术，是用以治疗因男性梗阻性无精症或取精困难的助孕技术。

二、护理评估

（1）评估患者健康史，了解患者年龄，既往有无外伤、附睾炎、睾丸肿瘤等。

（2）评估患者是否由于不育而承担来自自身、家庭、社会等方面的压力。

（3）评估患者了解男科检查、性激素检查和染色体检查等结果。

三、护理措施

（一）术前护理

（1）物品准备：缝合包 1 个、无菌手套 2 副、8～9 号输液头皮针头 1 个、5 ml 注射器 2 支、20 ml 注射器 1 支、碘伏 1 瓶、大头棉签 1 包、消毒纱纱数块、2% 利多卡因 1 支。

（2）核对患者身份证及指纹无误后，戴上手腕带。

（3）检查手术知情同意书签字是否完善，检查患者化验单血浆凝血酶原时间（PT）及血常规正常并在有效期内，向患者讲解附睾 / 睾丸取精术的过程以消除患者的紧张情绪。

（4）术前监测患者生命体征。

（二）术中护理

（1）嘱受术者排空膀胱，协助受术者取仰卧位。

（2）协助医生用碘伏消毒受术者皮肤、外阴、阴囊、阴茎。

（3）与手术医生核对局部麻醉（简称"局麻"）用药：2% 利多卡因 1 支，使用 5 ml 注射器抽吸药液做局麻准备。

（4）局麻后协助医生从附睾抽吸精液或从睾丸抽取组织，并把抽出的精液或组织注入装有培养液的培养皿中，由实验室人员检查有无精子。若发现有足够的精子则结束手术，若未发现精子或精子数量不足，协助医生再次穿刺同侧或对侧附睾、睾丸。

（三）术后护理

（1）术后用纱布局部按压止血 10～20 分钟，嘱患者适当休息。

（2）密切观察患者穿刺点有无出血、肿胀、疼痛等，发现异常及时处理。

（3）嘱患者术后 3～4 日禁止过度活动，1 周内禁性生活，保持外阴清洁、干燥，必要时遵医嘱给予抗生素药物预防感染。

（四）健康教育

对穿刺找到精子者，建议可冷冻保存以备后续卵泡浆内单精子显微注射（ICSI）治疗；对未找到精子者，做好解释安慰工作，请患者签好知情同意书，取消周期治疗，告知有关供精助孕的相关事宜。

第四章 产科正常分娩及妊娠合并症、并发症的护理

第一节 正常分娩的护理

一、定义

分娩：妊娠满 28 周及以上，胎儿及其附属物从临产开始到由母体娩出的全过程。

临产：开始的标志为规律且逐渐加强的子宫收缩，持续约 30 秒，间歇 5～6 分钟，同时伴随进行性宫颈管消失、宫口扩张和胎先露下降。

总产程：即分娩的全过程，从临产开始至胎儿胎盘完全娩出为止，分三个产程。

第一产程：又称"宫颈扩张期"，从临产开始至宫口开全。

第二产程：又称"胎儿娩出期"，从宫口开全至胎儿娩出。

第三产程：又称"胎盘娩出期"，从胎儿娩出后至胎盘、胎膜娩出。

二、护理评估

（1）健康史：根据产前检查记录评估产妇的一般情况，询问预产期、婚育史等，询问本次妊娠经过有无高危因素。同时了解骨盆出口及胎先露、胎心等情况，询问宫缩开始的时间、有无阴道流液等。

（2）生理状况：评估产妇产程中的生命体征、子宫收缩、宫颈扩张和胎先露下降、胎心情况、胎膜破裂和羊水流出情况。

（3）高危因素：子宫收缩过强或乏力，骨产道、软产道异常，胎儿异常（包括胎位异常和胎儿相对过大）。

（4）心理状态：评估产妇接受分娩准备的影响因素，如受教育程度、相关知识掌握程度、既往孕产史、家庭支持情况、文化及宗教因素等；评估产妇产前、产时及产后的心理状态。

三、护理措施

（一）观察要点

（1）了解临产开始的时间，观察产妇有无阴道出血和胎膜破裂，有无妊娠合并症。

（2）生命体征：每隔 4～6 小时监测产妇生命体征 1 次。若发现产妇血压升高，或产妇患有妊娠期高血压疾病，应酌情增加监测次数，并遵医嘱给予相应处理。

（3）观察产程进展。

①监测胎心：潜伏期每1～2小时听胎心1次，活跃期宫缩频繁时每15～30分钟听胎心1次，宫口开全每5～10分钟听胎心1次，必要时连续胎儿电子监测。胎监提示为Ⅱ类或Ⅲ类胎监，提示胎儿窘迫，立即给予产妇吸氧，改变体位，并通知医生。

②子宫收缩：潜伏期每隔1～2小时观察1次，活跃期每15～30分钟观察1次。观察宫缩持续时间、间隔时间及强度，掌握其规律。

③宫颈扩张和胎头下降：根据宫缩情况和产妇表现，适当增减阴道检查次数。

④临产初期每4小时进行1次阴道检查，若宫缩频繁或为经产妇，间隔时间应缩短。宫口开到4 cm开始绘制产程图，及时了解宫口扩张和胎头下降情况。如遇产程进展延缓或阻滞，应及时汇报医生，注意头盆不称或胎头位置异常的情况。

（4）胎膜破裂及羊水观察：一旦胎膜破裂应立即听胎心，观察羊水量、颜色、性状，记录胎膜破裂时间，注意宫缩变化，防止脐带脱垂。

（5）产妇分娩后在产房观察2小时，每30分钟观察1次产妇，注意观察产妇子宫收缩情况、血压、阴道出血量及性状、膀胱是否充盈、会阴及阴道有无血肿等；同时观察新生儿的面色、呼吸、吸吮情况，注意保暖，协助产妇和新生儿进行皮肤接触与吸吮。

（二）饮食指导

世界卫生组织（WHO）推荐在没有高危因素的情况下，在产程中不应该干扰产妇饮食，鼓励产妇在宫缩间歇期少量多次进高热量、易消化、清淡的食物。产后2小时予产妇清淡、易消化的食物，帮助产妇恢复体力。

（三）活动与休息

（1）第一产程：产妇感觉舒适的体位就是最好的体位。如果需休息，尽可能采取侧卧或半卧位，少取平卧位。除休息外，尽可能采取多种自由体位，多活动，包括慢走、站位、坐位、蹲位、趴床、坐分娩球等，尽可能采取上身直立位，以利于胎头下降，促进产程进展。如胎位异常，医务人员指导产妇进行体位调整。

（2）第二产程：根据产妇用力情况，可采取半卧位、侧卧、坐位、蹲位等，助产士对产妇进行评估，可选用自由体位接生。

（3）产后2小时：产妇取卧位休息。

（四）接产管理

（1）接生者对产妇病情、产程进展、胎儿情况、产妇配合度等进行全面评估。

（2）正确指导产妇用力。

（3）接生前严格产妇外阴消毒，遵守无菌操作规程，做好物品准备。

（4）评估产妇会阴情况，正确保护会阴，必要时会阴侧切。

（5）新生儿处理：新生儿复苏、新生儿评分、脐带处理、早接触早吸吮。

（6）检查胎盘、胎膜完整性。

（7）检查产妇软产道裂伤情况，常规缝合。

（8）正确评估产妇子宫收缩及阴道出血情况，注意观察阴道出血的量、颜色、性状，必要时遵医嘱及时给予产妇补充血容量和促进子宫收缩的药物。

（五）用药观察

（1）缩宫素是加强子宫收缩的药物，须遵医嘱准确配液，掌握适应证和禁忌证。产妇使用缩宫素后须专人守护，严密观察，防止出现强直性宫缩。

（2）产程中使用地西泮或哌替啶等镇静药时，注意指导产妇卧床休息，防止坠床。

（3）卡贝缩宫素和卡前列素氨丁三醇是较强的产后促进子宫收缩的药物，注意观察药物的作用及不良反应。

（六）安全护理

注意指导产妇卧床休息，防止坠床，产后注意协助产妇如厕，注意新生儿安全问题。

（七）心理护理

产前加强与产妇的沟通，认真听取产妇的叙述，了解产妇担心的问题及担心程度，不断给予产妇精神上的安慰与鼓励及针对性的心理支持，使之对分娩充满信心。

（八）排泄

（1）嘱产妇保持大便通畅，及时排空大便。

（2）嘱产妇每 2～4 小时排尿 1 次，以免膀胱充盈影响宫缩及胎先露下降。

（九）皮肤与清洁

因频繁宫缩使产妇出汗较多，加之阴道分泌物、羊水流出，应协助产妇擦汗、更衣、更换护理垫等，保持清洁卫生，增加产妇舒适感。

四、健康教育

（一）疾病知识指导

（1）第一产程：向产妇和陪产的家属介绍环境及陪产注意事项。鼓励产妇进食；指导产妇及时排尿，注意保持会阴部的清洁卫生；临产后若胎膜未破裂可鼓励产妇自由活动，卧位时可选择舒适体位；告知产妇整个产程中注意保持精力和体力的充沛，教会产妇应对分娩不适的技巧；根据产妇情况，指导其用分娩球、自由体位、呼吸技巧等非药物减痛方法；告知产妇若出现破水、疼痛剧烈、心慌、气急等情况，须立即告知医务人员。

（2）第二产程：指导产妇屏气用力，正确运用腹压，宫缩间歇期调整呼吸，放松休息。鼓励、表扬产妇，给予产妇心理支持。指导产妇选择舒适体位，正确用力和哈气，与接生人员密切配合。

（3）第三产程：安抚产妇情绪，指导产妇放松休息，耐心等待胎盘剥离。指导陪伴者协助进行母婴皮肤接触、新生儿早吸吮，并告知目的和意义。

（4）产后 2 小时：指导陪伴者继续完成持续母婴皮肤接触、新生儿早吸吮。告知产妇及陪伴者母乳喂养的好处，并指导产后休息、饮食、活动、排尿，以及会阴护理、清洁卫生等相关知识。

（二）出院指导

（1）指导产妇出院后保持外阴部清洁。

（2）鼓励符合母乳喂养条件的产妇坚持母乳喂养。

（3）嘱产妇做产后保健操，摄取营养丰富的食物，有利于体力恢复、排尿及排便，促进骨盆肌及腹肌张力恢复，避免腹部皮肤过于松弛；产后42日回医院做产后健康检查。

第二节　剖宫产术的护理

一、定义

剖宫产术：经腹壁切开子宫取出已达成活胎儿及其附属物的手术。主要术式有子宫下段剖宫产、子宫体部剖宫产和腹膜外剖宫产三种。

二、护理评估

（1）健康史：根据产前检查记录评估产妇的一般情况，是否符合剖宫产术的适应证。询问产妇手术史、预产期、婚育史，以及本次妊娠经过有无高危因素，有无妊娠合并症或并发症。

（2）生理状况：评估产妇生命体征、头盆不称及产力异常情况、胎心情况、胎膜破裂和羊水流出情况。

（3）高危因素：子宫收缩过强或乏力，骨产道、软产道异常，胎儿异常（包括胎位异常和胎儿相对过大）。

（4）心理状态：评估产妇接受手术准备的影响因素，如受教育程度、相关知识掌握程度、既往手术史、孕产史、家庭支持情况、文化及宗教因素等；评估产妇术前、术后的心理状态。

（5）手术后了解麻醉、手术方式，评估产妇生命体征、子宫收缩情况、子宫质地、阴道出血情况，评估新生儿情况。

三、护理措施

（一）术前准备

（1）告知产妇剖宫产术的目的，耐心解答有关疑问，缓解其焦虑。做好备皮、药物敏感试验、交叉配血、消化道准备等术前准备。

（2）术前禁用呼吸抑制剂，以防止新生儿窒息。

（3）密切观察并记录胎心变化，做好新生儿保暖和抢救准备工作，如准备氧气、急救药品等。

（二）饮食指导

嘱产妇术前禁食 6 ～ 8 小时、禁饮 3 小时；对于非糖尿病产妇术前 3 小时可饮用非颗粒性碳水化合物。术后 2 小时开始少量多次进流食，术后 6 小时进半流食，肛门排气后恢复普食，指导产妇嚼口香糖，促进肠道功能恢复。

（三）活动与休息

（1）术后回病房，若产妇无不适，即可给予垫软枕，优化睡眠和休息。

（2）指导产妇术后早期活动：术后 0 ～ 8 小时，坐在床边或椅子上；术后 8 ～ 24 小时，行走 1 ～ 2 次或更多；术后 24 ～ 48 小时，走廊行走 3 次以上。

（3）指导产妇进行踝泵运动，个体化选择穿戴弹力袜、预防性应用间歇充气装置及补充水分等措施预防血栓。

（四）术后观察

术后观察产妇生命体征、子宫收缩情况、宫底高度及质地、阴道出血量。

（五）用药观察

术中遵医嘱应用抗生素预防感染，应用缩宫素促进子宫收缩，术后不常规补液。

（六）安全护理

术后注意协助产妇如厕，注意新生儿安全问题。

（七）心理护理

安慰、鼓励产妇，消除或减轻其紧张、焦虑情绪，使其保持心情愉快，积极配合手术。

（八）排泄

嘱产妇保持大小便通畅。术后 6 ～ 12 小时拔除尿管，拔管后注意产妇能否自行排尿。

（九）皮肤与清洁

嘱产妇产后出汗多应勤换衣服，预防着凉、感冒。嘱产妇保持会阴清洁，勤换会阴垫，每日行会阴擦洗。

四、健康教育

（一）疾病知识指导

（1）告知产妇及家属剖宫产术的目的，手术方式，术前术后活动及饮食的注意事项，以及会阴护理、腹部伤口护理、清洁卫生等相关知识。

（2）告知产妇及家属接触吸吮的重要性，指导产妇进行母乳喂养。

（二）出院指导

（1）指导产妇出院后保持外阴部清洁。

（2）嘱产妇落实避孕措施，至少应避孕 2 年。

（3）鼓励符合母乳喂养条件的产妇坚持母乳喂养。

（4）嘱产妇做产后保健操，摄取营养丰富的食物，有利于体力恢复、排尿及排便，促进骨盆肌及腹肌张力恢复，避免腹部皮肤过于松弛；产后 42 日回医院做产后健康检查。

第三节　早产的护理

一、定义

早产：指妊娠满 28 周但不足 37 周（196 ～ 258 日）间的分娩。

二、护理评估

（1）病史：详细评估可致早产的高危因素，如孕妇以往有流产史、生产史或本次妊娠期有阴道出血史，则发生早产的可能性大，应详细询问并记录孕妇既往出现的症状及接受治疗的情况。

（2）心理状况：孕妇妊娠晚期子宫收缩规律（20 分钟 ≥ 4 次），伴以宫颈管消退 ≥ 75% 及进行性宫口扩张 2 cm 以上时，可诊断为早产临产。早产已不可避免时，孕妇常有自责、恐惧、焦虑、猜疑的情绪反应，要详细评估孕妇心理状况。

（3）诊断检查：通过全身检查及产科检查，结合阴道分泌物的生化指标检测，核实孕周，评估胎儿成熟度、胎方位等；观察产程进展，确定早产的进程。

三、护理措施

（一）观察要点

密切观察胎心、胎动及子宫收缩频率、宫缩强度、阴道出血、阴道流液、胎膜破裂等情况。

（二）饮食要点

指导孕妇加强营养，进高蛋白、高热量、高维生素的食物。

（三）休息与活动

（1）高危孕妇必须多卧床休息，以左侧卧位为宜，可增加子宫血液循环，改善胎儿供氧。

（2）避免诱发宫缩的活动，如抬举重物、性生活等。

（四）用药护理

（1）宫缩抑制剂使用：常用的抑制宫缩的药物有钙通道阻断剂如硝苯地平，β_2 肾上腺素能受体激动剂如利托君，缩宫素受体拮抗剂如阿托西班、硫酸镁，等等。注意使用药物抑制宫缩的效果及不良反应，如利托君须注意观察患者心率变化，硫酸镁须注意观察患者镁中毒症状。

（2）糖皮质激素促胎肺成熟：妊娠 28 ～ 34^{+6} 周的先兆早产应当给予 1 个疗程的糖皮质激素。

（3）抗感染治疗：对未足月胎膜早破者，预防性使用抗生素。

（五）安全护理

加强胎心监护，做好新生儿复苏准备和保暖准备，需转诊时，做好转诊准备。

（六）心理护理

（1）为孕产妇提供心理支持，加强陪伴以减少产程中产妇的孤独感、无助感。

（2）积极应对，加强与孕产妇及家属的沟通。

（3）帮助产妇建立母亲角色，接纳婴儿，为母乳喂养做准备。

（七）早产预防

（1）个人因素、社会因素、经济因素的改善：孕妇良好的身心状况可减少早产的发生，突然的精神创伤亦可诱发早产，因此，应做好孕期保健工作，指导孕妇加强营养，保持平静的心情。

（2）规范的产前保健：具有早产高危因素者在妊娠 20 ～ 24 周常规超声检查时注意测量宫颈长度，检测阴道或宫颈分泌物中胎儿纤维连接蛋白（fFN），慎做肛门检查、阴道检查等。嘱高危孕妇积极治疗合并症。

（3）宫颈内口松弛者于 14 ～ 16 周或更早期行宫颈环扎术，防止早产的发生。

（4）重视孕妇的健康教育与宫缩监测。

四、健康教育

（一）疾病知识指导

（1）告知孕妇相关治疗药物的作用及不良反应。

（2）指导孕妇自测胎动的方法，定期给予间断低流量吸氧。

（3）讲解临产征兆，指导孕妇如何积极配合治疗，预防早产。

（二）出院指导

（1）向产妇讲解早产儿母乳喂养的重要性，指导产妇进行母乳喂养。

（2）向产妇讲解产后自我护理和早产儿护理的相关知识。

第四节　胎膜早破的护理

一、定义

胎膜早破（premature rupture of membrane，PROM）：指胎膜在临产前自然破裂。依据发生的孕周分为足月胎膜早破和未足月胎膜早破（preterm premature rupture of membrane，PPROM），后者指在妊娠 20 周以后、未满 37 周发生的胎膜破裂。

二、护理评估

（1）病史：详细询问孕妇病史，评估诱发胎膜早破的原因，确定胎膜破裂的时间、妊娠周数、是否有宫缩及感染的征象。

（2）身心状况：观察孕妇阴道液体流出的情况，是否在咳嗽、打喷嚏、负重等增加腹压的动作后，流出液体。孕妇突然发生不可自控的阴道流液，可能惊恐失措，担心会影响胎儿及自身的健康，有些孕妇可能开始设想胎膜早破会带来的种种后果，甚至会产生恐惧心理，应详细评估孕妇心理状况。

（3）诊断检查：评估孕妇阴道液酸碱度检查、阴道窥器检查、阴道液涂片检查、羊膜镜检查情况。

三、护理措施

（一）观察要点

（1）密切观察胎心率的变化，监测胎动及胎儿宫内安危，进行阴道检查确定有无隐性脐带脱垂，如有脐带先露或脐带脱垂，应在数分钟内结束分娩。

（2）定时观察羊水性状、颜色、气味等。

（3）严密监测孕妇的生命体征，进行白细胞计数，了解是否存在感染。

（4）观察孕妇子宫是否有压痛。

（二）饮食护理

指导孕妇补充足量的维生素及钙、锌、铜等元素。

（三）休息与活动

（1）嘱胎膜早破胎先露未衔接的住院待产妇绝对卧床，采取左侧卧位，注意抬高臀部防止脐带脱垂，若胎先露已经固定，可下床活动。

（2）积极预防卧床时间过久导致的并发症，如血栓形成、肌肉萎缩等。协助满足孕妇的基本生活需求，将呼叫器放在孕妇方便可及的地方，协助孕妇在床上大小便。

（四）用药护理

（1）糖皮质激素促胎肺成熟：妊娠 28 ～ 34^{+6} 周的先兆早产应当给予 1 个疗程的糖皮质

激素。

（2）抗感染治疗：对未足月胎膜早破者及足月胎膜早破超过 12 小时者，预防性使用抗生素。

（3）宫缩抑制剂使用：常用的抑制宫缩的药物有钙通道阻断剂如硝苯地平，β_2 肾上腺素能受体激动剂如利托君，缩宫素受体拮抗剂如阿托西班、硫酸镁，等等。注意使用药物抑制宫缩的效果及不良反应，如利托君须注意观察患者心率变化，硫酸镁须注意观察患者镁中毒症状。

（五）心理护理

引导孕妇积极参与护理过程，缓解孕妇焦虑、紧张、恐惧等不良情绪，使孕妇积极面对胎膜早破可能带来的母儿危害，配合医护人员治疗护理。

（六）积极预防感染

（1）嘱孕妇保持外阴清洁，每日清洁擦洗会阴部 2 次。

（2）嘱孕妇放置吸水性好的消毒会阴垫于外阴，勤换会阴垫，保持清洁干燥，防止上行性感染。

四、健康教育

（一）疾病知识指导

为孕妇讲解胎膜早破的知识，使孕妇重视妊娠期卫生保健并积极参与产前保健指导活动。

（二）出院指导

（1）嘱孕妇妊娠后期禁性生活。

（2）嘱孕妇避免负重及腹部受碰撞。

（3）嘱宫颈内口松弛者卧床休息，并遵医嘱于妊娠 14 ~ 16 周或更早期行宫颈环扎术。

第五节 前置胎盘的护理

一、定义

前置胎盘：妊娠 28 周后胎盘附着于子宫下段，甚至胎盘边缘达到或覆盖宫颈管内口处，其位置低于胎儿先露部。

二、护理评估

（1）健康史：评估孕妇健康史、孕产史，以及妊娠过程中特别是妊娠 28 周后是否出现无痛性、无诱因、反复阴道出血症状，并详细记录具体经过及医疗处理情况。

（2）生理状况：评估孕妇是否发生无痛性、无诱因反复阴道出血，是否出现面色苍白、脉搏增快且微弱、血压下降等休克表现，是否可在耻骨联合上方闻及胎盘杂音，腹部检查胎方位、子宫大小与妊娠周数是否相符。

（3）辅助检查：评估孕妇超声检查、磁共振成像（MRI）检查情况。

（4）高危因素：前置胎盘的病因尚不明确。多次流产及刮宫、高龄（＞35岁）初产妇、产褥感染、剖宫产史、多孕产次、不良生活习惯（吸烟等）、辅助生殖技术受孕、子宫形态异常、妊娠中期超声检查提示胎盘前置状态等为高危因素，护士应进行全面评估。

（5）心理状况：孕妇可能因突然的阴道出血而感到恐惧或焦虑，家属不仅担心孕妇的健康，更担心胎儿的安危，显得恐慌、紧张、手足无措等，应详细评估孕妇及家属的心理状况。

三、护理措施

（一）观察要点

严密观察并记录孕妇生命体征，阴道出血、胎心、胎动等情况，准确记录阴道出血量，注意识别病情危重的指征如休克表现、胎心及胎动异常等，出现异常及时报告医生并协助处理。

（二）饮食护理

（1）建议孕妇多摄入高蛋白、高热量、高维生素、富含铁的食物，纠正贫血，增加母体储备，保证母儿基本需要。

（2）嘱孕妇多吃粗纤维食物，保证大便通畅。

（3）嘱孕妇注意饮食卫生，避免食用生冷食物，以免腹泻，诱发宫缩。

（三）休息与活动

嘱孕妇保证休息，减少刺激。孕妇阴道出血期间绝对卧床休息，尤以左侧卧位为佳，血止后可适当活动。须避免各种刺激，以减少出血机会。医护人员进行腹部检查时动作要轻柔，禁止做阴道检查及肛门检查。

（四）用药护理

（1）在期待治疗中，常伴发早产。对于有早产风险的孕妇可酌情给予宫缩抑制剂，防止因宫缩引起的进一步出血，赢得促胎肺成熟的时间。

（2）期待治疗过程中筛查感染与否，预防性使用抗生素。终止妊娠时在胎盘剥离后预防性使用抗生素。

（五）心理护理

给予孕妇安慰与鼓励，消除或减轻孕妇不必要的紧张和焦虑情绪，使其保持心情愉快，积极配合治疗。

（六）症状护理

（1）纠正贫血：除口服硫酸亚铁、输血等措施外，还应加强饮食营养指导。一方面有助于纠正孕妇贫血，另一方面还可增强孕妇机体抵抗力，同时也促进胎儿发育。

（2）预防产后出血和感染：产妇回病房休息时严密观察产妇的生命体征及阴道出血情况，出现异常及时报告医生处理，以防止或减少产后出血；嘱产妇及时更换会阴垫，以保持会阴部清洁、干燥；胎儿娩出后，及早予产妇使用宫缩剂，以预防产后大出血；对新生儿严格按照高危儿护理。

四、健康教育

（一）疾病知识指导

（1）帮助孕妇了解前置胎盘的发病机制、症状体征、辅助检查内容，引导孕妇以最佳身心状态接受手术及分娩的过程。

（2）教会孕妇及家属识别阴道出血过多的临床表现，积极控制各种前置胎盘的诱发因素。

（二）出院指导

（1）指导围孕期妇女避免吸烟、酗酒等不良行为，避免多次刮宫、引产或宫内感染，避免多产，减少子宫内膜损伤或子宫内膜炎的发生。

（2）嘱孕妇加强孕期管理，按时产前检查，接受正确的孕期指导，早期诊断，及时处理。

（3）嘱孕妇对妊娠期出血，无论量多少均应就医，做到及时诊断，正确处理。

第六节　胎盘早剥的护理

一、定义

胎盘早剥：妊娠 20 周后或分娩期，正常位置的胎盘在胎儿娩出前，部分或全部从子宫壁剥离。

二、护理评估

（1）病史：孕妇在妊娠晚期或临产时突然发生腹部剧痛，有急性贫血和休克现象，应引起高度重视。须结合孕妇有无妊娠期高血压疾病或高血压病史、胎盘早剥史、慢性肾炎、仰卧位低血压综合征及外伤史等，进行全面评估。

（2）身心状况：胎盘早剥孕妇发生内出血时，严重者常表现为急性贫血或休克症状，而无阴道出血或有少量阴道出血。因此，对胎盘早剥孕妇除评估阴道出血的量、颜色外，应重点评估腹痛的程度、性质，孕妇的生命体征和一般情况，以及时、正确地了解孕妇的身体状况。胎盘早剥孕妇入院时情况危急，孕妇及家属常常感到高度紧张和恐惧，应详细评估孕妇及家属的心理状况。

（3）诊断检查：评估孕妇产科检查、胎心监护、B超检查、实验室检查情况。

（4）高危因素：诱发胎盘早剥的高危因素包括产妇有血管病变、机械因素、子宫静脉压升高、高龄多产、外伤及接受辅助生育技术助孕等，应进行全面评估。

三、护理措施

（一）观察要点

（1）密切监测孕妇生命体征、阴道出血及腹痛情况、贫血程度、凝血功能、肝肾功能、电解质等。

（2）监测胎儿宫内情况：连续监测胎心以判断胎儿的宫内情况。对于有外伤史的孕妇，疑有胎盘早剥时，应连续胎心监护，以早期确诊胎盘早剥。

（3）严密观察孕妇病情变化，及时发现并发症：凝血功能障碍表现为皮下、黏膜或注射部位出血，子宫出血不凝，有时有尿血、咯血及呕血等现象；急性肾衰竭可表现为尿少或无尿。应高度重视上述症状，一旦发现，及时报告医生并协助处理。

（二）饮食护理

（1）期待疗法者可正常饮食，鼓励多进高蛋白、富含铁和维生素的食物，如牛奶、鸡蛋、瘦肉、绿色蔬菜、水果等，少量多餐。

（2）需立即终止妊娠者，禁饮禁食。

（三）用药护理

（1）孕周未达34周者须给予皮质类固醇激素促进胎儿肺成熟。

（2）应迅速开放孕妇静脉，积极给予补充血容量，及时输入新鲜血液，既能补充血容量，又可补充凝血因子。

（四）心理护理

胎盘早剥孕妇入院时情况危急，注意孕妇及家属的情绪变化，及时予以疏导，向孕妇及家属讲解各种治疗过程，取得配合。

（五）配合治疗

医生会依孕妇病情轻重、胎儿宫内状况、产程进展、胎产式等具体情况决定分娩时机和方式，护士须为此做好相应的准备。

（六）预防产后出血

（1）胎盘早剥的产妇分娩后易发生产后出血，因此分娩后应及时给予宫缩剂，并配合按摩子宫，必要时遵医嘱做切除子宫的术前准备。

（2）未发生出血者，产后仍应加强生命体征监测，预防晚期产后出血的发生。

四、健康教育

（一）疾病知识指导

教会孕妇注意非典型胎盘早剥症状体征的观察，以便早发现、早治疗，及时终止妊娠。

（二）出院指导

（1）嘱产妇在产褥期应注意加强营养，纠正贫血。
（2）嘱产妇勤更换消毒会阴垫，保持会阴清洁，预防感染。
（3）根据产妇身体情况给予母乳喂养指导。

第七节　羊水过多的护理

一、定义

羊水过多：在妊娠任何时期内羊水量超过 2000 ml，即为羊水过多。

二、护理评估

（1）病史：详细询问孕妇病史，了解孕妇年龄、有无妊娠合并症、有无先天畸形家族史及生育史。

（2）身心状况：测量孕妇腹围、宫高、体重，了解孕妇有无因羊水过多引发的症状，例如呼吸困难、腹痛、食欲不振等不适。孕妇及家属因担心胎儿可能会患有某种畸形，而感到紧张、焦虑不安，甚至产生恐惧心理，应详细评估孕妇及家属的心理状况。

（3）评估孕妇 B 超诊断、神经管缺陷胎儿的检测、羊膜囊造影情况。

三、护理措施

（一）观察要点

（1）监测孕妇的生命体征，定期测量宫高、腹围和体重，判断病情进展，及时发现并发症。

（2）观察胎心、胎动及宫缩，及早发现胎儿宫内窘迫及早产的征象。

（3）人工破膜时应密切观察胎心和宫缩，及时发现胎盘早剥和脐带脱垂的征象。

（4）产后应密切观察产妇子宫收缩及阴道出血情况，防止产后出血。

（二）饮食护理

指导孕妇正常饮食，鼓励多进高蛋白、富含铁和维生素的食物，如牛奶、鸡蛋、瘦肉、绿色蔬菜、水果等。

（三）休息与活动指导

（1）嘱孕妇尽量卧床休息，活动以不出现不良反应为宜。

（2）指导孕妇采取左侧卧位、半坐卧位，抬高下肢。

（3）嘱孕妇减少增加腹压的活动以防胎膜破裂。

（四）用药护理

腹腔穿刺放羊水后，遵医嘱予抗感染药物以预防感染。

（五）心理护理

向孕妇及家属介绍羊水过多的原因及注意事项，缓解其紧张、焦虑不安的情绪。

（六）配合治疗

腹腔穿刺放羊水时应防止速度过快、量过多，一次放羊水量不超过 1500 ml，放羊水后腹部放置沙袋或加腹带包扎以防孕妇血压骤降发生休克。腹腔穿刺羊水注意严格无菌操作，防止发生感染。

四、健康教育

（一）疾病知识指导

向孕妇及家属介绍羊水过多的原因及注意事项。

（二）出院指导

（1）嘱孕妇出院后注意休息，加强营养，防止感染。

（2）指导产妇再次妊娠后应进行遗传咨询和产前检查，进行高危监护。

第八节　羊水过少的护理

一、定义

羊水过少：妊娠晚期羊水量少于 300 ml。

二、护理评估

（1）病史：详细询问病史，了解孕妇月经情况、生育史、用药史、有无妊娠合并症、有无先天畸形家族史等，同时了解孕妇感觉到的胎动情况。

（2）身心状况：测量孕妇腹围、宫高和体重，询问孕妇胎动时有无不适感。孕妇及家属可能因担心胎儿会有某种畸形，而感到紧张无措、焦虑不安，护士应仔细评估孕妇及家属的心理状况。

（3）诊断检查：评估孕妇产科检查、B超诊断情况，羊水测量结果。

三、护理措施

（一）观察要点

（1）监测孕妇的生命体征，定期测量宫高、腹围和体重。

（2）监测胎儿宫内情况。

（二）饮食护理

产前指导孕妇普通饮食，进高蛋白、高热量、高维生素的食物。

（三）休息与活动

指导孕妇休息时取左侧卧位，改善胎盘血液供应。

（四）用药护理

（1）遵医嘱予静脉补液治疗。

（2）若羊水过少合并胎膜早破或者产程中发现羊水过少遵医嘱进行预防性羊膜腔灌注治疗者，注意严格无菌操作，防止发生感染，同时遵医嘱给予抗感染药物。

（五）心理护理

帮助孕妇积极应对病情变化、治疗与护理，增加孕妇信心，减轻孕妇焦虑，使其乐观地接受治疗与护理，理性对待妊娠和分娩结局。

（六）配合治疗

（1）协助进行羊膜腔灌注治疗，注意严格无菌操作，防止发生感染。

（2）需终止妊娠者，做好阴道助产或剖宫产、抢救新生儿的准备。

四、健康教育

（一）疾病知识指导

向孕妇及家属介绍羊水过少的可能原因，教会孕妇胎动的监测方法和技巧，同时积极预防胎膜早破的发生。

（二）出院指导

（1）嘱孕妇加强产前检查，以及时发现羊水过少。

（2）发现羊水过少者应积极配合医生寻找原因并治疗；合并畸形者应到优生门诊进一步检查。

第九节　妊娠期高血压疾病的护理

一、定义

妊娠期高血压疾病：妊娠期特有的疾病，简称"妊高征"，包括妊娠期高血压、子痫前期、子痫、慢性高血压并发子痫前期及妊娠合并慢性高血压。

二、护理评估

（1）病史：了解孕妇孕期经过、既往史及家族高血压病史等。

（2）身心状况：评估孕妇高血压、蛋白尿、水肿出现时的发生发展情况，尤其重视有关三大症状基础上自觉症状的主诉。评估过程中应注意，孕妇的心理状态与其对疾病的认识、病情的严重程度和其支持系统的认知及帮助有关。

（3）辅助检查：评估孕妇实验室检查，如血尿常规、血黏稠度、血小板、凝血功能、肝肾功能、血电解质等，以及眼底检查的动静脉管径之比。

三、护理措施

（一）观察要点

（1）询问孕妇是否出现头痛、视力改变、上腹不适等症状。

（2）每日测孕妇体重及血压，每日或隔日复查尿蛋白。

（3）定期监测孕妇血压、胎儿发育状况和胎盘功能。

（二）饮食护理

指导孕妇合理饮食，增加蛋白质、维生素的摄入，进富含铁、钙、锌的食物，减少脂肪和盐的过量摄入，对预防妊高征有一定作用。尤其是钙的补充，可从妊娠20周开始，口服钙剂补钙至少1 g/d（以钙含量计），可降低妊高征的发生率。

（三）休息与活动

嘱孕妇保证充足的睡眠，每日休息不少于10小时，以左侧卧位为宜，同时保持心情愉悦。为保证充足睡眠，必要时可睡前口服地西泮片2.5～5.0 mg。

（四）用药护理

（1）硫酸镁是目前治疗子痫前期和子痫患者的首选解痉药物。使用硫酸镁的必备条件：

①膝腱反射存在；

②呼吸≥16次/分；

③尿量≥17 ml/h 或≥400 ml/24 h；

④备有10%葡萄糖酸钙。

（2）α、β肾上腺素能受体阻滞剂和钙通道阻滞剂是降压药，须严密观察血压变化。

（3）使用镇静药物须注意观察效果。

（五）安全护理

嘱孕妇注意在床上休息与日常活动，做好防跌倒、防坠床的安全宣教护理。

（六）心理护理

给予孕妇安慰和鼓励，减轻其焦虑不安的情绪。

（七）一般护理

（1）减少刺激，避免诱发抽搐：安排孕妇于单人暗室，保持绝对安静，避免声光刺激，治疗和护理操作尽量集中。

（2）每日间断给予孕妇吸氧，改善全身主要脏器和胎盘的氧供。

四、健康教育

（一）疾病知识指导

（1）进行饮食指导并嘱孕妇注意休息，以左侧卧位为宜，加强胎儿监护，自数胎动，掌握识别不适症状及用药后的不良反应。

（2）告知孕妇自妊娠 20 周起常规补充钙剂有预防妊高征的作用。

（二）出院指导

（1）指导孕妇坚持定期产前检查，发现异常情况时，应及时处理。

（2）嘱孕妇保持良好的情绪与充足的休息，选择富含蛋白质、维生素及微量元素的食物，不必限盐，但应避免摄盐过多。

第十节　妊娠合并心脏病的护理

一、定义

妊娠合并心脏病：一种严重的妊娠合并症，包括妊娠前已患有心脏病及妊娠后发现或发生的心脏病。

二、护理评估

（1）健康史：全面了解孕产妇病史，尤其是了解与心脏病有关的既往史、相关检查及诊疗经过等；了解有无诱发心力衰竭的潜在因素，如有无呼吸道感染、贫血、过度疲劳等。

（2）身体状况：根据孕产妇的症状和体征评估心功能状态，如孕产妇的呼吸状况，心率快慢，有无活动受限、发绀、肝脏增大、心脏增大、水肿等，尤其注意观察有无早期心力衰竭的表现。产后注意评估产妇可否哺乳、是否有产后出血和产褥感染的征象等。

（3）心功能：根据美国纽约心脏病学会（NYHA）心功能分级和美国心脏协会（AHA）的客观指标，确定孕产妇的心功能。

（4）心理状况及社会支持情况：观察孕产妇情绪变化，评估孕产妇及家属心理负担情况。

三、护理措施

（一）观察要点

妊娠 32 ～ 34 周、分娩期及产褥期的最初 3 日内，是心脏负担较重时期，应加强监护，警惕心力衰竭发生。

（二）饮食护理

（1）指导孕妇合理饮食，避免便秘增加心脏负担，以体重每月增长不超过 0.5 kg，整个孕期不超过 12 kg 为宜。

（2）嘱孕妇保证合理的高蛋白、高纤维素和铁剂的补充，妊娠 20 周后应用铁剂预防贫血。

（3）嘱孕妇每日食盐摄入量不超过 4 ～ 5 g。

（三）休息与活动

（1）妊娠期：嘱孕妇每日至少保证 10 小时的睡眠时间，其中宜中午休息 2 小时，避免因过度疲劳及情绪激动等诱发心力衰竭。

（2）产褥期：产后 72 小时内产妇须充分休息，产后 24 小时内应绝对卧床休息，取半卧位或侧卧位，必要时予小剂量镇静剂。

（四）用药护理

（1）产后遵医嘱予产妇广谱抗生素直至 1 周左右。

（2）急性心力衰竭者遵医嘱给药，如吗啡、呋塞米、硝酸甘油等以镇静、利尿、扩张血管，减轻心脏负担。

（3）静脉用药须严格控制输液速度。

（五）心理护理

患有心脏病的孕产妇通常非常担心新生儿有心脏缺陷，同时由于自身原因不能亲自参与照顾新生儿，会产生愧疚、烦躁的心理。因此，应详细评估孕产妇身心状况及家庭功能，并与孕产妇及家属一起共同制订康复计划，允许孕产妇表达情感，表示理解并适当给予安慰，帮助其建立亲子关系，预防产后抑郁的发生。

（六）孕产期保健

1. 妊娠期

（1）嘱孕妇加强孕期保健：定期产前检查，早期发现诱发心力衰竭的各种潜在危险因素。

（2）嘱孕妇预防心力衰竭：预防和治疗诱发心力衰竭的各种因素，如预防上呼吸道感染、治疗贫血等。

2. 分娩期

（1）第一产程：严密观察子宫收缩、产程进展情况，及时评估产妇的心功能状态。安慰鼓励产妇，情绪紧张者必要时遵医嘱予镇静剂。每15分钟测血压、脉搏、呼吸、心率各1次，每30分钟测胎心率1次。予产妇吸氧和抗生素等药物。

（2）第二产程：每10分钟测血压、脉搏、呼吸、心率、胎心率各1次。指导产妇宫缩时避免屏气用力，以呼吸及放松技巧来减轻不适感，必要时予硬膜外麻醉，宫口开全后行会阴侧切、产钳术或胎头吸引以缩短产程，避免消耗大量体力，同时做好抢救新生儿的各种准备工作。

（3）第三产程：胎儿娩出后，立即放置1～2 kg沙袋于产妇腹部，防止腹压骤降诱发心力衰竭。进行输血、输液操作时，应注意控制速度。

3. 产褥期

（1）严密监测产妇生命体征，注意预防产后出血、感染、血栓栓塞等并发症。在心脏功能允许的情况下，鼓励其早期下床适度活动，以减少血栓的形成。

（2）予产妇会阴擦洗每日1次，遵医嘱予抗生素直至产后1周左右。

（3）心功能Ⅲ级以上者，不宜哺乳，应及时回奶。

（4）不宜再妊娠者，可在产后1周行绝育术。

4. 急性心力衰竭的紧急处理

（1）体位：端坐位，双腿下垂，减少静脉回流。

（2）吸氧：予高流量吸氧。

（3）遵医嘱给药，如吗啡、呋塞米、硝酸甘油等以镇静、利尿、扩张血管，减轻心脏负担。

四、健康教育

（一）疾病知识指导

教会孕产妇及家属掌握心力衰竭的症状和体征，识别心力衰竭加重的临床表现，积极控制各种心力衰竭的诱发因素。

（二）出院指导

（1）不宜再妊娠者，如心功能良好应在产后1周行绝育术。如有心力衰竭，待心力衰竭控制后行绝育术。未做绝育术者要严格避孕。

（2）嘱产妇产褥期要保持会阴清洁，保证休息，加强营养；嘱家属制订家庭照顾计划。

第十一节　妊娠期糖尿病的护理

一、定义

妊娠期糖尿病（gestational diabetes mellitus，GDM）：指妊娠过程中初次发生的任何程度的糖耐量异常，不论是否需要用胰岛素治疗，不论分娩后这一情况是否持续。

二、护理评估

（1）健康史：评估孕妇糖尿病家族史、患病史、有无高危因素（35岁以上，孕期反复尿糖阳性，不明原因死胎、巨大儿、畸形儿、新生儿死亡等分娩史）、本次妊娠经过及治疗情况。

（2）身体状况：评估孕妇有无三多（多饮、多食、多尿）、皮肤或外阴瘙痒等症状，血糖情况，有无酮症酸中毒、妊高征、羊水过多、感染等并发症。

（3）心理状况及社会支持情况：评估孕妇及家属对该疾病相关知识的了解程度，有无焦虑、恐惧心理，家庭及社会支持系统是否完善。

（4）诊断检查：评估孕妇血糖测定、妊娠期糖尿病筛查（简称"糖筛"）等实验室检查情况。

三、护理措施

（一）观察要点

（1）孕妇监护：进行血糖监测、肾功能及眼底检查。

（2）胎儿监测：超声和血清学筛查胎儿畸形、胎动计数、无激惹试验、胎盘功能测定。

（3）密切监测孕产妇生命体征，产后观察宫底高度及质地、阴道出血量及性质，观察有无产后大出血征兆。

（二）饮食护理

（1）饮食控制：理想的饮食控制目标为既能保证孕妇妊娠期间的热量和营养需要，又能避免餐后高血糖和饥饿酮症的出现，保证胎儿正常生长发育。

（2）饮食指导：请营养师协助制订营养配餐；碳水化合物应多选择血糖生成指数较低的粗粮；增加富含铬的食物及降糖食物的摄入量。不宜吃各种糖、蜜饯等易升血糖的食物；不宜吃含胆固醇高的食物及动物脂肪；不宜饮酒；多选择富含钙、铁、维生素的食物。

（3）餐次的合理安排：少量多餐、定时定量对血糖的控制非常重要。

（三）休息与活动

（1）指导孕妇结合自身身体条件，科学把握运动的时间和强度，避免在空腹或胰岛素剂量过大的情况下运动，避免做剧烈运动如球类运动等，强度以孕妇自己能够耐受为原则。

（2）运动方式以有氧运动为最佳，如散步、中速步行，每日至少1次，于餐后1小时进行，持续 20 ～ 40 分钟。教会孕妇自测脉搏，如脉搏＞ 100 次 / 分，要停止运动，卧床休息。

（3）嘱患者注意运动中和运动后的感觉，如出现头晕、心慌、出冷汗、脉搏加快、面色苍白等症状时，应及时停止运动，口服糖块，并报告医护人员。

（四）用药观察

因磺脲类及双胍类降糖药均能通过胎盘对胎儿产生毒性反应，因此孕妇不宜口服降糖药物治疗妊娠期糖尿病。对通过饮食不能控制的妊娠期糖尿病患者，胰岛素是其主要的治疗药物。遵医嘱和血糖水平调整胰岛素用量，注意用药剂量和途径应准确无误。

（五）心理护理

护理人员应提供各种交流机会，鼓励孕产妇讨论面临的问题及心理感受，帮助其以积极的心态面对压力，并协助澄清错误的观念和行为，促进孕产妇的身心健康。

（六）分娩期护理

（1）鼓励产妇进食，严密监测血糖、尿糖和尿酮体，产时、产程中停用皮下注射胰岛素，可按每 3 ～ 4 g 糖加 1U 胰岛素的比例给予静脉输液，提供热量，预防低血糖，使血糖不低于 5.6 mmol/L。

（2）严密监测产妇生命体征，鼓励产妇采取左侧卧位，以增加胎盘血流。

（3）严密观察产程进展及胎儿情况，产程不可超过 12 小时，如果产程大于 16 小时，容易发生酮症酸中毒。

（4）新生儿护理：遵医嘱检测微量血糖。新生儿无论体重大小均按早产儿护理，注意有无低血糖反应及呼吸窘迫综合征发生。

（七）产褥期护理

（1）调整胰岛素用量，分娩后 24 小时内胰岛素用量减至原用量的 1/2，48 小时减至原用量的 1/3。产后重新评估胰岛素的需要量。

（2）预防产褥期感染，保持产妇皮肤清洁，做好产妇会阴及乳房护理，遵医嘱使用抗生素。

（3）鼓励母乳喂养，使用胰岛素治疗不影响母乳喂养，鼓励产妇早开奶。

四、健康教育

（一）疾病知识指导

教会孕产妇及家属有关糖尿病的知识、饮食及运动注意事项、血糖监测的结果和意义、血糖控制的目标、胰岛素的应用及注射要点、低血糖的紧急处理措施等。

（二）出院指导

（1）指导产妇避孕，建议使用安全套或手术结扎，不宜使用避孕药及宫内避孕器具。

（2）指导产妇复查血糖，GDM 患者应重新确诊，如产后正常也须每 3 年复查口服葡萄糖耐量试验（OGTT）1 次，以减少或推迟患有 GDM 者发展为 2 型糖尿病。

第十二节　妊娠合并病毒性肝炎的护理

一、定义

病毒性肝炎：由肝炎病毒引起的以肝细胞变性坏死为主要病变的传染性疾病。

二、护理评估

（1）健康史：评估患者有无与肝炎患者密切接触史，有无肝炎病家族史及当地流行史，半年内有无接受输血、注射血制品史等。同时，评估患者的治疗用药情况及家属对肝炎相关知识的知晓程度。

（2）身体状况：评估患者消化道症状，如有无不明原因的油腻感、食欲减退、恶心、呕吐、肝区痛、乏力、腹胀等，观察有无畏寒发热、皮肤巩膜迅速黄染、频繁呕吐、肝臭味等重症肝炎的表现，有无嗜睡、烦躁、神志不清等肝性脑病的症状。注意评估患者凝血功能。

（3）心理状况：评估患者及家属对疾病的认知程度，是否因担心感染胎儿而产生焦虑、矛盾及自卑心理。

三、护理措施

（一）观察要点

（1）注意观察患者有无食欲缺乏、恶心、呕吐、厌油腻、皮肤黄染等临床表现，特别注意早期发现性格改变、行为异常、扑翼样震颤等肝性脑病的前驱症状。

（2）注意观察患者有无口鼻、皮肤黏膜等出血倾向。

（二）饮食护理

（1）嘱患者进含优质蛋白质、高维生素、高热量的食物，并多吃新鲜蔬菜、水果，保持大便通畅。

（2）妊娠合并重症肝炎者严格限制蛋白质的摄入，每日摄入量低于 0.5 g/kg。

（三）休息与活动

嘱患者保证充足的休息，每日应睡足 9 小时，并有适当的午休时间。

（四）用药护理

（1）临产前，遵医嘱给予维生素 K_1 等止血剂，临产后加大剂量。

（2）新生儿出生后尽早给予注射高效乙肝免疫球蛋白和乙肝疫苗，以阻断或减少乙肝病毒的垂直传播。

（3）遵医嘱使用保肝药物，如肌苷等，避免使用可能对肝脏有损害的药物。产后遵医嘱使用对肝脏损害较小的抗生素预防感染，防止肝炎病情恶化。

（4）患者如果有肝昏迷前驱症状，遵医嘱给予降氨药物，改善脑功能。

（5）预防弥散性血管内凝血（DIC）及肝肾综合征：严格监测患者生命体征，记录出入量，限制入液量，遵医嘱应用呋塞米、多巴胺等药物扩张肾血管，改善肾血流。

（6）当需要肝素治疗时，注意肝素的用量宜小不宜大，同时密切观察患者有无出血倾向。产后 4～12 小时内不宜应用肝素，以免发生产后出血。

（五）安全护理

（1）分娩前：做好预防产后出血的准备，监测患者凝血功能，产前 1 周遵医嘱肌内注射维生素 K_1，每日 20～40 mg；备新鲜血液、纤维蛋白原或血浆。

（2）产妇安置在隔离产房，密切观察产程进展及全身出血倾向，严禁肥皂水灌肠。

（3）宫口开全后适时予阴道助产，缩短第二产程，减少患者产时体力消耗。

（4）避免母婴传播及产后出血：任何有损皮肤黏膜的操作前，必须充分清洗、消毒后再进行；产时严格消毒并应用广谱抗生素；尽量避免软产道损伤及新生儿产伤引起的母婴传播；胎儿前肩娩出后即予患者缩宫素 10～20 U 加强宫缩。

（六）心理护理

向患者及家属讲解肝炎对母婴的影响及消毒隔离的方法与重要性，积极争取患者及家属的理解与配合，消除或减轻患者因患传染病而产生的焦虑和自卑心理。

四、健康教育

（一）疾病知识指导

（1）提倡孕期检查，产前检查时行肝功能和肝炎病毒检测，及时发现异常及时诊治。

（2）根据不同类型肝炎的传播方式，指导患者及家属做好家庭预防隔离，防止交叉感染。

（3）告知患者避免使用损害肝脏的药物，根据患者血液及乳汁的肝炎相关检查结果来判断患者是否能母乳喂养，对不宜哺乳者，应教会患者及家属人工喂养的知识和技能，并予口服炒麦芽冲剂或乳房外敷芒硝回乳，忌用雌激素退奶。

（二）出院指导

（1）遵医嘱继续为患者提供保肝治疗指导，嘱患者加强休息和营养，必要时及时就诊。

（2）对于患肝炎的育龄妇女，应指导其用避孕套避孕，禁用避孕药，最好治愈 2 年后再妊娠。

第十三节　胎儿窘迫的护理

一、定义

胎儿窘迫：指胎儿在子宫内因急性或慢性缺氧危及其健康和生命的综合症状。急性胎儿窘迫多发生在分娩期；慢性胎儿窘迫常发生在妊娠晚期，但在临产后常表现为急性胎儿窘迫。

二、护理评估

（1）评估孕产妇有无引起胎儿宫内窘迫的高危因素，如妊娠合并症、并发症、宫缩过频过强、胎儿生长发育异常、胎盘脐带因素。

（2）评估胎儿宫内状况，通过孕产妇自觉胎动、胎儿电子监护、羊水情况，了解胎儿宫内情况；也可通过胎儿头皮血分析、胎儿生物物理评分、超声等辅助检查了解胎儿宫内情况。

（3）评估孕产妇对胎儿自我监测的了解程度。

三、护理措施

（一）观察要点

（1）通过胎动、胎心、羊水性状、胎儿电子监护观察胎儿宫内情况有无改善。

（2）观察并识别胎儿电子监护图形，尽早发现胎儿监护的异常图形，及时处理胎儿宫内缺氧。

（3）根据孕周、胎儿成熟度、胎儿缺氧程度、产程进展情况，观察并选择合适的应对措施。

（二）饮食指导

慢性胎儿窘迫的孕妇，孕期应加强营养，进高蛋白、高热量、高维生素、富含铁的食物。如需剖宫产尽快终止妊娠，暂禁食。

（三）用药观察

（1）根据病因采取相应处理，如因催产或引产引起宫缩过强，停用药物，必要时给予宫缩抑制药，严密观察宫缩及胎儿改善情况。

（2）给予孕妇吸氧、侧卧位、静滴葡萄糖或乳酸林格注射液，纠正脱水、酸中毒、低血压及电解质紊乱，观察胎儿改善情况。

（3）慢性胎儿窘迫，保守治疗延长胎龄，遵医嘱按时用促胎肺成熟药。

（四）心理护理

提供心理支持，缓解孕产妇的紧张、焦虑情绪。

四、健康教育

（1）教会孕妇自数胎动，以便早期发现胎动异常。

（2）督促孕妇定期产前检查，及时发现胎儿窘迫的高危因素，并予以纠正。

第十四节　催产、引产的护理

一、定义

催产：指正式临产后因宫缩乏力需用人工及药物等方法加强宫缩，促进产程进展，以减少由于产程延长而导致母儿并发症。

引产：指在自然临产之前通过药物等手段使产程发动，达到分娩的目的，是产科处理高危妊娠常用的手段之一。

二、护理评估

（1）健康史：评估产妇本次妊娠经过有无高危因素。

（2）生理状况：评估产妇宫颈成熟度、子宫收缩、宫颈扩张和胎先露下降、胎儿宫内情况、胎膜是否破裂和羊水情况。

（3）评估催产的适应证和禁忌证。

（4）评估引产的适应证和禁忌证。

（5）评估评估产妇对催产和引产知识的了解程度。

三、护理措施

（一）观察要点

（1）了解产妇有无阴道出血和胎膜破裂，有无妊娠合并症。

（2）观察产妇产程进展，监测胎心、子宫收缩、宫颈扩张和胎头下降。

（二）饮食指导

产妇产程早期，宫缩强度较弱时，可正常饮食，如产程进入活跃晚期，可进易消化的半流食、流食或饮料。

（三）活动与休息

产妇感觉舒适的体位就是最好的体位。产妇休息尽可能采取侧卧或半卧位，少取平卧位。除休息外，尽可能采取多种自由体位，多活动，包括慢走、站位、坐位、蹲位、趴床、坐分娩球等，尽可能采取上身直立位，以利于胎头下降，促进产程进展。

（四）用药观察

（1）了解产妇一般情况及用药原因（引产、宫缩乏力），并向产妇做好解释以使其配合治疗。

（2）遵医嘱执行静脉滴注，配药时应摇匀液体，静脉开通后精确加入缩宫素药量。

（3）掌握合适的浓度与滴数：遵医嘱浓度从 0.5% 缩宫素 4～8 滴（1～2 mU）每分钟开始（1 ml=20 滴 =5 mU，1 滴 =0.25 mU），根据宫缩情况调节滴速，每 15～30 分钟调节 1 次，每次以增加 4 ~ 8 滴为宜，直至出现有效宫缩，最大滴数不超 40 滴 / 分（即 10 mU/min）。有效宫缩判断：宫缩时宫腔压力超过 60 mmHg，宫缩间隔 2 ~ 3 分钟，持续 30 ~ 60 秒。如最大滴数仍不现有效宫缩时可增加至 1% 浓度（1 ml=10 mU），先将滴数减半，再根据宫缩调整，最大滴数不超 40 滴 / 分（即 20 mU/min），密切观察产程进展。

（4）静滴缩宫素注意事项：产妇须专人守护，每 15 ~ 30 分钟监测记录宫缩频率、强度、持续时间及胎心情况并及时记录，规律宫缩后行胎心监护，每 4 小时测量血压 1 次。破膜后要观察羊水量、有无胎粪污染及其程度。遵医嘱行缩宫素激惹试验（OTC），了解胎儿宫内情况。警惕过敏反应。用量不宜过大，以防发生水中毒。如子宫收缩过强或胎心异常应立即调慢滴数或停止点滴缩宫素，并报告医生，遵医嘱给予产妇吸氧、胎儿电子监护，必要时给予硫酸镁抑制宫缩。

（5）地诺前列酮栓（普贝生）促宫颈成熟的药物：阴道置药后，嘱产妇卧床 2 小时后可下床活动；用药后密切观察宫缩、胎心及母儿状况，出现规律宫缩后及时行胎儿电子监护，了解胎儿宫内状况；如出现宫缩过频过强、胎膜破裂、胎监异常、母体不良反应，应及时报告医生，遵医嘱处理。

（五）心理护理

向孕产妇讲解催产、引产的相关知识，减轻其焦虑、紧张程度。

四、健康教育

（1）向孕产妇及家属讲解催产、引产的目的、药物、方法选择及注意事项，使其充分知情，理性选择。

（2）随时告知产妇临产、产程及母儿状况的信息，增强其催产、引产成功的信心。

（3）指导产妇利用自由体位、呼吸等方法来放松及减轻宫缩痛。

第十五节　产后出血的护理

一、定义

产后出血（Postpartum hemorrhage，PPH）：指阴道分娩者胎儿娩出后 24 小时内出血量 ≥ 500 ml，剖宫产分娩者出血量 ≥ 1000 ml。严重产后出血是指胎儿娩出后 24 小时内出血量 ≥ 1000 ml；难治性产后出血是指经宫缩剂、持续性子宫按摩或按压等保守措施无法止血，需要外科手术、介入治疗甚至切除子宫的严重产后出血。

二、护理评估

（1）病史：除收集产妇一般病史外，尤其要注意收集与产后出血有关的病史，如孕前患有出血性疾病、重症肝炎、子宫肌壁损伤；多次人工流产史及产后出血史；妊娠期合并妊高征、前置胎盘、胎盘早剥、多胎妊娠、羊水过多；分娩期产妇精神过度紧张，过多使用镇静剂、麻醉剂；产程过长，产妇衰竭或急产以及软产道裂伤；等等。

（2）身心状况：评估产妇产后出血量，同时评估由于产后出血所导致的症状和体征的严重程度。一般情况下，出血的开始阶段产妇有代偿功能，失血体征不明显，一旦出现出血失代偿状况则很快进入休克，同时易于发生感染。当产妇全身状况较差或合并有内科疾病时，即使出血不多，也可能发生休克。一旦发生产后出血情况，产妇会表现出异常惊慌、恐惧、手足无措，担心自己的生命安危，把全部希望寄托于医务人员，但由于出血过多与精神过度紧张，有些产妇很快进入休克昏迷状态，护士要详细评估产妇的心理状况。

（3）诊断检查：评估产妇产后出血量、测量生命体征与中心静脉压、实验室检查情况。

三、护理措施

（一）观察要点

（1）观察产妇子宫收缩的情况，宫底高度、质地，阴道出血量及会阴部切口或剖宫产伤口的情况。

（2）观察并详细记录产妇的意识状态、皮肤颜色、血压、脉搏、呼吸及尿量，必要时抽血进行实验室检查并测量产妇中心静脉压。

（3）观察产妇治疗用药后阴道出血量过多及因失血引起休克的症状有无改善。

（二）饮食护理

鼓励产妇多进高蛋白、富含铁和维生素的食物，如牛奶、鸡蛋、瘦肉、绿色蔬菜、水果等，少量多餐。

（三）休息与活动

嘱产妇注意卧床休息，减少活动，以免诱发出血。阴道分娩者产后 2 小时内在产房接受监护，回病房后在病情允许情况下，鼓励产妇适当下床活动。

（四）用药护理

（1）遵医嘱予应用缩宫素促进产妇子宫收缩，必要时加用卡贝缩宫素、欣母沛等强效促进子宫收缩的药物。

（2）遵医嘱予补液治疗，应用抗生素预防感染。

（五）安全护理

协助产妇在床上如厕，避免产妇因头晕、视力模糊、直立性低血压在厕所摔倒。嘱产妇在床上休息与日常活动，病情平稳后逐步增加活动量方可下床活动。

（六）心理护理

（1）积极做好产妇及家属的安慰、解释工作，避免其精神紧张。

（2）产后出血导致产妇体质虚弱，活动无耐力，护理人员应主动关心产妇，增加其安全感，并鼓励产妇说出内心的感受。

（七）止血的护理

（1）子宫收缩乏力性出血：可通过按摩子宫、使用宫缩剂、宫腔内填塞纱条、结扎血管等方式进行止血，必要时切除子宫。

（2）胎盘因素所致出血：胎盘已剥离但尚未娩出者，可挤压宫底，牵引脐带协助胎盘娩出；胎盘粘连者，可徒手剥离胎盘后协助娩出；胎盘、胎膜残留者，可行刮宫术；胎盘植入者，应及时做好子宫切除术的准备。

（3）软产道损伤所致出血：应及时缝合裂伤处。有软产道血肿者，应切开血肿，清除积血，再缝合止血。

（4）凝血功能障碍所致出血：尽快给予产妇输注新鲜全血，补充血小板、纤维蛋白原、凝血因子等。

四、健康教育

（一）疾病知识指导

教会产妇及家属了解产后出血的症状和体征，识别子宫收缩乏力的临床表现。

（二）出院指导

（1）指导产妇加强营养，促进产后康复。

（2）讲解产褥期护理知识，告知产妇产后复查的时间、意义等。

（3）告知产妇产褥期内禁性生活及盆浴，同时强调产后避孕知识。

（4）指导产妇观察恶露情况，警惕晚期产后出血的发生。

第十六节　羊水栓塞的护理

一、定义

羊水栓塞（amniotic fluid embolism，AFE）：指在分娩过程中羊水突然进入母体血循环引起急性肺栓塞、过敏性休克、DIC、肾衰竭等一系列病理自身改变的严重分娩并发症。

二、护理评估

（1）评估患者此次妊娠经过、胎膜破裂情况、有无妊娠合并症、分娩过程宫缩情况。

（2）评估羊水栓塞的诱发因素。

（3）评估羊水栓塞的三个阶段：心肺功能衰竭和休克；出血；急性肾衰竭。

（4）评估患者生命体征、生化指标。

（5）评估患者并发症。

（6）评估患者的心理状况和家庭支持情况。

（7）评估患者及家属对疾病的了解程度。

三、护理措施

（一）羊水栓塞的预防

（1）嘱患者加强产前检查，及时发现羊水栓塞的诱发因素并处理。

（2）使用缩宫素引产过程中视宫缩情况遵医嘱进行用量调节，防止宫缩过强。

（3）人工破膜应在宫缩的间歇期进行，破口要小且要控制羊水流出速度。

（二）观察要点

（1）尽早识别羊水栓塞早期症状。

（2）观察羊水栓塞抢救后患者病情有无改善。

（三）羊水栓塞的紧急处理与配合

1.抗过敏，解除肺动脉高压，改善低氧血症

（1）吸氧：患者取半卧位，正压给氧，必要时行气管插管或气管切开，保证氧气的供给，减轻肺水肿，改善心、脑、肾等重要脏器的缺氧状况。

（2）抗过敏：立即遵医嘱予氢化可的松或地塞米松静脉滴注或推注。

（3）解除肺动脉高压：遵医嘱予患者盐酸罂粟碱、阿托品、氨茶碱、酚妥拉明等解痉药缓解肺动脉高压。

2.抗休克

（1）补充血容量：及时给患者补充新鲜血液和血浆。

（2）升压：补充血容量后血压仍不回升者，可予多巴胺静脉滴注。

（3）纠正酸中毒：予患者 5% 碳酸氢钠 250 ml 静脉滴注。

（4）纠正心力衰竭：常用西地兰静脉推注，必要时 4～6 小时重复用药。

3.防治 DIC

（1）肝素：用于治疗羊水栓塞早期的高凝状态，发病后 10 分钟内使用效果更佳。

（2）补充凝血因子：及时给患者输新鲜血、血浆、纤维蛋白原等。

（3）抗纤溶药物：晚期纤溶亢进时，用氨甲环酸、氨甲苯酸等静脉滴注。

4.预防肾衰竭

若血容量补足后仍尿少者，可给予呋塞米静脉推注或甘露醇静脉滴注，无效者提示急性肾衰竭，应尽早行血液透析等急救处理。

（四）心理护理

对于清醒的患者，应给予安慰和鼓励，使其放松心情。对于有恐惧情绪的家属，应表示理解，并给予安慰。

四、健康教育

（1）对于高危因素，做好疾病健康指导。

（2）对于发病清醒的产妇，向其讲解疾病基本知识，以便及早发现症状，使其及早配合治疗。

（3）对于有恐慌情绪的家属，要及时与其沟通，争取其积极配合诊疗措施。

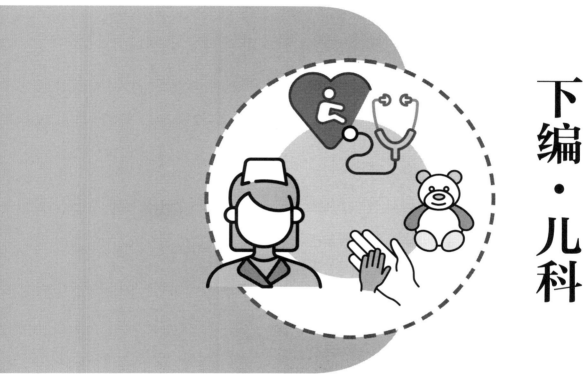

下编 · 儿科

第五章　儿科一般护理常规

一、儿科一般护理

（1）对入院患儿进行入院介绍，测量并记录患儿体温、心率/脉搏、呼吸、血压、体重、身长/身高；遵医嘱采集各种标本。

（2）当班责任护士完成患儿的入院首次护理评估、自理能力评估及住院风险评估，视病情填写首次护理评估记录，做好交接班。

（3）留置管路的患儿（如静脉输液管路、胃管、尿管等），应妥善固定管路，保持管路通畅，定期更换管路，并做好标记。

（4）体重：入院时称量患儿体重1次；住院期间每周称体重1次，特殊患儿遵医嘱。新生儿以克为单位记录，其他患儿以千克为单位记录，数值精确到小数点后一位。

（5）体温：新入院患儿每日测量体温1次，体温＞37.5℃者，每4小时测量1次，并执行发热护理常规护理，体温正常3日后每日测量1次。

（6）脉搏、呼吸、血压：7岁及以上的患儿入院时测量脉搏、呼吸、血压，小于7岁的患儿遵医嘱。

（7）大小便：每日记录患儿大小便次数或量，3日无大便者通知医生处理。

（8）饮食：给予清淡、易消化的饮食或遵医嘱给予治疗饮食。

（9）输液护理：1～3岁的患儿输液速度10～20滴/分，4～12岁的患儿20～40滴/分，12岁以上的患儿40～60滴/分，特殊情况遵医嘱调节。

（10）定期为患儿修剪指甲。

（11）发现患儿病情变化时立即通知医生，并配合处理。

（12）及时与患儿家属沟通，维护患儿权益、保护患儿隐私、履行告知义务。取得患儿及/或家属的同意和配合。告知患儿及家属保管好个人物品。

（13）做好入院、住院期间、出院等健康宣教。

二、危重患儿的护理

（1）评估患儿意识状态、生命体征、瞳孔、尿量、四肢肌张力和皮肤等情况。

（2）绝对卧床休息，调整适当卧位。

（3）严密观察患儿生命体征、意识、瞳孔、皮肤、出入量等并详细记录，发现异常及时报告，积极协助医生处理。

（4）根据患儿病情制订和实施护理计划，必要时专人护理。

（5）实行床头交接班制度，检查各种管道、患儿皮肤、治疗、引流等情况。

（6）遵医嘱给药，观察药物作用及不良反应。

（7）准备好抢救用物。

三、发热患儿的护理

（1）评估患儿神志、心率/脉搏、呼吸、体温、四肢肌张力及伴随症状，了解患儿有无高热惊厥史。

（2）嘱患儿卧床休息。

（3）给予患儿高维生素、高蛋白质、清淡、易消化的流食或半流食，必要时遵医嘱给予静脉营养。

（4）对于2月龄及以上，肛温 ≥ 39.0℃（口温 ≥ 38.5℃，腋温 ≥ 38.2℃），或因发热出现了不舒适和情绪低落的发热患儿，推荐口服退热剂。降温处理后30分钟测量体温，观察患儿有无虚脱表现。

（5）患儿（肛温 ≥ 38.5℃，腋温 ≥ 38.0℃）出现的惊厥发作按热性惊厥常规护理，遵医嘱给予药物降温、镇静、吸氧等处理。

（6）遵医嘱留取标本，如血常规、C-反应蛋白（CRP）、降钙素原及尿常规等，血培养尽量在体温上升期留取。

（7）嘱患儿多饮水，必要时给予口腔护理。

（8）密切观察患儿体温变化并记录。

（9）告知患儿家属降温的目的和注意事项。

四、惊厥患儿的护理

（1）评估患儿神志、体温、血压、心率/脉搏、四肢肌张力等情况；了解患儿既往史，有无热性惊厥史或中枢神经系统感染史。

（2）采取有效措施，防止坠床发生，保证患儿安全。

（3）严密观察患儿病情：生命体征、惊厥发作时间、伴随症状、持续时间，必要时给予吸氧，建立静脉通路。

（4）惊厥发生时，立即清除患儿口鼻分泌物，头偏向一侧。切忌掐人中、撬开牙关、按压或摇晃患儿等以免导致其进一步受到伤害，同时通知医生并协助医生处理。

（5）备好开口器等抢救物品和药品。

（6）指导患儿家属看护时，告知家属若患儿出现体温及肌张力增高、口角或眼偏向一侧、四肢抖动等表现，及时通知医护人员。

（7）告知家属患儿发生惊厥的紧急处理措施。

第六章　营养和营养障碍疾病患儿的护理

第一节　蛋白质－能量营养不良患儿的护理

一、定义

蛋白质－能量营养不良：由于缺乏能量和（或）蛋白质所致的一种营养缺乏症。主要见于 3 岁以下婴幼儿，其特征为体重不增、体重下降、渐进性消瘦或水肿、皮下脂肪减少或消失，常伴全身各组织脏器不同程度的功能低下及新陈代谢失常。

二、护理评估

（1）评估患儿体重、身高及皮下脂肪厚度；了解患儿精神状态，有无肌张力减低、水肿、贫血表现，是否伴维生素和（或）矿物质缺乏症状；判断患儿营养不良程度。

（2）评估患儿的年龄、喂养史、现病史及生长发育史，是否存在母乳不足、喂养不当及不良饮食习惯，是否有消化道解剖或功能上的异常，是否为早产儿或双胎儿等。

（3）评估患儿家属对营养不良疾病的认知度、家庭经济情况等。

（4）评估辅助检查：患儿血糖、白蛋白、微量元素值的改变。

（5）进行入院首次护理评估、患儿自理能力评估及住院风险评估。

三、护理措施

（一）观察要点

（1）观察患儿进食情况及患儿对食物的耐受程度，定期测量患儿体重、身高 / 身长及皮下脂肪厚度。

（2）低血糖易发生在夜间或清晨，观察患儿有无头晕、出汗、面色苍白、神志不清等低血糖表现。

（3）观察患儿有无肢端发冷、脉弱、血压下降等休克表现。

（4）观察患儿有无呼吸道和消化道等系统的感染症状，特别是婴儿腹泻和肺炎等。

（5）观察患儿有无眼干不适、黄昏时视物不清、皮肤干燥、毛发脱落等维生素 A 缺乏表现。

（6）观察患儿有无面色苍白等营养性贫血的表现。

（二）饮食护理

（1）饮食调整原则：由少到多，由稀到稠，循序渐进，逐步补充，根据患儿病情轻重和消化功能调节饮食的量及种类。

（2）喂养方法：鼓励母乳喂养，按需喂哺母乳。人工喂养儿给予稀释牛奶，少量多次喂养。若患儿消化吸收好，逐渐增加奶量及浓度。

（3）喂养途径：尽量选择口服，若患儿食欲差、吞咽困难、吸吮力弱，可选择鼻饲；若患儿肠内营养明显不足或胃肠功能严重障碍，则选择胃肠外营养。

（4）补充维生素及矿物质：尤其注意补充维生素 A、钾、镁。每日给予蔬菜及水果，但应从少量开始，逐渐增加。

（5）鼓励患儿建立良好的饮食习惯。

（三）休息与活动

在患儿症状好转的前提下尽早开始身体活动。

（四）用药护理

根据医嘱使用药物及胃肠外营养，如血浆、白蛋白、静脉营养液等，并观察药物效果及不良反应，保持输液通畅，防止渗出。

（五）安全护理

重度营养不良患儿，提倡加强家属陪护，注意观察患儿有无低血糖表现。

（六）心理护理

安慰患儿及家属，争取得到患儿及家属的信任，使其积极配合治疗和护理。

（七）皮肤与清洁

保持患儿皮肤清洁，做好口腔护理及臀部护理。

四、健康教育

（一）疾病知识指导

（1）向患儿家属介绍营养不良的常见病因、预防方法及护理要点。

（2）鼓励母乳喂养，指导家属掌握婴儿科学喂养知识及合理的膳食搭配与制作方法。

（3）预防感染。

（4）按时预防接种。

（二）出院指导

（1）嘱家属帮助患儿养成良好的生活习惯：重视身体锻炼，纠正不良生活习惯及饮食卫生习惯，保证充足睡眠，预防感染，提高机体免疫力，避免营养不良的复发。

（2）指导家属遵医嘱予患儿用药，定期带患儿健康体检。

第二节 营养性维生素 D 缺乏性佝偻病患儿的护理

一、定义

营养性维生素 D 缺乏性佝偻病：营养性维生素 D 缺乏是引起佝偻病最主要的原因，是由于儿童体内维生素 D 不足导致钙和磷代谢紊乱、生长着的长骨干骺端生长板和骨基质矿化不全，表现为生长板变宽和长骨的远端周长增大，在腕、踝部扩大及软骨关节处呈串珠样隆起、软化的骨干受重力作用及肌肉牵拉出现畸形等。

二、护理评估

（1）评估患儿精神状态及睡眠情况，注意有无激惹、夜间啼哭、睡眠不安、惊厥等表现。

（2）评估患儿有无倦怠、低热、厌食、呕吐、便秘等维生素 D 中毒的表现。

（3）了解患儿母亲孕期健康状况，以及患儿出生史、喂养史、生活习惯、患病史与用药史；患儿是否有胃肠道疾病、日照是否充足等。

（4）评估患儿有无骨骼畸形、免疫力低下，了解患儿血生化检查及 X 线检查结果。

（5）进行入院首次护理评估、患儿自理能力评估及住院风险评估。

三、护理措施

（一）观察要点

（1）观察患儿精神状态及有无骨骼畸形等。

（2）观察患儿有无易激惹、夜间啼哭、睡眠不安、惊厥等表现。

（二）饮食护理

（1）提倡母乳喂养，按时添加辅食。按时引入换乳期食物，给予患儿富含维生素 D、钙、磷和蛋白质的食物。

（2）遵医嘱补充维生素 D 制剂，防止补充过量患儿出现中毒症状。

（三）休息与活动

指导家属孩子在出生后 2～3 周即可进行户外活动，保证每日 1～2 小时的户外活动时间。夏季可在阴凉处，尽量暴露皮肤，冬季室内活动时开窗。

（四）用药观察

遵医嘱补充维生素 D，注意患儿有无厌食、恶心、烦躁不安、体重下降、顽固性便秘等维生素 D 中毒的表现。

（五）加强生活护理，预防感染

保持室内空气清新、温湿度适宜、阳光充足，避免交叉感染。

（六）心理护理

安慰、鼓励患儿及家属，争取得到患儿及家属的信任，使其积极配合治疗和护理。

（七）预防骨骼畸形和骨折

患儿衣着柔软、宽松，床铺松软，避免患儿早坐、久坐、早站、久站和早行走，以防骨骼畸形。严重佝偻病患儿并发肋骨、长骨骨折，护理操作时应避免重压和强力牵拉。

（八）加强体格锻炼

对已有骨骼畸形的患儿采取主动或被动的方法矫正；对于外科手术矫正者，指导家属正确使用矫形器具。

四、健康教育

（一）疾病知识指导

（1）给患儿家属讲解有关疾病的预防、护理知识，选择富含维生素 D、钙、磷和蛋白质的食物，指导家属带患儿进行户外活动和调整饮食的方法。

（2）6 个月内婴儿不建议直接接受阳光直射，新生儿出生后 2 周开始补充维生素 D 至青春期；早产儿、低出生体重儿、双胎儿出生后遵医嘱立即补充维生素 D。处于生长发育高峰期的婴幼儿，应加强户外活动，给予维生素 D 预防量和钙剂，并及时引入换乳期食物。

（3）注意观察患儿有无维生素 D 中毒的表现。

（二）出院指导

（1）指导户外活动、日光浴、服用维生素 D 及按摩肌肉矫正畸形的方法。

（2）如患儿出现维生素 D 过量引起的中毒症状，及时就医。

第三节　维生素 D 缺乏性手足抽搐症患儿的护理

一、定义

维生素 D 缺乏性手足抽搐症：维生素 D 缺乏性佝偻病的伴发症状之一，多见于 6 个月以内的小婴儿。

二、护理评估

（1）评估患儿惊厥发作的频率、持续时间及发作时的神志改变情况。

（2）观察并评估患儿手足抽搐时有无喉痉挛及缺氧症状。

（3）了解实验室检查情况，如钙、磷、血清 25 羟维生素 D 和超声骨密度等。

（4）评估患儿家属的心理状态及社会支持情况。

（5）进行入院首次护理评估、患儿自理能力评估及住院风险评估。

三、护理措施

（一）观察要点

（1）观察患儿有无惊厥、手足抽搐、喉痉挛等症状。

（2）观察患儿病症发作时的临床表现、发作持续时间、发作停止后的意识等。

（二）饮食护理

（1）提倡母乳喂养，按时添加辅食。

（2）给予患儿富含维生素 D、钙、磷和蛋白质的食物。

（三）休息与活动

（1）保证患儿定期户外活动，按时补充维生素 D。

（2）保持病室安静、舒适，保证患儿休息。

（四）用药观察

（1）控制惊厥或喉痉挛可用 10% 水合氯醛保留灌肠，每次 40 ～ 50 mg/kg；或地西泮每次 0.1 ～ 0.3 mg/kg 肌内注射或缓慢静脉注射，注意观察患儿呼吸、心跳，必要时监测患儿血压。

（2）静脉推注钙剂时应注意推注速度在 10 分钟以上或采取静脉滴注的方式，并监测患儿心率，避免药液外渗，不可皮下注射或肌内注射，以免造成局部组织坏死。

（五）防止窒息

出现惊厥或喉痉挛者，立即予吸氧，做好气管插管或气管切开前准备。喉痉挛者将舌头拉出口外，头偏向一侧，清除口鼻分泌物，保持呼吸道通畅，避免窒息。对已出牙的患儿，在上、下门齿间放置牙垫，避免舌头被咬伤，必要时协助医生行气管插管或气管切开术。

（六）心理护理

做好患儿家属的心理指导。

四、健康教育

（一）疾病知识指导

（1）指导患儿家属合理喂养，保证患儿每日有一定时间的户外活动。

（2）遵医嘱予患儿补充维生素 D，适量补充钙。

（二）出院指导

教会家属患儿惊厥、喉痉挛发作时的处理方法：使患儿平卧，松开患儿衣领，保持患儿呼吸道通畅，家属保持冷静，勿大喊大叫，切忌摇晃患儿，发作停止后及时带患儿就诊。

第七章　消化系统疾病患儿的护理

第一节　婴幼儿腹泻的护理

一、定义

婴幼儿腹泻：或称"腹泻病"，是一组由多病原、多因素引起的以大便次数增多和大便性状改变为特点的消化道综合征。

二、护理评估

（1）评估患儿大便次数、量、性状、颜色及有无里急后重，腹泻开始的时间，有无腹泻史；有无使用抗生素史及食物过敏史；等等。

（2）评估患儿脱水的程度和性质，有无水、电解质及酸碱平衡紊乱，患儿生命体征、体重、前囟、皮肤黏膜、循环状况及尿量等。

（3）评估患儿腹痛的性质、部位及与排便的关系。

（4）评估患儿肛周皮肤有无发红、糜烂、破损。

（5）进行入院首次护理评估、患儿自理能力评估及住院风险评估。

三、护理措施

（一）观察要点

（1）观察患儿大小便次数、气味、颜色、性状和量。

（2）观察患儿精神状态、皮肤弹性、尿量，以及有无口渴、乏力、低血钾、酸中毒等脱水症状。

（3）观察患儿有无全身中毒症状，如发热、精神萎靡、嗜睡、烦躁等；有无病情迅速恶化，中毒症状明显，如伴有腹部压痛、反跳痛、肠鸣音减弱或消失等。

（二）饮食护理

（1）腹泻期间给予患儿少渣、低脂、富含维生素的清淡饮食，忌辛辣、油腻、生冷等刺激性食物，避免食用引起过敏的食物。母乳喂养者继续哺乳，但应减少哺乳次数，缩短每次哺乳时间，暂停换乳期食物添加；人工喂养者可喂米汤等，随着病情好转，由流食或半流食逐步过渡到普食。

（2）呕吐严重者，可暂时禁食（不禁水）4～6小时，待好转后继续喂食，由少到多，由稀到稠。病毒性肠炎患儿暂停乳类喂养，改用酸奶、豆浆等，腹泻停止后逐渐恢复营养丰富的饮食。

（3）少数口服营养物质不能耐受者，应加强支持疗法，必要时行胃肠外营养。

（三）休息与活动

减少活动，卧床休息。

（四）用药观察

（1）遵医嘱使用抗生素、肠黏膜保护剂及肠道微生态调节剂。

（2）指导用药方法和注意事项。口服补液：用于轻、中度脱水而无明显周围循环障碍及无呕吐或呕吐不剧烈且能口服的患儿，鼓励患儿少量多次口服口服补液盐（ORS）。用量（ml）＝体重（kg）×（50～75）ml，4小时内服完。重度脱水或吐泻频繁的患儿，根据脱水程度和性质的不同，结合患儿具体情况决定补液的成分、容量和输注时间。

（3）静脉补液按照先盐后糖、先浓后淡、先快后慢、见尿补钾的原则。

（五）体重管理

遵医嘱监测患儿体重并记录。

（六）控制感染

遵医嘱使用抗生素，做好床边隔离，感染性腹泻与非感染性腹泻患儿分室居住，以防交叉感染。

（七）排泄

（1）观察患儿大便的次数、量、颜色、性状及尿量。

（2）必要时遵医嘱记录24小时尿量或出入量。

（八）维持水、电解质及酸碱平衡

轻、中度腹泻患儿遵医嘱予ORS纠正脱水；中、重度脱水或吐泻严重、腹胀的患儿，遵医嘱予补液，并严格控制输液量和输液速度。

（九）皮肤与清洁

（1）臀部护理：选用柔软布类尿布，勤更换，每次便后用温水清洗患儿臀部并拭干，局部皮肤可涂鞣酸软膏，注意保持皮肤的清洁干燥。

（2）患儿肛周皮肤发红处涂以鞣酸软膏或氧化锌；皮肤糜烂者，采取暴露法，臀下只垫尿布，不加包扎，必要时遵医嘱予氧气吹肛周。

四、健康教育

（一）疾病知识指导

（1）向患儿家属讲解本病的护理要点及预防知识，指导家属合理喂养，鼓励母乳喂养，避免在夏季断奶。逐步添加辅食，切忌几种辅食同时添加。

（2）注意饮食卫生，培养患儿良好的卫生习惯。

（3）说明调整饮食的重要性，指导患儿家属配制和使用ORS溶液，予患儿少量多次饮用。

（二）出院指导

（1）告知患儿家属遵医嘱予患儿服药，定期复诊。

（2）告知患儿家属患儿急性腹泻病发作时家庭治疗的原则，并尽快送患儿就诊。

第二节　婴儿胆汁淤积症的护理

一、定义

婴儿胆汁淤积症：指1岁以内由各种原因导致胆汁生成、分泌、排泄异常，引起黄疸、粪便颜色变浅、肝脏肿大、结合胆红素及胆汁酸增高等主要临床表现，继而出现腹泻、体重不增、发育落后等表现的临床综合征。

二、护理评估

（1）评估患儿生命体征、精神状态、有无疝气。

（2）评估患儿黄疸出现的时间、黄疸的程度。

（3）评估患儿大便颜色及尿色。

（4）评估患儿是否有呕吐、腹胀、腹泻、食欲不振、体重不增、皮肤瘙痒等症状。

（5）其他症状：评估久病患儿是否有精神萎靡、反应欠佳、疲劳等表现，是否出现低钙血症、佝偻病、消化道出血、颅内出血等。

（6）了解患儿血常规检查、肝功能检查、病原学检查、影像学检查（腹部B超、腹部CT、ECT、磁共振等）、肝组织活检等结果。

（7）了解患儿家属的心理状况、对疾病的认知程度及社会支持情况。

三、护理措施

（一）观察要点

（1）观察患儿生命体征、精神意识状况、皮肤及巩膜黄染的情况，以及大便的性状、次数及颜色；观察患儿有无腹胀、胆红素检查结果等。

（2）观察患儿是否出现肝昏迷。

（3）出血：观察患儿有无颅脑出血表现，皮肤有无瘀斑、出血点，有无便血。

（4）血糖：观察患儿有无头晕、出汗、面色苍白、神志不清等低血糖表现。

（二）饮食护理

给予患儿高热量、高蛋白质、高维生素、易消化的饮食，供给足够的水分、热量。

（三）休息与活动

使患儿卧床休息，避免患儿哭闹。一切操作应尽量集中，避免打扰患儿休息。

（四）用药护理

（1）遵医嘱使用利胆退黄、护肝、改善肝细胞功能及抗病毒治疗药物，并注意观察用药效果及患儿有无头晕、困倦等不良反应。

（2）遵医嘱肌内注射或皮下注射维生素 K_1（禁止静脉注射或静脉滴注），注意观察患儿有无过敏反应，警惕过敏性休克。

（五）心理护理

做好患儿家属的心理指导，建立良好的护患关系，消除或减轻家属的焦躁心理。

（六）排泄

观察患儿大便颜色及尿色。

（七）皮肤与清洁

（1）保持患儿皮肤清洁，衣物应柔软宽松。患儿病情允许时应每日使用清水为患儿洗澡。

（2）经常修剪患儿指甲或给患儿戴手套以防抓伤皮肤。大便后温水清洗患儿臀部。遵医嘱使用减轻瘙痒的药物。

四、健康教育

（一）疾病知识指导

（1）向患儿家属讲解本病的护理要点及预防知识，使家属树立信心，积极配合治疗。

（2）指导患儿家属保证患儿睡眠充足、锻炼有规律；指导家属喂养前应洗手，注意餐具消毒，避免交叉感染。

（二）出院指导

（1）避免患儿过热或受凉。适当增加患儿户外活动的时间与次数，避免将患儿带入人多的公共场所，家中应勤开窗通风。

（2）告知患儿家属须门诊随访 1 年，定期复查患儿肝功能、血糖、凝血功能。平时注意观察患儿精神、面色、食欲、大便颜色的变化，如有异常及时就诊。

第三节　胃镜检查患儿的护理

一、检查前护理

（1）检查前评估患儿检查结果是否正常：查看患儿心电图、血常规、肝功能、凝血功能、乙型病毒性肝炎血清学等检查结果有无异常。

（2）患儿准备：

①检查前 1 日晚上 10 点后禁食，检查当日早晨禁饮；小于 5 个月的婴儿禁食 4 小时、禁水 2 小时；6～12 个月的婴儿禁食、禁饮 6 小时以上；幽门梗阻患儿术前行流质饮食 1 日，禁食 12～14 小时，必要时须洗胃；做过钡餐透视的患儿于透视后 3 日方可进行检查。

②术前 5 分钟给患儿喝去泡剂，咽喉部喷盐酸利多卡因局部麻醉，以减轻不适。

③提醒患儿的监护人签署胃镜检查知情同意书。

（3）备齐检查常用器械，如活检钳、异物篮，以及术前用药、急救药品等药物，核对患儿资料，确认患儿监护人已经签署胃镜检查知情同意书。

二、检查中护理

（1）患儿取双下肢屈曲左侧卧位，嘴角垫弯盘、干毛巾，备好纸巾，指导患儿平静深呼吸，经口呼气，鼻吸气。

（2）配合医生插镜，进行活检、止血、取异物等治疗，并拍照或录像保存资料。

（3）注意观察患儿病情变化，必要时配合医生抢救。

三、检查后护理

（1）指导患儿禁食、禁水 2 小时，待患儿咽喉部局麻作用完全消失后方可进温凉流食或软食，无不适感后逐渐恢复至普食。

（2）注意观察患儿有无咽喉水肿、恶心、呕吐及腹胀表现。

（3）注意观察患儿大便颜色，必要时送大便隐血试验。

（4）指导门诊患儿家属自行观察上述症状，如有异常，及时门诊就诊。

（5）无痛胃镜检查完成后，患儿清醒 1 小时后方可进食，视病情可进流食、半流食或普食。如为上消化道大出血和进行胃黏膜活检的患儿，则根据病情继续卧床休息和延长禁食时间。

四、健康教育

指导患儿养成良好的饮食习惯，忌生冷等刺激性食物，保持大便通畅。如有腹痛、腹胀或便血，及时就诊。

第四节 结肠镜检查患儿的护理

一、检查前护理

（1）检查前评估患儿检查结果是否正常：血常规、肝功能、凝血时间、心电图、乙型肝炎病毒性肝炎血清学等。向患儿及家属介绍检查的目的、方法，取得患儿及家属的理解和配合。

（2）肠道准备：

①饮食准备：检查前 3 日少渣饮食，检查前 1 日开始低纤维饮食，检查当日早上及中午禁食。

②清洁肠道：肠道检查前 1 日晚上服用洗肠剂，检查当日提前 4～6 小时服用第二次洗肠剂。即检查前 1 日晚餐后 2 小时分次口服复方聚乙二醇电解质散（每包冲水 1000 ml）配制的液体（量不低于 50 ml/kg），在 2 小时内服完，直至排出无渣清水样便为止（完全哺乳的婴儿，少量多次生理盐水灌肠或用糖水代替喂奶 12～24 小时亦可清洁肠道），检查当日中午视情况使用生理盐水清洁灌肠。如腹泻过多，可考虑予静脉补液。

③如有严重腹胀或不适，可减慢服用速度或暂停服用，待症状消失后再继续服用，直至排出清水样便。

（3）建立留置针静脉通路，遵医嘱予患儿静脉补充电解质。

（4）患儿由专人平车送至内镜中心或手术室。

二、检查后护理

（1）密切观察患儿生命体征及病情变化，观察有无腹痛、腹胀、便血。

（2）行息肉切除者，为防止出血、穿孔等并发症，术日禁食、禁洗热水澡，第 2 日可进无渣流食，忌粗纤维饮食，保持大便通畅。

（3）未行息肉切除者，麻醉清醒后 1 小时可饮用温水，或进米汤等流食。术日只能进少渣或温凉的食物，忌刺激性及油腻性食物。

三、健康教育

患儿出院后忌粗纤维饮食，保持大便通畅。尽量减少患儿运动，一旦发生便血及时就诊。

第五节　肝穿刺活检术患儿的护理

一、定义

肝穿刺活检术：简称"肝穿"，指在局部麻醉下利用肝活检针或活检枪穿刺肝脏抽取少量肝组织进行病理检查和免疫组织化学检验的一种操作技术。

二、术前护理

（1）术前准备：完善相关检查，如血常规、凝血四项、乙肝六项、肝功能、肾功能、心电图、B超、X线等检查，以及确定血型、备血等。

（2）指导年长患儿学会深呼吸 – 屏气，以配合穿刺。

（3）遵医嘱使用维生素 K_1。

（4）术前 2 小时禁食。

（5）不配合的患儿可适当剥夺睡眠，术前 30 分钟遵医嘱使用镇静剂。

（6）备好合适的沙袋、腹带或弹力绷带、甲醛溶液标本固定瓶、抢救药品、止血药品及镇静剂。

（7）医生护士护送患儿至 B 超室。

三、术中护理

（1）患儿取平卧位或左侧卧位，双手屈曲放于枕头附近，观察患儿病情变化及口唇颜色。

（2）必要时遵医嘱使用镇静剂。

四、术后护理

（1）观察患儿面色，遵医嘱监测体温、脉搏、呼吸、血压。

（2）休息与活动：患儿术后 6 小时绝对平卧休息，可适当抬臀，6 小时后可进行翻身，术后第 2 日上午方可下床活动。

（3）注意观察患儿有无腹痛、腹胀表现，有无气胸、腹腔出血等并发症发生。

（4）穿刺点弹力绷带、沙袋加压包扎 6 小时，弹力绷带包扎 24 小时，观察穿刺点周围有无渗血及瘀斑。

（5）遵医嘱使用止血药物，必要时使用止痛剂及镇静药，监测血压等。

（6）术后患儿清醒即可进半流食或易消化的普食。

（7）肝脏活检标本 2 小时内送达病理科。

五、健康教育

（一）疾病知识指导

（1）及时向患儿及家属解释操作的目的、意义、方法及术中可能发生的不适，取得患儿及家属的配合。

（2）向患儿及家属讲解饮食与卧床休息的重要性。

（二）出院指导

（1）嘱患儿术后 3 个月内避免剧烈运动，如爬山、骑车、打球、游泳等。

（2）嘱患儿禁止服用对肝脏有毒性的药物。

第八章　呼吸系统疾病患儿的护理

第一节　急性感染性喉炎患儿的护理

一、定义

急性感染性喉炎：指喉部黏膜急性弥漫性炎症，以犬吠样咳嗽、声嘶、喉鸣、吸气性呼吸困难为临床特征。

二、护理评估

（1）评估患儿有无犬吠样咳嗽、嘶哑、喘鸣、三凹征、呼吸困难等症状。

（2）评估患儿有无发热、缺氧、吸气性呼吸困难。

（3）评估患儿喉梗阻分度情况。

（4）进行入院首次护理评估、患儿自理能力评估及住院风险评估。

三、护理措施

（一）观察要点

（1）观察患儿面色，有无犬吠样咳嗽、嘶哑、喘鸣、三凹征、呼吸困难等症状。

（2）观察患儿有无窒息。

（3）观察患儿有无发热。

（二）饮食指导

（1）给予患儿高蛋白、高维生素、易消化的流食或半流食。

（2）患儿应缓慢进食，避免呛咳，并补充足量的水分。

（三）活动与休息

保持患儿安静，避免哭闹，减少活动。

（四）用药观察

遵医嘱给予患儿糖皮质激素雾化吸入，促进黏膜水肿消退，并观察用药后效果。

（五）气道护理

保持患儿呼吸道通畅，指导正确雾化吸入糖皮质激素，消除喉头水肿。缺氧者给予吸氧。

（六）心理护理

做好患儿家属的心理指导，取得家属的理解与配合。

（七）气管切开者

应按气管切开术后护理常规进行护理。

（八）皮肤与清洁

保持患儿皮肤的清洁与干燥，汗多的患儿及时擦汗更衣。

四、健康教育

（一）疾病知识指导

（1）介绍疾病的相关知识，指导家属加强患儿身体锻炼，多进行户外活动。

（2）指导家属预防患儿呼吸道感染的相关知识，使患儿病情在疾病早期能得到及时控制。

（二）出院指导

（1）嘱患儿家属保持室内环境空气流通，每日通风 2～3 次，每次通风时长 30 分钟。

（2）患儿遵医嘱按时服药，如出现高热、寒战、咳嗽、嘶哑等，应立即就诊。

（3）患儿应注意保暖，避免到人多拥挤的公共场所，感冒的家属不要亲密接触患儿。

（4）患儿定期健康检查，按时预防接种。

第二节　肺炎患儿的护理

一、定义

肺炎：由不同病原体或其他因素所致的肺部炎症，临床表现为发热、咳嗽、气促、呼吸困难和肺部固定性中、细湿啰音。

二、护理评估

（1）评估患儿有无发热、咳嗽、咳痰、气促，听诊有无肺部啰音。

（2）评估患儿有无全身中毒症状及循环系统、神经系统、消化系统受累的表现。

（3）了解患儿外周血白细胞检查、病原学检查、胸部 X 线检查等结果。

（4）进行入院首次护理评估、患儿自理能力评估及住院风险评估。

三、护理措施

（一）观察要点

（1）观察患儿生命体征、面色、神志、精神、体温变化。

（2）观察患儿有无心力衰竭、呼吸衰竭、中毒性休克、中毒性脑病等并发症的表现。

（二）饮食指导

（1）给予患儿高蛋白、高维生素、易消化的流质或半流质饮食，并补充足量的水分。

（2）患儿应缓慢进食，避免呛咳。严重呼吸困难者禁食。

（三）活动与休息

发热或重症者应卧床休息，治疗护理集中进行，保证患儿有足够的休息时间。

（四）用药观察

遵医嘱给予抗生素治疗，并观察治疗效果及有无过敏反应，口服止咳化痰药物后 15 分钟内不宜饮水。输液速度应根据患儿年龄及病情严格控制，避免加重心脏负荷。

（五）氧气疗法

气促发绀的患儿遵医嘱给予鼻导管或面罩吸氧，注意观察用氧疗效，呼吸衰竭者在鼻导管或面罩吸氧仍不能纠正低氧血症时，应考虑给予机械通气。

（六）保持呼吸道通畅

及时清除患儿口鼻分泌物，根据病情取舒适体位。雾化后加强拍背，气压辅助排痰。指导和鼓励年长患儿进行有效咳嗽，以促进排痰，必要时吸痰。

（七）心理护理

做好患儿家属的心理指导，取得家属的理解与配合。

（八）降低体温

密切观察患儿体温变化，采取相应的护理措施，参照发热患儿护理常规进行护理。

（九）排泄

观察患儿大小便的颜色、性状和量。

（十）皮肤与清洁

保持患儿皮肤的清洁与干燥，汗多的患儿及时擦汗更衣。

四、健康教育

（一）疾病知识指导

（1）介绍肺炎的相关知识，指导家属加强患儿身体锻炼，多进行户外活动。

（2）养成良好生活习惯。及时接种疫苗，推荐 2 岁以上高危人群注射肺炎链球菌疫苗。

（二）出院指导

（1）患儿应注意休息，保证充足的睡眠，避免受凉、淋雨。

（2）指导患儿家属平时加强患儿营养，多带患儿参加户外活动，适当体育锻炼，增强体质。

（3）患儿按时服药，定期接受随访，出现发热、咳嗽、呼吸困难时，应及时就诊。

第三节　支气管哮喘患儿的护理

一、定义

支气管哮喘：由多种细胞（如嗜酸性粒细胞、肥大细胞、T淋巴细胞、中性粒细胞及气道上皮细胞等）和细胞组分共同参与的气道慢性炎症性疾病。这种慢性炎症导致气道反应性增加，通常出现广泛多变的可逆性气流受阻，并引起反复发作性喘息、气促、胸闷或咳嗽等症状，常在夜间和（或）清晨发作或加剧，多数患儿可经治疗缓解或自行缓解。

二、护理评估

（1）评估患儿哮喘发作诱因、持续时间、发作频率、程度、缓解方式。

（2）评估患儿病史、意识状态、生命体征、心理状态等，有无发绀及喘息。

（3）评估患儿用药情况，以及肺功能检查、呼出气一氧化氮数值检查、嗜酸粒细胞检查等结果。

（4）进行入院首次护理评估、患儿自理能力评估及住院风险评估。

三、护理措施

（一）观察要点

（1）观察患儿有无哮喘发作的先兆症状，如咽痒痛、呼吸不畅、胸闷、烦躁不安等。

（2）观察患儿生命体征，注意有无明显呼吸困难。

（3）患儿如出现意识障碍、呼吸衰竭等表现，应及时报告医生进行紧急抢救。

（二）饮食指导

（1）给予患儿富含维生素、易消化的饮食，并补充足量的水分，避免食用引起过敏的高蛋白食物。

（2）患儿应缓慢进食，避免呛咳窒息。严重呼吸困难者考虑胃管喂养。

（三）活动与休息

保持室内安静、环境舒适、空气清新、温湿度适宜，利于患儿休息，应避免患儿接触有害气味及过敏原，护理操作尽可能集中进行。

（四）用药观察

（1）观察给予 β_2 受体激动剂吸入后哮喘缓解的情况。

（2）观察使用糖皮质激素患儿的激素疗效及副作用。

（3）有感染者，遵医嘱使用抗生素，定期监测并记录患儿的体重。

（五）保持呼吸道通畅

给予雾化吸入、拍背、吸痰。

（六）心理护理

（1）用亲切的语言及爱抚给予患儿安慰、鼓励，以减轻患儿的不安和痛苦。

（2）允许患儿及家属表达感情，向患儿家属解释哮喘的诱因、治疗过程和预后，指导他们以正确的态度对待患儿，并发挥患儿的主观能动性。采取措施缓解患儿的恐惧心理。

（七）皮肤与清洁

保持患儿皮肤的清洁与干燥，汗多的患儿及时擦汗更衣。

四、健康教育

（一）疾病知识指导

（1）向患儿及家属介绍支气管哮喘的相关知识，指导家属加强患儿营养，避免患儿食用诱发哮喘发作的食物，少量多餐，避免过饱。

（2）指导患儿及家属气雾剂、储雾罐、峰流速仪等的使用方法，坚持记录患儿哮喘日记。

（3）教会并鼓励患儿做深而慢的呼吸运动。

（二）出院指导

（1）用药指导：详细指导用药方法、时间、剂量、疗程，遵医嘱用药，不能自行减量或停药。

（2）锻炼身体，注意预防呼吸道感染。避免过劳、淋雨、奔跑及精神情绪方面的刺激。

（3）尽量避免接触已知过敏原。

（4）定期测量身高，监测患儿生长发育情况。

（5）定期专科门诊检查，坚持长期规范治疗。

第四节　特发性肺含铁血黄素沉着症患儿的护理

一、定义

特发性肺含铁血黄素沉着症：一组病因未明的弥漫性肺泡毛细血管出血性疾病，以大量含铁血黄素沉积于肺内为特征，多见于儿童。

二、护理评估

（1）评估患儿有无对牛奶、食物、化学物质过敏，以及植物过敏原、环境因素等可能诱因。

（2）评估患儿面色、呼吸、心率、血压，有无贫血、乏力、体重下降，有无咳嗽、低热、痰中带血、气促等。

（3）进行入院首次护理评估、患儿自理能力评估及住院风险评估。

三、护理措施

（一）观察要点

（1）观察患儿有无咳嗽、咳痰，有无血丝痰，有无咯血、窒息。

（2）观察患儿有无面色苍白、呼吸急促、脉搏加快等心力衰竭表现。

（二）饮食指导

给予患儿高维生素、易消化、清淡的饮食。

（三）用药观察

（1）遵医嘱予患儿口服铁剂，注意用法、用量、疗程；输血时注意输血反应。

（2）遵医嘱使用肾上腺皮质激素，并观察疗效及副作用。

（四）心理护理

（1）用亲切的语言及爱抚给予患儿安慰、鼓励以减轻患儿的不安和痛苦。

（2）允许患儿及家属表达感情，向患儿家属解释本病的诱因、治疗过程和预后，指导他们以正确的态度对待患儿，采取措施缓解患儿的恐惧心理。

（五）皮肤与清洁

保持患儿皮肤的清洁与干燥，汗多的患儿及时擦汗更衣。

四、健康教育

（一）疾病知识指导

（1）指导患儿及家属疾病常识，疾病的发展及治疗、护理要点。

（2）指导患儿遵医嘱坚持服用激素，不要擅自减量、停药。

（二）出院指导

患儿应定期门诊复查，预防感染，保持饮食营养多样化。

第五节　支气管镜检查患儿的护理

一、检查前护理

（一）仪器设备

型号适合的支气管镜及显像系统，按需准备冷冻治疗仪、激光治疗仪、高频电刀等治疗仪器，备好氧气、心电监护仪、吸引器、抢救车、简易呼吸器、无菌手套、气管插管用物等。

（二）药物的准备

利多卡因、肾上腺素、生理盐水、止血药等。

（三）患儿的准备

（1）术前指导：介绍支气管镜检查的目的、方法、麻醉的方法，术前禁食、禁饮的时间（术前禁食6小时、禁饮3小时，6个月以下婴儿禁奶4小时）。

（2）术前的常规检查：凝血四项、乙肝标志物、人类免疫缺陷病毒（HIV）等。

（3）建立静脉通路（最好选择手或脚），予5%葡萄糖注射液50～100 ml持续静脉滴注。

（4）准备患儿胸片、CT等影像学资料。

（四）药物使用

遵医嘱使用利多卡因雾化剂及阿托品、镇静剂等药物。

二、检查中护理

（1）体位和固定：患儿取仰卧位，肩部略抬高（15°～20°），头部摆正，固定带妥善固定，有利于支气管镜顺利插入。

（2）监测患儿生命体征：常规监测呼吸、心率、血氧饱和度（SpO_2）的变化，持续鼻导管给氧1～2 L/min，如SpO_2低于80%时应停止检查，并加大氧流量，及时清理患儿呼吸道分泌物。

（3）配合检查及用药：协助操作医生插入支气管镜，采集痰标本、取活检、灌洗、冷冻、取异物等治疗，操作过程要严密观察患儿有无呛咳，以及面色、SpO_2的变化。

三、检查后护理

（1）术后观察10～15分钟无异常，返回病房，遵医嘱给予鼻导管或面罩吸氧及心电监护，待患儿神志清楚、生命体征平稳、SpO_2稳定在95%以上4小时，可停止心电监护及吸氧。

（2）保持呼吸道通畅：患儿应取平卧位，头偏向一侧（待患儿神志清醒后恢复至正常体位），遵医嘱雾化吸入糖皮质激素防止喉头水肿，充分清理鼻腔和口腔分泌物，保持患儿呼吸道通畅。床旁应备吸痰器，必要时吸痰。

（3）术后饮食护理：术后禁食2小时，待患儿神志清醒后，先试饮少量温开水，无呛咳后方可进温凉的流食或软食。

（4）观察患儿病情变化及有无并发症：应观察患儿面色、体温、心率、呼吸、SpO_2的变化，以及咳嗽、咳痰情况。注意观察患儿有无喉头水肿、气胸、呼吸困难、大咯血、高热等并发症。

（5）及时完成护理记录。

第九章　免疫系统疾病患儿的护理

第一节　过敏性紫癜患儿的护理

一、定义

过敏性紫癜：又称"亨－舒综合征"，是以小血管炎症为主要病变的系统性血管炎，临床特点为血小板不减少性紫癜，常伴关节肿痛、腹痛、便血及血尿和蛋白尿。

二、护理评估

（1）评估患儿皮疹的形态、颜色、数量、分布，注意有新的皮疹出现时，应详细记录出疹时间及皮疹消退时间等。

（2）评估患儿腹痛情况：腹痛部位、性质、程度等。

（3）观察患儿神志，评估有无关节肿痛、血尿及血便等。

（4）了解患儿及家属心理状况，以及社会支持情况。

（5）进行入院首次护理评估、患儿自理能力评估及住院风险评估。

三、护理措施

（一）观察要点

（1）观察患儿皮疹的形态、颜色、数量、分布，注意有无反复出现。

（2）观察患儿有无恶心、腹痛、黑便等胃肠道症状。

（3）观察患儿尿色、尿量，注意有无紫癜性肾炎表现的发生。

（4）观察患儿关节肿痛的情况，观察关节功能是否受限。

（二）饮食指导

（1）疾病急性期可进食者给予高维生素、易消化的无渣饮食，忌生冷、辛辣等刺激性食物及易引起过敏的食物。

（2）患儿病情缓解后先少量增加蔬菜，如土豆、白菜、西红柿等，从一种逐步增加品种。

（3）患儿有腹痛或血便时应给予无动物蛋白、无渣流食，严重者应禁食。

（三）活动与休息

急性期卧床休息，至症状消失（皮疹消退、无关节肿痛、无腹痛）后下床活动。

（四）用药观察

（1）遵医嘱使用抗感染药物、激素及抗组胺药物，并观察疗效及副作用。

（2）静脉输注葡萄糖酸钙注射液时，注意患儿心率变化及观察有无药液外渗，避免引起皮肤坏死。

（五）缓解关节疼痛

协助患肢采取不同的功能位置，根据情况给予热敷，教会家属利用放松、娱乐等方法帮助患儿减轻疼痛。

（六）心理护理

教会家属和患儿利用放松、娱乐等方法减轻不安和疼痛。

（七）排泄

观察患儿大便的量、颜色、性状，记录尿色、尿量，定时做尿常规检查，若有血尿和蛋白尿，提示紫癜性肾炎，按肾炎患儿的护理常规进行护理。

（八）皮肤与清洁

保持患儿皮肤清洁、干燥，衣着应宽松、柔软。为患儿剪短指甲，嘱不能用手搔抓皮肤紫癜处，遵医嘱使用止痒药外涂。

四、健康教育

（一）疾病知识指导

（1）指导患儿及家属了解本病的病因、病程和治疗过程，认识饮食管理的重要性。

（2）积极寻找过敏原，发现可疑过敏因素应避免再次接触。

（二）出院指导

（1）患儿出院后应注意休息，限制活动，避免剧烈运动。

（2）遵医嘱用药，用药期间注意胃肠道症状，日常生活注意观察药物、食物与皮肤紫癜、腹痛的关系，避免接触和食用过敏原，定期复诊，不适随诊。

第二节　幼年特发性关节炎患儿的护理

一、定义

幼年特发性关节炎：又称"幼年类风湿性关节炎"，是儿童时期常见的风湿性疾病，以慢性关节滑膜炎为主要特征，伴全身多脏器功能损害。

二、护理评估

（1）评估患儿的生活环境及心理状况，有无家族史。

（2）评估患儿有无发热、皮疹、关节肿痛、关节畸形及活动障碍等。

（3）评估患儿用药史。

（4）了解患儿辅助检查结果，如血沉、血常规、CRP、抗链球菌溶血素"O"试验等。

（5）进行入院首次护理评估、患儿自理能力评估及住院风险评估。

三、护理措施

（一）观察要点

（1）观察患儿有无发热、皮疹、关节肿痛、关节畸形及活动障碍等。

（2）观察患儿面色、呼吸、心律、心率变化，有无面色苍白、心率增快、呼吸困难等心力衰竭症状。

（二）饮食指导

给予患儿高热量、高蛋白、高维生素、易消化的饮食，保证患儿摄入充足水分及热量。

（三）活动与休息

（1）急性期卧床休息，维持室内温湿度，病室避免风寒潮湿。

（2）恢复期应适当运动，帮助患儿做好受损关节的功能锻炼。

（四）用药观察

观察使用非甾体抗炎药、抗风湿药及免疫抑制剂的疗效及副作用。

（五）发热护理

密切监测患儿体温变化，注意热型。参照发热护理常规进行护理。

（六）关节疼痛，维护关节正常形态

（1）可用夹板、沙袋固定患肢于舒适的位置或用支被架保护患肢不受压。

（2）指导患儿用放松、分散注意力的方法控制疼痛或局部湿热敷。

（3）急性期过后尽早开始关节的康复治疗，指导家属帮助患儿做关节的被动运动和按摩。

（七）心理护理

了解患儿及家属的心理感受，给予情感支持，帮助患儿克服因慢性病或残疾造成的自卑心理。介绍本病的治疗进展和有关康复的信息，以增强患儿及家属战胜疾病的信心。

（八）皮肤与清洁

保持患儿皮肤清洁、干燥，衣着应宽松、柔软。

四、健康教育

（一）疾病知识指导

（1）向患儿及家属讲解疾病相关知识，告知用药的重要性。

（2）介绍本病的治疗进展和有关康复的信息，以增强患儿及家属战胜疾病的信心。

（二）出院指导

（1）指导坚持服药，不可擅自减药、停药。

（2）坚持体育活动、适当锻炼，坚持关节的康复治疗，增强体质，稳定病情，促进治愈。

第三节　川崎病患儿的护理

一、定义

川崎病：又称"皮肤黏膜淋巴结综合征"，是一种以全身中小动脉炎为主要病变的急性发热出疹性疾病。15%～20%未经治疗的患儿会发生冠状动脉损害。

二、护理评估

（1）评估患儿心率、心律等；有无发热，手足有无红斑、水肿。

（2）评估患儿有无皮疹、杨梅舌、肛周脱屑、口唇皲裂，指（趾）端有无红肿和脱屑，口腔黏膜、眼结膜有无充血，淋巴结有无肿大。

（3）评估患儿心脏B超检查结果。

（4）进行入院首次护理评估、患儿自理能力评估及住院风险评估。

三、护理措施

（一）观察要点

（1）观察患儿皮疹的形态及分布状况等。

（2）观察患儿心律、心率、面色、精神状态等变化，有无冠状动脉损害的症状。

（3）观察患儿体温变化，观察发热程度与热型。

（二）饮食指导

（1）给予患儿高热量、高维生素、易消化、清淡的流食或半流食，以温凉为宜，禁食生冷、辛辣、坚硬的食物。

（2）鼓励患儿多饮水，以降低血液黏稠度。

（三）活动与休息

急性期卧床休息；合并心血管损害者绝对卧床休息；恢复期患儿应逐渐增加活动量，但避免剧烈运动。

（四）用药观察

（1）遵医嘱使用静脉注射用丙种球蛋白，注意观察患儿有无发热、寒战、皮疹、呼吸困难，药物渗出等不良反应。

（2）遵医嘱予患儿口服阿司匹林，观察是否有出血倾向及胃肠道反应等情况。

（五）心理护理

主动与家属及患儿进行沟通，告知家属本病的医学知识，予以心理支持，消除或减轻家属与患儿的紧张情绪，使他们积极配合治疗。

（六）发热护理

密切监测患儿体温变化，注意热型。参照发热护理常规进行护理。

（七）皮肤护理

保持患儿皮肤清洁，指端脱屑时应让其自然脱落，切忌强行撕脱，以免出血及感染。

（八）眼球结膜、口腔护理

眼球结膜充血者予外涂眼膏防止感染；口唇皲裂者可外涂鱼肝油，口腔溃疡者可外涂药物以消炎止痛。

四、健康教育

（一）疾病知识指导

（1）服用阿司匹林期间，若出现水痘等病毒感染要及时停药并就诊。

（2）多吃新鲜蔬菜和水果；注意休息，避免剧烈运动。

（二）出院指导

（1）向患儿及家属讲解疾病相关知识，告知用药的重要性。

（2）指导坚持口服阿司匹林，并注意服用护胃药减轻胃肠道反应，观察有无出血。

（3）出院后2周、1个月、3个月、6个月及12个月各进行1次心电图、血常规、血沉及心脏彩超等检查，有冠状动脉损害者密切随访。

（4）规律饮食，多吃新鲜蔬菜和水果。

（5）注意休息，避免剧烈运动。

第四节　系统性红斑狼疮患儿的护理

一、定义

系统性红斑狼疮：自身免疫介导的，以免疫炎症为突出表现的弥漫性结缔组织病。

二、护理评估

（1）评估患儿的生活环境及心理状况，有无家族史。

（2）评估患儿有无发热、脱发，皮疹分布情况，有无皮肤瘙痒、口腔溃疡或黏膜糜烂等。

（3）评估患儿有无头痛、认知障碍、关节疼痛或肿胀、腹痛、血尿等。

（4）评估患儿血压、血糖及血清学检测结果。

（5）评估患儿用药情况、患儿及家属心理状况、社会支持情况。

（6）进行入院首次护理评估、患儿自理能力评估及住院风险评估。

三、护理措施

（一）观察要点

（1）观察患儿有无面部红斑及指端红斑、口鼻黏膜溃疡。

（2）观察患儿有无皮肤损害、血尿、蛋白尿、水肿等。

（二）饮食指导

（1）给予患儿高维生素、高蛋白饮食，如新鲜蔬菜、水果等，避免刺激性食物。

（2）肾脏受损应按病情参照肾脏疾病有关护理常规进行护理。

（3）消化系统受损时应摄入低脂或无渣饮食。

（三）活动与休息

急性期卧床休息，恢复期适当活动。

（四）用药观察

应用糖皮质激素、水杨酸类、非甾体消炎药及免疫抑制剂，注意药物治疗反应及副作用。治疗过程中应密切监护患儿血压。

（五）心理护理

应体贴、关心患儿，消除或减轻其恐惧心理和顾虑，增强其战胜疾病的信心。

（六）排泄

观察患儿大便的量、颜色、性状，记录尿色、尿量，定期留取尿做标本检查。

（七）皮肤与清洁

忌用对皮肤有刺激性的碱性肥皂、化妆品等，避免日晒，局部保持清洁干燥；督促患儿饮食后清洁口腔。

四、健康教育

（一）疾病知识指导

（1）由于患儿要长期服用激素，要向其讲明坚持服药的重要性及可能出现的副作用，如满月脸、水牛背，嘱其不要擅自减量、停药。

（2）观察患儿尿量、尿色变化，若有肾脏损害，按照狼疮性肾炎疾病治疗。

（二）出院指导

注意休息，定期专科门诊随访。

第五节　X 连锁无丙种球蛋白血症患儿的护理

一、定义

X 连锁无丙种球蛋白血症：又称"Bruton 综合征"，是由于人类 Btk 基因突变使 B 细胞系列发育障碍引起的原发性免疫缺陷病，为原发性 B 细胞缺陷疾病的典型代表。

二、护理评估

（1）询问患儿父母遗传史、家族史及患儿疾病史。

（2）观察患儿有无反复发生的化脓性感染及病毒性感染。

（3）观察患儿有无过敏性、风湿性和自身免疫性疾病。

（4）观察患儿有无反复感染引起的慢性消耗性体质，如苍白、贫血、精神萎靡等。

（5）了解患儿的生化检查结果：B 细胞和免疫球蛋白（IgG、IgA、IgM、IgE）。

（6）评估患儿及家属对本病的认知、心理状态。

（7）进行入院首次护理评估、患儿自理能力评估及住院风险评估。

三、护理措施

（一）观察要点

（1）观察患儿体温变化。

（2）观察患儿皮肤、穿刺点、口腔、肛周等有无感染情况。

（二）饮食指导

（1）给予患儿高热量、高蛋白、高维生素、易消化的饮食，保证营养供给。

（2）不能进食、吞咽困难者予鼻饲，必要时遵医嘱静脉补充所需营养和水分。

（三）活动与休息

患儿应卧床休息，以减少能量消耗。

（四）用药护理

输注人免疫丙种球蛋白（IVIG），观察保证输液通畅，避免红肿、药液渗出，观察有无过敏反应。

（五）隔离患儿

住院患儿做好保护性隔离，患儿的食具、用具做好消毒隔离，病室定时通风，保持空气清新。

（六）心理护理

加强同患儿家属沟通，缓解其焦虑情绪。

（七）皮肤与清洁

（1）保持患儿皮肤、口腔、肛周清洁卫生，减少继发感染。

（2）实施保护性隔离。将患儿置于单人病房，接触患儿前后均应洗手，戴口罩。

四、健康教育

（一）疾病知识指导

（1）向患儿及家属讲解疾病相关知识，告知用药重要性。

（2）避免着凉、感冒。

（二）出院指导

（1）注意保护患儿，少到公共场所，避免交叉感染。

（2）指导患儿及家属正确对待疾病。鼓励和支持患儿，促进其自我管理，改善身心健康。

（3）加强患儿营养，保证患儿睡眠充足，多做户外活动，进行体育锻炼，增强抵抗力。

（4）定期复诊，患儿出现发热、咳嗽、呼吸困难，应及时就诊。

第十章　感染性疾病患儿的护理

第一节　细菌性痢疾患儿的护理

一、定义

细菌性痢疾：由志贺菌属引起的肠道传染病。中毒型细菌性痢疾则是急性细菌性痢疾的危重型，起病骤急，临床以高热、嗜睡、惊厥、迅速发生休克及昏迷为特征。

二、护理评估

（1）评估患儿病史及发病原因，是否有流行地区居住史、不洁饮食接触史。

（2）询问患儿腹泻的次数、性质、数量，有无脓血便及里急后重感。

（3）评估患儿生命体征及尿量变化，有无发热、呕吐、腹痛，以及腹痛的时间、部位、性质。

（4）评估患儿是否有神志、意识改变、四肢厥冷、烦躁、惊厥、昏迷等中毒型表现。

（5）了解患儿生化检查、病原学检查、心电图检查等结果。

（6）进行入院首次护理评估、患儿自理能力评估及住院风险评估。

三、护理措施

（一）观察要点

（1）急性期密切观察患儿面色、瞳孔、体温、脉搏、血压、呼吸变化。

（2）观察患儿大便颜色、次数、性状和量。

（3）观察患儿皮肤弹性、眼眶及前囟有无凹陷、尿量、肢端温度等，注意有无脱水和循环衰竭表现。

（4）观察患儿有无腹胀等低血钾表现。

（二）饮食指导

（1）给予患儿清淡、少渣、易消化的流食或半流食。

（2）发作严重者应适当禁食，多饮水。

（三）活动与休息

急性期卧床休息。

（四）用药观察

遵医嘱使用抗生素，注意观察用药后的疗效及不良反应。

（五）体重管理

定期监测并记录患儿的体重。

（六）维持有效血液循环

迅速建立并维持静脉通路，保证输液通畅，注意输液速度。

（七）心理护理

提供患儿及家属心理支持，减轻患儿及家属的焦虑心理。

（八）排泄

观察患儿大便的颜色、性状和量，记录尿色、尿量。

（九）皮肤与清洁

（1）保持患儿肛周皮肤清洁、干燥，便后使用温热水擦洗肛周。

（2）做好消化道隔离：同病种患儿尽量住在同一病室，接触患儿前后严格消毒双手，防止交叉感染；患儿的生活用具应专用并消毒。病室地面应每日消毒，床头柜、椅子应每日用消毒液擦拭。保持室内安静、清凉通风。

（3）疾病流行期间，易感儿可口服多价痢疾减毒活菌苗。

四、健康教育

（一）疾病知识指导

（1）向患儿及家属讲解疾病相关知识，告知用药重要性。

（2）注意饮食卫生，养成良好的卫生习惯，饭前便后洗手。

（3）对患儿及带菌者要做到早发现、早隔离、早治疗。

（二）出院指导

（1）注意保护患儿，少到公共场所，避免交叉感染。

（2）加强患儿营养，保证患儿睡眠充足，多做户外活动，进行体育锻炼，增强抵抗力。

（3）做好环境卫生，加强水源、饮食及粪便管理，积极灭蝇。

第二节　手足口病患儿的护理

一、定义

手足口病（hand，foot and mouth disease，HFMD）：由肠道病毒感染引起的一种儿童常见传染病，5岁以下儿童多发。主要症状表现为发热，手、足、口腔、臀等部位的斑丘疹、疱疹。少数病例可迅速累及神经系统，出现脑干脑炎、脑脊髓炎、脑脊髓膜炎、肺水肿、循环障碍等。

二、护理评估

（1）评估患儿年龄、有无手足口病患儿接触史。

（2）评估患儿生命体征、皮疹、口腔溃疡、末梢循环、神志，有无嗜睡、呕吐、肢体抖动、抽搐、高热不退、脉快、呼吸节律改变及三凹征、四肢末梢发凉等症状。

（3）评估患儿有无中枢神经系统损害，并发脑炎、脑膜炎及急性弛缓瘫痪。

（4）评估患儿有无病毒性心肌炎、神经源性肺水肿表现。

（5）评估患儿血常规、脑脊液、血清学检查等检查结果。

（6）进行入院首次护理评估、患儿自理能力评估及住院风险评估。

三、护理措施

（一）观察要点

（1）观察患儿生命体征、神志、瞳孔、血糖、末梢循环、皮疹、口腔溃疡。

（2）观察患儿是否出现持续高热、精神萎靡、嗜睡、面色发灰、呕吐、肢体抖动、肌阵挛、抽搐、呼吸节律改变、咯血性分泌物、四肢末梢发凉、皮肤潮湿、末梢循环不良、尿量少、血压下降、对各种刺激反应低下等症状。

（3）警惕患儿有中枢神经系统损害（重型）：精神差、嗜睡、吸吮无力、易惊、头痛、呕吐、烦躁、肢体抖动、肌无力、颈项强直、抽搐、严重意识障碍等。

（4）警惕患儿有心肺功能衰竭（危重型）：心率和呼吸增快、出冷汗、四肢末梢发凉、皮肤潮湿、皮肤发花、血压升高、心动过速（个别患儿心动过缓）、呼吸急促、口唇发绀、咳粉红色泡沫痰或血性液体、血压降低或休克。

（二）饮食护理

（1）给予患儿高蛋白、高维生素、易消化、清淡的流食或半流食。

（2）禁食生冷、辛辣等刺激性食物；避免食用过热食物刺激破溃处引起疼痛。对昏迷或吞咽困难的患儿，可鼻饲或静脉补液，并做好口腔护理。

（三）休息与活动

急性期卧床休息。昏迷患儿取头肩抬高30°的卧位，头偏向一侧，注意保持呼吸道通畅。

（四）用药观察

（1）控制惊厥，遵医嘱使用镇静剂，并注意观察药物疗效。

（2）遵医嘱用药，并注意给药速度及药物不良反应。

（五）口腔护理

保持患儿口腔清洁，进食前后用温水或生理盐水漱口。有口腔溃疡的患儿遵医嘱用药。

（六）排泄

观察患儿大小便的量、颜色、性状，必要时遵医嘱记录。

（七）心理护理

（1）给予相关知识宣教，让患儿及家属了解患儿所患疾病的病因、治疗及预后等，消除或减轻患儿及家属的紧张、焦虑、烦躁等情绪，并积极配合治疗。

（2）做好患儿及家属的心理护理，帮助其树立战胜疾病的信心。

（八）皮肤与清洁

（1）保持患儿皮肤清洁、干燥，慎防损伤皮肤及水疱。勤剪患儿指甲，避免患儿抓挠皮肤和水疱，以免引起疼痛和继发感染。

（2）消毒隔离。

①隔离期 7 ～ 10 日，患儿使用过的听诊器、体温计、止血带等物品应专人专用，用后用含氯消毒剂消毒。

②接触患儿的医务人员应用流动水彻底洗手。

③患儿接触的物品能浸泡的用含氯消毒液浸泡，不能浸泡的物品在太阳下暴晒。

四、健康教育

（一）疾病知识指导

（1）讲解疾病相关知识，让患儿及家属了解手足口病的病因、治疗、预后及预防等。如患儿出现发热、精神差、嗜睡、肢体抖动，及时就诊。

（2）指导皮肤护理和口腔护理的方法。

（二）出院指导

（1）教会家属培养婴幼儿良好的卫生习惯的方法。

（2）儿童玩具和常接触到的物品应当定期进行清洁消毒。

（3）疾病流行期间不宜带儿童到人群聚集、空气流通差的公共场所，注意保持家庭环境卫生，居室要经常通风，勤换衣被。

（4）有后遗症者做好瘫痪肢体功能训练、语言训练、智力训练等，并指导家属配合的方法。

（5）继发癫痫者指导长期正规服用抗癫痫药物，定期专科门诊随访。

第三节　艾滋病患儿的护理

一、定义

获得性免疫缺陷综合征（acquired immunodeficiency syndrome，AIDS）：简称"艾滋病"，是人类免疫缺陷病毒（HIV）感染机体后引起的一种以细胞免疫严重缺陷、反复机会感染、恶性肿瘤及中枢神经系统退行性病变为特点的临床综合征。

二、护理评估

（1）询问患儿父母是否为艾滋病感染者，评估有无输血史。

（2）评估患儿是否有持续发热、疲乏、明显的消瘦、严重的营养不良。

（3）临床症状评估：

①评估患儿是否有呼吸困难、胸痛、咳嗽等因 HIV 病毒侵犯肺部引起的症状。

②评估患儿是否有持续性腹泻、腹痛、消瘦无力、口腔黏膜损害、皮肤黏膜损害等因 HIV 病毒侵犯胃肠道引起的症状。

③评估患儿是否有血管性血栓性心内膜炎、血小板减少性脑出血等因 HIV 病毒侵犯血管引起的症状。

（4）评估患儿及家属对疾病的认知、心理状况等。

（5）了解患儿 CD4+、CD8+ 检查结果。

（6）进行入院首次护理评估、患儿自理能力评估及住院风险评估。

三、护理措施

（一）观察要点

（1）观察患儿体温、体重，有无厌食、多汗、腹泻等。

（2）观察患儿穿刺点、口腔、肛周等有无感染情况。

（3）观察患儿有无咳嗽、咳痰、胸痛、呼吸困难等。

（4）观察患儿有无头痛、呕吐、意识障碍、痴呆、抽搐等。

（二）饮食指导

（1）给予高热量、高蛋白、高维生素、易消化的饮食，保证患儿营养供给。

（2）不能进食、吞咽困难者予鼻饲。必要时遵医嘱静脉补充所需营养和水分。

（三）活动与休息

如病情允许，患儿可以进行户外活动；病情重或伴有严重并发症时，应限制患儿活动或卧床休息。

（四）用药观察

（1）遵医嘱予积极抗病毒治疗，并观察药物疗效及不良反应。

（2）使用抗生素时观察用药后的疗效及不良反应。

（五）预防和控制机会性感染

（1）采取保护性隔离，减少感染机会。

（2）遵医嘱输注免疫球蛋白，每月2次。

（3）对于卡氏肺囊虫感染的患儿，注意保持呼吸道通畅。

（六）心理护理

（1）加强同患儿家属的沟通，缓解其焦虑情绪。

（2）向患儿家属讲解艾滋病的有关知识，使其正确对待疾病并做好充分的心理准备。积极识别和处理患儿的心理问题，促进患儿的自我照护行为。

（七）排泄

观察患儿大便的颜色、性状和量，记录尿色、尿量。

（八）皮肤与清洁

（1）保持患儿皮肤清洁、干燥。

（2）消毒隔离：实施保护性隔离和血液－体液隔离。将患儿置于单人病房，接触患儿前后均应洗手。接触患儿应穿隔离衣，戴手套、口罩。

四、健康教育

（一）疾病知识指导

（1）讲解疾病有关知识，使家属了解艾滋病的病因和感染途径，采取自我保护措施。

（2）严格血源管理。

（3）加强高危人群的监测。

（4）注意保护患儿，避免继发感染和并发症发生。

（二）出院指导

（1）指导患儿及家属正确对待疾病，回归正常生活。鼓励和支持患儿，促进其自我管理，改善身心健康状况。

（2）自觉遵守社会公德，避免传染给他人。

（3）帮助患儿建立良好的社会关系。

（4）照护者还可通过手机或网络平台协助患儿进行疾病自我监测和健康管理。

第四节 传染性单核细胞增多症患儿的护理

一、定义

传染性单核细胞增多症：由 EB 病毒原发感染所致的一种单核－巨噬细胞系统急性增生性传染病，其典型临床"三联征"为发热、咽峡炎和颈淋巴结肿大，可合并肝脾肿大、外周血中异型淋巴细胞增高。

二、护理评估

（1）了解患儿有无上呼吸道感染史、输血史、药物过敏史。

（2）评估患儿有无发热、淋巴结肿大、扁桃体肿大、咽喉痛、肝脾肿大、眼睑水肿及皮疹。

（3）评估患儿血常规、EB 病毒抗体培养、DNA 检测等项目检查结果。

（4）进行入院首次护理评估、患儿自理能力评估及住院风险评估。

三、护理措施

（一）观察要点

（1）观察患儿生命体征、面色、四肢末梢循环等。

（2）观察患儿皮疹、黄疸等有无进展。

（3）观察患儿有无皮肤紫癜、血尿、蛋白尿等并发症的发生，若发现咽喉水肿、脾破裂先兆、血小板减少等并发症，及时报告医生。

（二）饮食指导

指导患儿进高蛋白、高维生素、清淡、易消化的食物，患儿出汗多时及时补充水分。

（三）活动与休息

急性期卧床休息，限制或避免剧烈运动。

（四）用药观察

（1）阿昔洛韦滴注时间应超过 1 小时，观察有无药物不良反应。

（2）保持输液通畅，防止渗出，观察注射部位有无静脉炎。

（五）维持正常体温

密切观察患儿体温变化，按发热护理常规进行护理。

（六）心理护理

告知患儿及家属疾病的相关知识，缓解其紧张情绪。

（七）排泄

观察患儿大便的量、颜色、性状，记录尿色、尿量。

（八）皮肤与清洁

（1）保持患儿皮肤清洁、干燥，慎防损伤皮肤及水疱。勤剪指甲，避免患儿抓挠皮肤，以免引起疼痛和继发感染。

（2）消毒隔离：实施保护性隔离，避免交叉感染。

四、健康教育

（一）疾病知识指导

指导患儿及家属正确对待疾病。鼓励和支持患儿，促进其自我管理，改善其身心健康状况。

（二）出院指导

（1）加强患儿营养，保证患儿睡眠充足，多做户外活动，进行体育锻炼，增强抵抗力。少到公共场所，避免交叉感染。

（2）若患儿出现发热、咳嗽、呼吸困难，应及时就诊。

第十一章　心血管系统疾病患儿的护理

第一节　先天性心脏病合并肺炎患儿的护理

一、定义

先天性心脏病（congenital heart disease，CHD）：胎儿期心脏及大血管发育异常所致的先天畸形，是小儿最常见的心脏病。

肺炎：指不同病原体或其他因素（如吸入羊水、油类或过敏反应等）所引起的肺部炎症。

二、护理评估

（1）评估患儿生命体征，有无发热、咳嗽和气促等情况。

（2）评估患儿有无全身中毒症状。

（3）评估患儿有无烦躁不安、面色苍白、乏力、呼吸困难、气促发绀、三凹征、心率增快、尿少等心力衰竭表现。

（4）评估患儿心率、心律变化，有无心律失常。

（5）评估患儿相关检查，如胸片、心脏彩超、心电图、外周血等检查结果。

（6）进行入院首次护理评估、患儿自理能力评估及住院风险评估。

三、护理措施

（一）观察要点

（1）注意患儿体温、脉搏、呼吸、血压、血氧饱和度、尿量及咳嗽、咳痰情况。

（2）发现患儿烦躁不安、面色苍白、呼吸困难（婴儿呼吸＞60次/分、幼儿＞50次/分、儿童＞40次/分）、呈点头呼吸、发绀加重、鼻翼煽动、三凹征明显、心率增快（婴儿心率＞180次/分、幼儿＞160次/分）、肝脏增大超过肋缘下3 cm以上、尿少，提示心力衰竭；若出现双吸气、呼吸暂停，提示呼吸衰竭；出现嗜睡、惊厥或昏迷，提示中毒性疾病；应立即通知医生并配合抢救。

（3）发现患儿烦躁不安、面色苍白、气促发绀、鼻翼煽动、三凹征、胸痛、胸闷、心悸、头晕、晕厥、抽搐等阿-斯综合征发作时，遵医嘱给予鼻导管或面罩吸氧；呼吸衰竭者在鼻导管或面罩吸氧仍不能纠正低氧血症时，应考虑给予机械通气。

（二）饮食护理

给予患儿高蛋白、高维生素、易消化的流食或半流食，少量多餐，应缓慢进食，避免过饱及呛咳，必要时鼻饲喂养。心功能不全、水肿者限制食盐和水分摄入。严重呼吸困难者禁食。

（三）休息与活动

发热或重症者应卧床休息，治疗护理集中进行，保证患儿有足够的时间休息。

（四）用药观察

（1）遵医嘱严格控制输液速度和输液的量，避免加重患儿心脏负荷。

（2）应用血管活性药物时，最好使用注射泵输液，严格按剂量、时间给药，控制输液速度，避免药液外渗。

（3）应用洋地黄类药物者，每次用药前测量脉率、心率及心律；药物现配现用，剂量要准确；观察药物疗效及有无中毒表现，如倦怠、食欲不振、恶心、呕吐、脉搏缓慢、心律失常、黄视或绿视等；不能与钙剂同时使用，必须使用时须间隔6小时以上；患儿须注意补钾，多吃含钾丰富的食物。

（五）安全护理

（1）保持患儿呼吸道通畅，必要时予吸痰护理，指导和鼓励年长患儿进行有效咳嗽，以促进排痰。

（2）饮食宜少量多餐，应缓慢进食，避免过饱及呛咳，防止窒息。

（六）心理护理

对患儿及家属进行心理疏导，减轻其抑郁、焦虑和孤独情绪。

（七）高热护理

观察患儿体温变化，必要时采取降温措施。

四、健康教育

（一）疾病知识指导

向家属介绍先天性心脏病及肺炎的临床表现，如患儿出现发热、尿少、口周发绀、三凹征的表现，及时就诊。

（二）出院指导

（1）指导家属加强患儿营养、增强患儿体质的知识，鼓励患儿多做户外活动和进行体育锻炼。

（2）婴幼儿应少到公共场所，避免交叉感染。

（3）患儿出现发热、咳嗽、呼吸困难等症状，及时就诊。

第二节　先天性心脏病介入治疗患儿的护理

一、定义

先天性心脏病介入治疗：指在 X 线透视或其他影像学方法引导下，通过导管等特殊材料进入人体心脏和大血管内治疗心脏病的一种方法。

二、护理评估

（1）评估患儿生命体征、面色、神志、血压、脉搏强弱及节律有无改变。

（2）评估患儿有无烦躁不安、面色苍白、乏力、呼吸困难、气促发绀、三凹征、心率增快、尿少等心力衰竭表现。

（3）评估患儿有无胸闷、心前区疼痛、呕吐、后背痛等心肌缺血表现。

（4）评估患儿有无胸闷、心悸、头晕、晕厥、抽搐等阿 – 斯综合征表现。

（5）评估患儿心率、心律变化，有无心律失常。

（6）进行入院首次护理评估、患儿自理能力评估及住院风险评估。

三、术前护理措施

（一）术前常规检查

遵医嘱完成三大常规、凝血四项、心脏彩超、胸片、心电图等检查。饮食：术前禁食、禁饮 6 ～ 8 小时。

（二）皮肤与清洁

术前 1 日协助患儿洗澡，必要时备皮。

（三）术前用药及准备

（1）术前 1 日开通左侧上、下肢静脉留置针，完成碘过敏试验及配血，有过敏史者，行抗生素皮试。一般术前不做股动脉或股静脉穿刺，以免损伤血管，影响经皮穿刺的成功率。

（2）术日开通 1 条静脉通路，术前 30 分钟遵医嘱予使用术前用药等。

（3）术前健康指导：告知患儿及家属介入的目的、过程，取得配合。做好心理护理，消除或减轻患儿及家属的紧张、焦虑心理。

四、术后护理措施

（一）观察要点

（1）密切观察患儿脉搏、呼吸、血压、心率、心律、血氧饱和度变化。

（2）穿刺部位及肢体血液循环护理：穿刺局部弹力绷带加压包扎 6 ～ 12 小时，视病情 6 小时后稍松动弹力绷带，24 小时后完全松开绷带，加压包扎期间注意观察患儿穿刺部位有无渗血、血肿形成，足背动脉搏动及肢体皮肤颜色、温度、感觉和运动情况，发现异常及时报告医生并协助处理。

（3）注意观察术后并发症：患儿有无出血、血栓、心律失常、房室传导阻滞、封堵器脱落、机械性溶血、心包填塞等。如出现并发症，立即报告医生并协助处理。

（二）饮食护理

患儿麻醉完全清醒后，可进流食，宜少量多餐。鼓励患儿多饮水，促进造影剂排出。

（三）休息与活动

（1）全麻患儿去枕平卧至清醒。

（2）术后患儿应注意休息，术肢伸直并制动 12 小时，避免屈膝屈髋。

（3）患儿术后 24 小时无出血方可下床活动，须避免剧烈运动。

（四）用药观察

为了预防封堵器血栓形成，术后遵医嘱使用抗凝药 6 个月。用药期间须密切观察患儿有无出血征象。

（五）复查

术后 2 日复查心脏彩超。

五、健康教育

（一）疾病知识指导

（1）告知家属患儿饮食应少量多餐，避免暴饮暴食，防止因呕吐而引起窒息。

（2）告知家属预防患儿感冒或其他感染，避免患儿到人口密集的场所，注意气候变化，及时加减衣物。

（二）出院指导

（1）患儿应注意休息，术后 6 个月内避免剧烈运动，按时服用抗凝药，不得随意增减或停药。

（2）术后 1 个月、3 个月、6 个月、12 个月患儿须回院复诊。

（3）如患儿出现发热、咳嗽、呼吸困难等不适，及时就诊。

第三节　病毒性心肌炎患儿的护理

一、定义

心肌炎：由各种感染或其他原因引起的心肌间质炎症细胞浸润和邻近的心肌细胞坏死，导致心功能障碍和其他系统损害的疾病。最常见的是病毒性心肌炎，其病理特征为心肌细胞的坏死或变性，有时病变也可累及心包或心内膜。

二、护理评估

（1）评估患儿生命体征、心率、心律，有无胸闷、心慌、心悸等心律失常的发生。

（2）评估患儿有无面色苍白、乏力、气促发绀、三凹征、呼吸急促、心率增快、尿少等心力衰竭表现。

（3）评估患儿有无头晕、面色苍白、多汗、胸闷、胸痛、呕吐、腹痛、后背痛等心肌缺血表现。

（4）评估患儿有无胸闷、心悸、头晕、晕厥、抽搐等阿-斯综合征表现。

（5）进行入院首次护理评估、患儿自理能力评估及住院风险评估。

三、护理措施

（一）观察要点

（1）警惕心源性休克、猝死的发生，如患儿突然出现面色苍白、恶心、呕吐、烦躁不安、胸闷、气促、心悸、脉搏异常、四肢冰冷、血压下降等表现，应立即通知医生并配合抢救。

（2）密切观察患儿病情变化，如突然出现面色、体温、脉搏、呼吸、血压、心率、心律变化，以及心动过缓或心动过速如胸闷、心慌、心悸等表现，立即通知医生并配合抢救。

（3）密切观察患儿有无心力衰竭的表现，如出现烦躁不安、面色苍白、呼吸困难（婴儿呼吸＞60次/分、幼儿＞50次/分、儿童＞40次/分）、发绀加重、鼻翼煽动、三凹征明显、心率增快（婴儿心率＞180次/分、幼儿＞160次/分）、肝脏增大超过肋缘下3 cm以上、尿少，提示心力衰竭，立即通知医生并配合抢救。

（4）密切观察患儿有无头晕、面色苍白、胸闷、心悸、气促发绀、心前区疼痛、呕吐、腹痛、后背痛等心肌缺血表现，如发现立即通知医生并配合抢救。

（二）饮食护理

给予患儿高热量、高蛋白、高维生素、低脂、易消化的饮食，适当增加水果，少量多餐，切忌过饱。心功能不全者适当限制食盐和水分的摄入。

（三）休息与活动

（1）急性期或重症患儿绝对卧床休息，待心脏功能基本恢复后再逐渐增加活动量，呼吸困难者取半卧位，遵医嘱予吸氧。

（2）保持患儿皮肤清洁、干燥，汗多的患儿及时擦汗更衣，防止受凉。

（四）用药观察

静脉给药速度宜慢，要准确控制滴速，使用注射泵或输液泵进行输液。

（五）安全护理

保证静脉通路的通畅，避免血管活性药物外渗。

（六）心理护理

安慰患儿及家属，消除或减轻其焦虑、恐惧心理，告知其疾病知识及预后，帮助其树立战胜疾病的信心。

（七）基因检测

遵医嘱协助完成基因检测。

四、健康教育

（一）疾病知识指导

使家属了解病毒性心肌炎的临床表现、治疗过程和预后，强调休息对患儿恢复的重要性。

（二）出院指导

（1）患儿可适当进行体育锻炼，避免剧烈运动，注意劳逸结合。

（2）积极预防和治疗患儿上呼吸道感染，减轻心脏负担。

（3）患儿饮食应少量多餐、清淡易消化，避免暴饮暴食。

第四节　心肌病患儿的护理

一、定义

心肌病：指心室肌结构和功能异常的心肌疾病，不能用冠心病或异常心脏负荷状态完全解释。依据形态和功能特征进行分型，并可分为家族型和非家族型。

二、护理评估

（1）评估患儿生命体征、心率、心律变化，有无胸闷、心慌、心悸等心律失常表现。

（2）评估患儿有无面色苍白、乏力、气促发绀、三凹征、呼吸急促、心率增快、尿少等心力衰竭表现。

（3）评估患儿有无胸闷、胸痛、呕吐、后背痛等心肌缺血表现。

（4）评估患儿有无胸闷、心悸、头晕、晕厥、抽搐等阿-斯综合征表现。

（5）进行入院首次护理评估、患儿自理能力评估及住院风险评估。

三、护理措施

（一）观察要点

（1）密切观察患儿病情变化，如突然出现面色、体温、脉搏、呼吸、血压、心率、心律变化，以及心动过缓或心动过速等心律失常表现，立即通知医生并配合抢救。

（2）警惕心源性休克、猝死的发生，如患儿突然出现面色苍白、恶心、呕吐、烦躁不安、胸闷、气促、心悸、脉搏异常、四肢冰冷、血压下降等表现，立即通知医生并配合抢救。

（3）注意观察患儿有无心力衰竭的表现，如出现烦躁不安、面色苍白或发灰、呼吸困难（婴儿呼吸 > 60 次 / 分、幼儿 > 50 次 / 分、儿童 > 40 次 / 分）、发绀加重、鼻翼煽动、三凹征明显、心率增快（婴儿心率 > 180 次 / 分、幼儿 > 160 次 / 分）、肝脏增大超过肋缘下 3 cm 以上等症状，提示心力衰竭，应立即通知医生并配合抢救。

（4）密切观察患儿有无胸闷、心悸、气促、发绀、心前区疼痛、呕吐、后背痛等心肌缺血表现，如发现应立即通知医生并配合抢救。

（5）警惕脑栓塞、肺栓塞和心肌梗死的发生。

（二）饮食护理

给予患儿高热量、高维生素、低脂肪的饮食，适当增加水果，少量多餐，切忌过饱。心功能不全者适当限制食盐和水分的摄入。

（三）休息与活动

急性期或重症患儿绝对卧床休息，待心脏功能基本恢复后再逐渐增加活动量。呼吸困难者取半卧位，遵医嘱予吸氧。

（四）用药观察

（1）应根据患儿年龄及病情严格控制输液速度，避免加重心脏负荷。

（2）正确使用血管活性药物，避免药液外渗。一旦外渗立即报告医生并处理。

（3）使用注射泵输液，输注前评估患儿血管，充分告知患儿及家属用药注意事项，不随意自行调节滴速；不应与其他药物在同一静脉通路输注。

（4）应用洋地黄类药物者，每次用药前测脉率、心率及心律；药物现配现用，剂量要准确；观察疗效及中毒表现如倦怠、食欲不振、恶心、呕吐、脉搏缓慢、心律失常、黄视或绿视等；不能与钙剂同时使用，必须使用时须间隔 6 小时以上；注意补钾，多吃含钾丰富的食物。

（五）安全护理

保证静脉通路的通畅，避免血管活性药物外渗。

（六）心理护理

做好患儿及家长的心理护理，告知疾病知识及预后，帮助其树立战胜疾病的信心。

四、健康教育

（一）疾病知识指导

使患儿及家长了解心肌病的临床表现、治疗过程和预后，使其配合治疗。

（二）出院指导

（1）避免竞技性体育运动。

（2）积极预防感染，加强营养，增强抵抗力。

（3）遵医嘱服药，出院后 1 个月内返院复查，如有发热、疲乏、全身不适和寒战，及时就诊。

第五节　心律失常患儿的护理

一、定义

心律失常：指心脏冲动的频率、节律、起源部位、传导速度或激动次序的异常，分为冲动形成异常和冲动传导异常。按心率快慢，可分为快速性心律失常与缓慢性心律失常两大类。

二、护理评估

（1）评估患儿面色、体温、脉搏、呼吸、血压、心率、心律变化，有无胸闷、心慌、心悸等症状。

（2）评估患儿有无面色苍白、乏力、气促、发绀、三凹征、呼吸急促、心率增快、尿少等心力衰竭表现。

（3）评估患儿有无胸闷、胸痛、呕吐、背痛等心肌缺血表现。

（4）评估患儿有无胸闷、心悸、头晕、晕厥、抽搐等阿－斯综合征表现。

（5）进行入院首次护理评估、患儿自理能力评估及住院风险评估。

三、护理措施

（一）观察要点

（1）严密观察患儿面色、神志、心率、心律、呼吸、脉搏变化。若患儿心率＞200 次 / 分、入睡后心率＜40 次 / 分，及时报告医生并处理。

（2）密切观察患儿病情变化，如突然出现心悸、乏力、胸闷、胸痛、头晕、晕厥、抽搐等症状，可能发生阿－斯综合征，立即通知医生并配合抢救。

（3）遵医嘱予吸氧，备好急救药品及器械。

（4）患儿出现房颤时，两人同时测量心率、脉搏，至少测量 1 分钟。

（5）心脏起搏器置入患儿按心脏起搏器置入术护理常规进行护理。

（二）饮食护理

合理喂养，避免饱食、刺激性饮食等诱发心律失常的因素，选用低脂、易消化、清淡的食物，少量多餐。心功能不全者适当限制食盐和水分的摄入。

（三）休息与活动

注意休息，避免剧烈运动，重症患儿取平卧位或半卧位。

（四）用药观察

（1）建立静脉通路，遵医嘱予抗心律失常药物，注意给药速度，使用注射泵输液。

（2）应用抗心律失常药物时注意观察药物的副作用。

（五）安全护理

给予床栏，防止坠床、跌倒等意外事故发生；洗澡水水温不宜过热，洗澡时间不宜过长。

（六）心理护理

多与患儿及家长交流，做好心理护理，帮助其树立战胜疾病的信心。

四、健康教育

（一）疾病知识指导

如患儿出现乏力、心悸、胸闷、胸痛、头晕、心律失常等症状，立即就诊。

（二）出院指导

（1）改变生活方式，预防腹泻、呕吐，避免电解质紊乱。

（2）避免心律失常基因型特异触发因素（剧烈运动、游泳，暴露于噪声）。

（3）积极预防感冒，加强营养，增强抵抗力。

第十二章　泌尿系统疾病患儿的护理

第一节　小儿经皮肾穿刺活检术的护理

一、定义

经皮肾穿刺活检术：在 B 超引导下应用穿刺针刺入活体的肾组织，取出少量的肾组织进行病理学分析，是肾脏病病理诊断的唯一方法。

二、护理评估

（1）评估患儿是否配合，能否屏气（捏鼻及嘴）15 秒左右及床上使用便盆排便、排尿。

（2）注意患儿有无肉眼血尿、腰痛等表现，警惕肾脏撕裂伤、肾脏破裂等并发症。

（3）术前 3 日停服双嘧达莫片等抗凝药物。

三、术前护理措施

（一）术前检查

协助做好有关血液、尿液及 B 超检查。

（二）心理护理

做好解释工作，告知患儿及家属活检的目的、意义、手术操作的安全性，术中、术后须配合的事项，争取患儿的密切配合。

（三）术前用药

遵医嘱静脉用止血药。

（四）术前训练

（1）训练患儿俯卧位于吸气末屏气（捏鼻及嘴）15 秒左右，俯卧能坚持 30 分钟左右。

（2）训练患儿在床上使用便盆排便、排尿。

四、术后护理措施

（一）观察要点

（1）观察患儿有无腰痛、小便颜色、有无血尿、穿刺部位敷料是否干燥等。

（2）血压监测：术后第 1 个小时每 15 分钟测 1 次血压，术后第 2 个小时每 30 分钟测 1 次血压，术后第 3 个小时、第 4 个小时及第 6 个小时各测血压 1 次直至血压平稳。

（二）饮食护理

嘱患儿多饮水，勤排尿，连续留取头 3 次尿液送常规检查，如有镜下血尿，要连续留尿至镜下血尿消失为止。

（三）休息与活动

（1）患儿绝对卧床 24 小时，睡硬板床，腰部沙袋对侧垫一小毛巾，前 12 小时取去枕平卧位，12 小时后垫枕随卧。

（2）术后 6 小时去除沙袋，24 小时撤腹带。

（3）术后患儿复查 B 超，若无血肿，72 小时后可下床活动；若有血肿，卧床休息至血肿消失。对有肉眼血尿者，必须强调绝对卧床 1 周；2～4 周内限在室内活动，6 个月内避免剧烈运动。

（四）用药观察

注意补液的顺序，首先予葡萄糖溶液输液后用止血药。

（五）术后复查

术后 72 小时，协助患儿复查 B 超（用平车）。

五、健康教育

（一）疾病知识指导

告知患儿及家属有关肾穿刺活检的目的、方法和注意事项，使其配合治疗。

（二）出院指导

术后 1 个月内避免剧烈运动，如有肉眼血尿、腰痛等不适时，及时到专科门诊复诊。

第二节　血液透析患儿的护理

一、定义

血液透析（hemodialysis，HD）：指利用弥散、超滤和对流原理清除血液中的有害物质和过多水分，是最常用的肾脏替代治疗方法之一。

二、护理评估

（1）评估患儿尿量、超滤量、血压、肾功能、电解质等情况。

（2）评估患儿有无并发症：致热源反应、失衡综合征、症状性低血压、高血压、肌肉痉挛、抽搐及溶血反应等。

（3）评估患儿血透瘘口是否有渗血、感染、血透管有无脱落。

（4）进行入院首次护理评估、患儿自理能力评估及住院风险评估。

三、护理措施

（一）观察要点

（1）遵医嘱严格记录出入量，特别是尿量、尿色，定时测患儿体重。

（2）如病情需要做内外瘘者，要做好手术前的准备工作，该侧肢体禁做静脉穿刺及血压测量，造瘘侧肢体避免屈曲或受压。

（3）血液透析后注意观察患儿血压、脉搏、呼吸等情况，回病房后视病情遵医嘱测量。

（4）严密观察患儿病情，注意有无致热源反应、失衡综合征（表现为头痛、恶心、呕吐及躁动，重者出现抽搐、意识障碍甚至昏迷）、症状性低血压、高血压及溶血反应等并发症的发生，发现异常及时通知医生，并配合处理。

（5）注意瘘口是否有渗血情况，若瘘口渗血要及时报告医生并配合处理。

（二）饮食护理

根据肾功能、电解质的结果确定饮食性质及摄入量。

（三）休息与活动

协助患儿翻身，注意受压部位浮肿明显者，更应特别注意预防压力性损伤的发生。

（四）安全护理

对昏迷及躁动不安的患儿应注意安全，给予床栏，防止坠床等意外。

（五）心理护理

做好透析患儿及家属的思想工作，告知血液透析的目的和方法，消除或减轻其思想顾虑，使其配合治疗。

四、健康指导

（一）疾病知识指导

告知患儿及家属有关血液透析的目的、方法和注意事项，使其配合治疗。

（二）出院指导

（1）注意保暖，避免患儿受凉感冒，防止局部穿刺部位感染。

（2）减少穿刺部位的活动，造瘘肢体避免屈曲或受压，避免血透管脱落。

（3）避免沐浴及盆浴，保持导管出口处干燥。

第三节　肾病综合征患儿的护理

一、定义

肾病综合征（nephrotic syndrome，NS）：一组由多种原因引起的肾小球基底膜通透性增高，导致血浆内大量蛋白质从尿中丢失的临床综合征。

二、护理评估

（1）评估患儿水肿进展及利尿效果，注意尿量、尿色、血压及体重变化，注意有无并发症，如感染、血栓、休克、电解质紊乱、肾功能衰竭等。

（2）评估患儿饮食习惯、进食量及钠盐的摄入量。

（3）进行入院首次护理评估、患儿自理能力评估及住院风险评估。

三、护理措施

（一）观察要点

（1）遵医嘱准确记录患儿24小时尿量，测体重。注意尿量、尿色、血压情况，观察水肿进展及利尿效果。

（2）监测患儿血压变化：如出现血压突然升高、头痛、呕吐、眼花等提示高血压脑病。

（3）注意患儿有无呼吸困难、心率增快、咳粉红色泡沫样痰等充血性心力衰竭表现。

（4）观察患儿有无并发症，如感染、血栓、休克、电解质紊乱、肾功能衰竭等。

（二）饮食护理

给予低盐、低脂、优质蛋白饮食。显著水肿和严重高血压时应短期限制水、钠摄入（不显性失水加尿量），病情缓解后不必继续限盐，活动期患儿供盐 1～2 g/d，蛋白质摄入 1.5～2 g/（kg·d），以高生物效价的动物蛋白（乳、鱼、蛋、禽、牛肉等）为宜，尿少时避免食用含钾高的食物，如香蕉、橘子等，有氮质血症者严格限制蛋白质摄入，激素治疗期间应控制饮食量。

（三）休息与活动

（1）如患儿出现严重水肿和高血压时，应卧床休息，一般无须严格限制活动。

（2）与感染患儿分室居住，预防着凉及呼吸道感染。

（3）皮肤与清洁：严重水肿患儿，应勤翻身，保持皮肤清洁，防止皮肤擦伤；阴囊水肿有渗出液时，用棉垫托起阴囊，臀部略抬高；严重水肿者，应尽量避免肌内注射，必须肌内注射时，注意严格消毒，延长按压时间；禁用股静脉穿刺，防止形成血栓。

（四）用药观察

（1）糖皮质激素的应用：严格遵医嘱用药，观察药物副作用。

（2）利尿剂：应用期间应观察患儿体重、尿量，水肿进展及利尿效果，防止脱水、电解质紊乱。

（3）免疫抑制剂：使用时注意观察患儿有无白细胞数下降、脱发、胃肠道反应及出血性膀胱炎等。用药期间多饮水和定期查血常规。

（4）使用抗凝剂的患儿应定期复查凝血时间，注意观察有无出血征象。

（5）发生高血压脑病时遵医嘱使用硝普钠降压，视血压情况调节输液速度，整个输液系统要避光，药液现配现用。

（五）安全护理

使用利尿剂期间，预防患儿跌倒、坠床。

（六）心理护理

关心爱护患儿，多与患儿及家属交流，做好心理护理，给予心理支持。

四、健康指导

（一）疾病知识指导

教会患儿家属肾病综合征的临床表现，使其了解感染是本病最常见的合并症及复发的诱因，知晓激素对治疗本病的重要性。

（二）出院指导

（1）注意休息及安全，避免剧烈运动，防摔伤骨折。

（2）预防感染，并告知家属预防感染的措施。

（3）严格遵医嘱坚持服药，特别是激素，不能随意减量或停药，以防疾病复发。

（4）每日观察患儿尿的颜色及量。

（5）每半月专科门诊随访1次，遵医嘱服药。

（6）患儿病情稳定方可上学。

第四节　泌尿道感染患儿的护理

一、定义

泌尿道感染（urinary tract infection，UTI）：指病原体直接侵入尿路，在尿液中生长繁殖，并侵犯尿路黏膜或组织而引起损伤。

二、护理评估

（1）评估患儿有无尿频、尿急、尿痛、排尿困难、腰痛等症状。

（2）评估患儿生命体征，特别是体温情况。

（3）进行入院首次护理评估、患儿自理能力评估及住院风险评估。

三、护理措施

（一）观察要点

（1）注意观察患儿有无尿频、尿急、尿痛、排尿困难、腰痛、小便次数、伴随症状等。

（2）观察患儿生命体征、尿色，注意患儿体温变化，有无寒战、高热等。

（3）并发症的观察：脓毒症、感染性休克等，一经发现及时报告医生并处理。

（二）饮食护理

予患儿清淡、高热量、高维生素、高蛋白饮食，忌油炸及炒制干果等上火食品；指导患儿每日多饮水，勤排尿。

（三）休息与活动

急性期须卧床休息。因多饮多尿会影响患儿睡眠，应注意保证患儿休息。

（四）用药观察

遵医嘱正确使用抗菌药物。根据尿培养及药物敏感试验结果，结合临床疗效选用抗生素。

（五）尿标本采集

留取中段尿时要严格无菌操作，充分清洁外阴、包皮，清洗尿道口。

（六）安全护理

注意外阴部的清洁卫生，避免使用刺激性的冲洗液，保持局部皮肤完整和干燥。

（七）心理护理

关心爱护患儿，多与患儿及家属交流，做好心理护理，给予心理支持。

四、健康指导

（一）疾病知识指导

教会家长泌尿道感染的护理要点及预防知识，观察患儿是否有并发症的发生。

（二）出院指导

（1）注意个人卫生，尤其注意会阴部及尿道口局部的清洁，每日清洗。女患儿应特别注意尿布及会阴卫生，排便后从前向后擦肛门；男患儿应注意有无包皮过长，并做好清洁护理。

（2）患儿应避免劳累，坚持体育运动，增强机体抵抗力。

（3）指导患儿多饮水，勤排尿，这是最简便有效的预防尿路感染的措施。

（4）定期门诊随访。

第五节　过敏性紫癜性肾炎患儿的护理

一、定义

过敏性紫癜性肾炎：一种以皮肤紫癜、出血性胃肠炎、关节炎及肾实质的损害为特征的综合征，基本病变是全身弥漫性坏死性小血管炎，伴肾脏损害者称紫癜性肾炎。在过敏性紫癜病程中（多为6个月以内）出现血尿和（或）蛋白尿即可诊断。

二、护理评估

（1）询问患儿食物及药物过敏史，避免食用或使用。

（2）腹型患儿注意评估有无腹痛、呕吐、血便。

（3）关节型患儿评估有无关节疼痛及肿胀情况。

（4）水肿患儿评估水肿程度，注意尿量、尿色、血压及肾功能情况。

（5）进行入院首次护理评估、患儿自理能力评估及住院风险评估。

三、护理措施

（一）观察要点

（1）观察患儿皮疹形态、数量、分布、消退情况及与饮食的关系。如有破溃应及时处理，防止出血和感染。

（2）腹型患儿观察有无腹痛、呕吐、血便。注意大便次数及性状，及时留取大便标本。腹痛者，禁止腹部热敷，预防肠出血。

（3）关节型患儿观察关节疼痛及肿胀情况。

（4）水肿患儿观察水肿程度及利尿效果、注意尿量、尿色、血压变化。

（二）饮食指导

避免患儿食用容易致敏的食物。有腹痛或便血时，应给予少渣、软食或流食；肠道出血时应禁食，经静脉供给营养。

（三）活动与休息

急性发作期应绝对卧床休息，待症状好转后可下床活动。

（四）用药观察

（1）用药过程中注意观察有无过敏反应。

（2）应用肾上腺皮质激素或抗组胺药物时，应观察疗效及副作用。

（3）应用环磷酰胺时鼓励患儿多饮水，勤排尿，并注意有无白细胞数下降、脱发、胃肠道反应及出血性膀胱炎等的发生。

（五）安全护理

（1）保持患儿皮肤清洁，防止擦伤、抓伤。

（2）关节疼痛及肿胀患儿，保持患肢功能位置，协助患儿取舒适体位，做好日常生活护理。

（3）使用利尿剂及关节疼痛的患儿，应注意防跌倒坠床。

（六）心理护理

主动与患儿及家属进行沟通，告知其有关本病的医学知识，给予心理支持，消除或减轻其紧张情绪。

四、健康教育

（一）疾病知识指导

告知患儿家属有关过敏性紫癜性肾炎的医学知识，注意观察患儿病情以便及时发现并发症，告知其合理调配饮食，避免患儿食用过敏性食物，避免接触各种可疑过敏物质。

（二）出院指导

（1）预防和早期处理感染。

（2）脱离已知过敏原，避免食用易引起过敏的食物。

（3）坚持服用抗过敏药物直至症状消失。

（4）使用环磷酰胺者定期查血常规。

（5）出院后半年到1年内接受随访，定期复查尿常规，如有异常及时回医院治疗。

第六节　系统性红斑狼疮性肾炎患儿的护理

一、定义

系统性红斑狼疮（systimic lupus erythenlatosus，SLE）：一种累及多系统、多器官、临床表现复杂和病程迁延反复的全身性自身免疫性疾病。伴肾脏损害者称系统性红斑狼疮性肾炎。

二、护理评估

（1）评估患儿皮疹形态、数量、分布、消退情况。

（2）水肿患儿评估水肿进展及利尿效果，注意尿量、尿色、血压、体重变化及肾功能情况。

（3）评估有无狼疮性脑炎及狼疮性肺炎：观察患儿生命体征、意识（谵妄、嗜睡），有无干咳、抽搐、呕吐等症状。

（4）进行入院首次护理评估、患儿自理能力评估及住院风险评估。

三、护理措施

（一）观察要点

注意观察患儿尿色、尿量及尿蛋白情况，有无皮肤损害、水肿、关节疼痛、干咳、胸痛、抽搐、呕吐、意识改变（谵妄、嗜睡）等狼疮性脑炎及狼疮性肺炎的症状出现。

（二）饮食护理

（1）给予患儿高维生素、优质蛋白质饮食。避免食用刺激性食物。消化系统受损时应摄入低脂或无渣饮食。

（三）活动与休息

（1）急性期卧床休息，恢复期适当活动。

（2）忌用对皮肤刺激性强的碱性肥皂、化妆品等。避免日晒，在户外活动时可戴宽边帽，穿长袖衣。

（3）督促患儿饮食后清洁口腔，有感染时遵医嘱予漱口等处理。

（四）用药观察

（1）应用糖皮质激素：遵医嘱用药，观察疗效及副作用。

（2）利尿剂：应用期间应观察患儿体重、尿量、水肿进展及利尿效果，防止脱水、电解质紊乱。

（3）免疫抑制剂：使用时注意患儿是否有白细胞数下降、脱发、胃肠道反应及出血性膀胱炎等。用药期间多饮水，定期查血常规。

（五）安全护理

使用利尿剂期间，注意预防跌倒、坠床风险。

（六）心理护理

本病病程长，为慢性疾病，患儿多为女性年长儿，由于面部和指端红斑、口腔溃疡、长期应用激素引起容貌改变等原因，患儿思想负担重，应体贴、关心患儿，消除或减轻其恐惧情绪和顾虑，增强其战胜疾病的信心。

四、健康教育

（一）疾病知识指导

告知患儿及家属有关系统性红斑狼疮性肾炎的医学知识，注意观察病情，及时发现并处理并发症。

（二）出院指导

（1）注意休息及安全，避免剧烈运动，以防摔伤骨折。

（2）避免受凉及过度劳累，预防感染。

（3）严格遵医嘱坚持服药，特别是激素，不可随意改药、停药、漏服、增减药量，以防疾病复发。

（4）每日观察尿色及尿量。

（5）每半月专科门诊随访1次，遵医嘱服药。

（6）患儿病情稳定后可上学。

第十三章　神经系统疾病患儿的护理

第一节　癫痫患儿的护理

一、定义

癫痫：以持续存在的反复癫痫发作的易感性和由此引起的神经生物学、认知、心理学及社会方面后果的一种脑部疾病。癫痫发作是指大脑神经元过度异常放电引起的突然的、短暂的症状或体征，因累及的脑功能区不同，临床可有多种发作表现，包括意识异常、运动异常、感觉异常，精神及自主神经功能障碍。

二、护理评估

（1）评估患儿癫痫发作时的表现，癫痫发作的频率、持续时间及伴随症状，是否有诱发因素等。

（2）评估患儿癫痫发作时的生命体征、意识、瞳孔变化。

（3）评估患儿癫痫发作时的面色、呼吸道是否通畅及周围环境是否安全。

（4）进行入院首次护理评估、患儿自理能力评估及住院风险评估。

三、护理措施

（一）观察要点

（1）评估患儿癫痫发作前有无前驱症状，观察患儿癫痫发作的频率、性质、持续时间及伴随症状等。

（2）严密观察患儿癫痫发作时的生命体征、意识、瞳孔变化。

（3）保持患儿呼吸道通畅，必要时予吸痰或气管切开。遵医嘱给氧并观察氧疗效果。

（二）饮食护理

避免暴饮暴食，忌辛辣等刺激性食物及咖啡、浓茶、可乐等兴奋性饮料。生酮饮食患儿严格按照营养师调配建议饮食，不可随意挑食。

（三）休息与活动

（1）癫痫间歇期适当活动，避免剧烈活动。

（2）患儿癫痫发作时就地平卧（有前驱症状时立即平卧），头偏向一侧，防摔伤；垫牙垫防舌咬伤；有舌后坠者用舌钳将舌拉出，清理口鼻分泌物。

（四）用药观察

（1）癫痫药物治疗须遵医嘱长期、规律服药，不可自行停药或减量。

（2）生酮饮食指导：在医生和营养师指导下使用生酮饮食，并告诫患儿家属不可自行减量或停止。

（五）安全护理

癫痫发作时有专人守护，拉起床栏，防止外伤，抽搐时勿强行按压肢体，以免引起骨折。

（六）心理护理

帮助患儿及家属克服自卑、焦虑心理，鼓励患儿融入同伴与集体中，树立战胜疾病的信心。

四、健康指导

（一）疾病知识指导

告知患儿家属癫痫发作时的紧急处理措施，介绍癫痫治疗的知识，注意药物的副作用，强调抗癫痫药物长期、规律服药的重要性，不可随意改药、停药、漏服、增减药量。

（二）出院指导

（1）禁止剧烈运动，避免情绪激动、过度疲劳、睡眠不足、进食过量、高声、强光、受凉或中暑、感染等诱因。

（2）生活规律，按时休息，保证充足的睡眠。

（3）注意安全，告知家属患儿有发作先兆时的应对方法。

（4）缓解期可自由活动，但应避免各种危险活动，如登山、游泳等。

（5）帮助癫痫患儿及家属正确认识和对待疾病，主动配合治疗。

（6）严格遵医嘱服药，不可随意加药、减药或停药，定期复查。

第二节　化脓性脑膜炎患儿的护理

一、定义

化脓性脑膜炎：指各种化脓性细菌引起的脑膜炎症，部分患者病变累及脑实质。本病是小儿，尤其是婴幼儿时期常见的中枢系统感染性疾病，临床上以急性发热、惊厥、意识障碍、颅内压增高和脑膜刺激征及脑脊液脓性改变为特征。

二、护理评估

（1）评估患儿呼吸道、口腔黏膜、吞咽及大小便情况，肢体有无瘫痪，是否需插尿管、胃管，皮肤有无压力性损伤。

（2）评估患儿精神状况、面色、生命体征、意识、瞳孔。

（3）注意患儿抽搐发作情况及颅内压增高（头痛、喷射性呕吐、抽搐、血压增高、心动过缓、呼吸暂停或过度通气、囟门是否饱满、紧张、颅缝增宽）情况。

（4）进行入院首次护理评估、患儿自理能力评估及住院风险评估。

三、护理措施

（一）观察要点

（1）密切观察患儿病情变化，监测生命体征、意识、瞳孔，注意抽搐发作情况。

（2）注意患儿有无头痛、喷射性呕吐、抽搐、血压增高、心动过缓、呼吸暂停或过度通气、囟门是否饱满、紧张、颅缝增宽等颅内压增高的症状。

（二）饮食护理

（1）神志清醒患儿予高热量、高维生素、营养丰富的流食或半流食。

（2）对昏迷或吞咽困难的患儿，遵医嘱予鼻饲或静脉高营养，并做好口腔护理。

（三）休息与活动

（1）神志清醒患儿适当活动，避免剧烈运动。

（2）昏迷患儿取平卧位，头偏向一侧，抬高床头以利于分泌物排出，注意保持呼吸道通畅。

（3）长期卧床者注意定时翻身，预防压力性损伤或坠积性肺炎发生。

（四）用药观察

（1）控制惊厥，遵医嘱使用镇静剂，观察药物疗效及副作用，观察有无呼吸抑制等。

（2）遵医嘱使用抗生素及糖皮质激素等，注意有无药物副作用。

（五）安全护理

（1）对躁动不安的患儿应注意护理安全，给予床栏，防止跌倒、坠床等意外事故发生，必要时遵医嘱使用约束措施。

（2）对精神行为异常患儿做好防走失教育及对策，在床头放置防走失标识牌、穿病号服、戴腕带，告知家长 24 小时陪护。

（六）心理护理

患儿易出现紧张、恐惧、不安、烦躁等心理问题，给予针对性的心理疏导和安抚。

四、健康指导

（一）疾病知识指导

告知患儿及家属有关化脓性脑膜炎治疗的知识，注意观察患儿的精神状况、面色、体温、饮食情况，有无呕吐及呛咳。

（二）出院指导

（1）告知家属注意预防患儿感染，避免患儿到人口密集的公共场所。

（2）康复训练：有后遗症者做好瘫痪肢体功能训练、语言训练、智力训练等。

（3）严格遵医嘱服药，定期复查。

第三节　病毒性脑炎患儿的护理

一、定义

病毒性脑炎：指由多种病毒引起的颅内急性炎症。若病变主要累及脑膜，临床表现为病毒性脑膜炎；若病变主要影响大脑实质，则以病毒性脑炎为临床特征；若脑膜和脑实质同时受累，称为病毒性脑膜脑炎，是儿童常见的神经系统感染性疾病之一。

二、护理评估

（1）评估患儿生命体征，注意呼吸的节律、频率及深度。

（2）评估患儿神志、瞳孔、囟门（隆起或紧张）、呼吸、血压等情况，注意有无意识障碍、头痛、抽搐、呕吐等症状。

（3）评估患儿抽搐发作情况，吞咽、口腔黏膜及大小便情况，肢体有无瘫痪，是否需插尿管、胃管，皮肤有无压力性损伤。

（4）进行入院首次护理评估、患儿自理能力评估及住院风险评估。

三、护理措施

（一）观察要点

（1）严密监测患儿生命体征，注意呼吸的节律、频率及深度，有无呼吸减慢、节律不整等中枢性呼吸衰竭表现。

（2）密切观察患儿神志、瞳孔、囟门（隆起或紧张），注意有无意识障碍、头痛、抽搐、呕吐，瞳孔忽大忽小，呼吸不规则、血压增高等颅内压增高表现，及时发现脑疝发生并处理。

（二）饮食护理

给予患儿高热量、高维生素、营养丰富的饮食。对昏迷或吞咽困难的患儿，可遵医嘱予鼻饲或静脉营养，并做好口腔护理。

（三）休息与活动

（1）昏迷患儿取平卧位，头偏向一侧，抬高床头以利于分泌物排出，注意保持呼吸道通畅。

（2）昏迷患儿定时翻身，预防压力性损伤和坠积性肺炎发生。

（3）昏迷患儿保持瘫痪肢体处于功能位置，病情稳定后及早指导其进行康复训练。

（四）用药观察

控制惊厥，遵医嘱使用镇静剂，注意观察药物疗效及副作用，观察患儿有无呼吸抑制的表现。

（五）安全护理

（1）对躁动不安的患儿应注意护理安全，给予床栏，防止跌倒、坠床等意外伤害发生，必要时遵医嘱使用约束措施。

（2）对精神行为异常患儿做好防走失教育及对策，在床头放置防走失标识牌、穿病号服、戴腕带，家属 24 小时全程陪护。

（六）心理护理

患儿易出现紧张、恐惧、不安、烦躁等心理问题，给予针对性的心理疏导和安抚。

四、健康指导

（一）疾病知识指导

告知患儿及家属有关脑炎、脑膜炎治疗的知识，注意药物的副作用，并在医生指导下接受治疗。

（二）出院指导

（1）指导家属有关保护性看护的方法和日常护理知识。

（2）康复训练：有后遗症者做好瘫痪肢体功能训练、语言训练等。

（3）继发癫痫者指导长期正规服用抗癫痫药物，定期接受随访。

第四节　自身免疫性脑炎患儿的护理

一、定义

自身免疫性脑炎（autoimmune encephalitis，AE）：泛指一类由自身免疫机制介导的脑炎。

二、护理评估

（1）评估患儿生命体征，注意呼吸的节律、频率及深浅度。

（2）评估患儿神志、瞳孔、囟门（隆起或紧张）、呼吸、血压等情况，注意有无意识障碍、抽搐、呕吐等症状。

（3）评估患儿抽搐发作情况、口腔黏膜、吞咽、大小便情况，肢体有无瘫痪，是否需插尿管、胃管，皮肤有无压力性损伤。

（4）评估患儿有无躁狂及攻击行为。

（5）进行入院首次护理评估、患儿自理能力评估及住院风险评估。

三、护理措施

（一）观察要点

密切观察患儿病情变化，定时监测生命体征、神志、瞳孔、意识，有无抽搐或躁狂及攻击行为，以便及时发现和处理。

（二）饮食护理

给予患儿高热量、高维生素、营养丰富的饮食。对昏迷或吞咽困难的患儿，可遵医嘱予鼻饲或静脉营养，并做好口腔护理。

（三）休息与活动

（1）昏迷患儿取平卧位，头偏向一侧，抬高床头以利于分泌物排出，注意保持呼吸道通畅。

（2）昏迷患儿定时翻身，预防压力性损伤和坠积性肺炎发生。

（3）昏迷患儿保持瘫痪肢体处于功能位置，病情稳定后及早指导其进行康复训练。

（四）用药观察

（1）控制惊厥，遵医嘱使用镇静剂，注意观察药物疗效及副作用，观察患儿有无呼吸抑制的表现。

（2）静脉使用糖皮质激素的患儿做好心率、血压、血糖等监测，激素改口服后严格遵医嘱给药，保证服药，并注意观察激素的副作用。

（3）使用 5% 静注人免疫球蛋白的患儿，注意观察有无发热、寒战、皮疹、呼吸困难等不良反应。

（4）使用环磷酰胺治疗患儿，注意白细胞数、脱发情况、胃肠道反应及有无出血性膀胱炎等。用药期间多饮水，观察尿液颜色，定期查血常规。

（五）安全护理

（1）躁狂及有攻击行为的患儿有条件时住单间病室，向家属做好安全健康教育，避免患儿自伤及攻击他人；应注意护理安全，给予床栏，防止跌倒、坠床等意外事故发生，必要时遵医嘱使用约束措施。

（2）对精神行为异常患儿做好防走失教育及对策，在床头放置防走失标识牌、穿病号服、戴腕带，家属做好 24 小时陪护。

（六）心理护理

向患儿及家属讲解疾病的特点、治疗方法、转归及防治措施，使其树立战胜疾病的信心。

四、健康教育

（一）疾病知识

告知患儿及家属有关自身免疫性脑炎治疗的知识。

（二）出院指导

（1）指导患儿家属有关保护性看护的方法和日常护理知识。

（2）康复训练：有后遗症者做好瘫痪肢体功能训练、语言训练等。

（3）使用糖皮质激素或抗癫痫药物治疗的患儿，不可随意改药、停药、漏服、增减药量，严格遵医嘱长期、规律服药，定期接受随访。

第五节　脑性瘫痪患儿的护理

一、定义

脑性瘫痪：指由于各种原因造成的发育期胎儿或婴儿非进行性脑损伤，临床主要表现为运动发育和姿势异常，运动功能受限。脑性瘫痪患儿常伴有智力异常、感觉异常、行为异常。

二、护理评估

（1）评估患儿语言功能、生长发育情况。

（2）评估患儿运动能力，包括粗大运动和精细运动。

（3）评估患儿吞咽功能。

（4）进行入院首次护理评估、患儿自理能力评估及住院风险评估。

三、护理措施

（一）观察要点

（1）密切观察患儿病情变化，注意观察语言、运动功能、生长发育情况。

（2）观察患儿的生命体征、吞咽功能。

（二）饮食指导

选择合适的餐具、不同的饮食种类，注意食物的色、香、味，保证患儿机体营养供给。

（三）活动与休息

鼓励患儿尽早到康复科进行运动功能训练。

（四）安全护理

（1）对躁动不安的患儿应注意安全，给予床栏，防止坠床，防止烫伤、自伤、他伤等意外。

（2）长期卧床者注意翻身，防止压力性损伤和坠积性肺炎的发生。

（五）心理护理

鼓励患儿与正常儿童一起参加集体活动，加强正面教育，帮助患儿养成良好的卫生习惯和自我保护意识。教会患儿家属面对现实，增强治疗疾病的信心。

四、健康教育

（一）疾病知识指导

（1）伴听力、语言障碍者，多给予语言刺激，鼓励患儿发声，矫正发声异常。

（2）鼓励其继续到康复科进行运动功能训练。

（二）出院指导

（1）不歧视患儿，家庭中给予更多的照顾，但应避免因偏爱导致患儿产生的不良心理表现。

（2）遵循"示范—等待—鼓励"的原则，过程中要有耐心，让患儿有成就感。家长注意挖掘孩子潜力，注重培养孩子的生活自理能力，不间断进行指导、教育，使孩子不断进步。

（3）帮助家长认识孩子的情绪和行为问题，创造和谐的家庭环境，培养孩子的良好情绪和行为。

第六节　吉兰－巴雷综合征患儿的护理

一、定义

吉兰－巴雷综合征（Guillain-Barre syndrome，GBS）：又称"急性炎症性脱髓鞘性多神经根病"，以肢体对称性迟缓性瘫痪为主要临床特征。病程呈自限性，大多在数周内完全恢复，但严重者急性期可死于呼吸肌麻痹。

二、护理评估

（1）评估患儿肢体活动及感觉情况：有无吞咽困难、呛咳、声音嘶哑；有无肌肉无力、如麻木、活动受限；皮肤黏膜是否完整。

（2）评估患儿呼吸的节律、频率及深浅度，年长患儿询问有无胸闷、气促、呼吸困难、咳嗽无力等呼吸肌麻痹的表现。

（3）进行入院首次护理评估、患儿自理能力评估及住院风险评估。

三、护理措施

（一）观察要点

（1）观察患儿四肢肌张力及感觉情况：有无吞咽困难、呛咳、声音嘶哑；有无肌肉无力，如四肢无力、麻木、活动受限等；皮肤黏膜是否完整。

（2）观察患儿有无呼吸肌麻痹：麻痹程度、麻痹平面是否有上升及胸廓起伏程度，呼吸的节律、频率及深浅度，年长患儿询问有无胸闷、气促、呼吸困难及咳嗽无力等表现。

（3）保持患儿呼吸道通畅，按时翻身、拍背、吸痰，必要时予吸氧。

（二）饮食护理

给予患儿高热量、高维生素、营养丰富的流质饮食，小口进食，细嚼慢咽，防呛咳。对昏迷或吞咽困难的患儿，可遵医嘱予鼻饲或静脉营养，并做好口腔护理。

（三）休息与活动

（1）昏迷或吞咽困难的患儿取平卧位，头偏向一侧，抬高床头以利于分泌物排出，注意保持呼吸道通畅。

（2）不能自行翻身者，保持肢体功能位，指导家属进行主、被动运动，定时协助患儿翻身并做好皮肤护理。

（3）及早对患儿瘫痪肌群进行康复训练，防止肌肉萎缩，促进恢复。

（四）用药观察

使用 5% 静注人免疫球蛋白的患儿，注意观察有无发热、寒战、皮疹、呼吸困难等不良反应。

（五）安全护理

不能自行翻身者，定时协助翻身，预防压力性损伤及坠积性肺炎的发生。

（六）心理护理

向患儿及家属耐心讲解疾病的特点，治疗方法、转归及防治措施，树立战胜疾病的信心。

四、健康教育

（一）疾病知识指导

（1）告知患儿家属有关吉兰-巴雷综合征的相关知识，若患儿出现呕吐、呼吸困难、吞咽困难等表现，及时就诊。

（2）告知家属患儿饮食应少量多餐，避免暴饮暴食，防止因呕吐而引起窒息。

（二）出院指导

（1）鼓励患儿到康复科进行功能训练。

（2）对家属进行患儿疾病发生、发展、治疗、预后的康复宣教。

（3）定期专科门诊随访。

第七节　重症肌无力患儿的护理

一、定义

重症肌无力（myasthenia gravis，MG）：免疫介导的神经肌肉接头处传递障碍的慢性疾病。临床以骨骼肌运动中极易疲劳并导致肌无力，休息或用胆碱酯酶抑制剂后症状减轻为特征。

二、护理评估

（1）评估患儿肌无力类型：眼肌型、脑干型、全身型。

（2）评估患儿生命体征，尤其是呼吸情况。

（3）评估患儿面色、瞳孔、吞咽情况，有无呼吸肌受累、肌无力危象及胆碱能危象出现。

（4）进行入院首次护理评估、患儿自理能力评估及住院风险评估。

三、护理措施

（一）观察要点

（1）密切观察患儿生命体征，观察肌力和肌肉受累情况，注意有无烦躁、呼吸费力及面色发绀等呼吸肌受累情况。

（2）观察患儿有无声嘶、呛咳、吞咽困难、烦躁不安、面色发绀、心率加快等肌无力危象表现。

（3）注意观察患儿有无面色苍白、腹泻、呕吐、瞳孔缩小、出汗、唾液增多、心动过缓等胆碱能危象出现。

（4）备好抢救物品及药物，对于呼吸困难者及时采取气管插管。

（二）饮食护理

给予患儿高热量、高蛋白质、高维生素的流质或半流质饮食，小口进食，细嚼慢咽，防呛咳。对吞咽困难的患儿，可遵医嘱予鼻饲或静脉营养，做好口腔护理。

（三）休息与活动

急性期卧床休息，防止劳累，避免加重肌无力。

（四）用药观察

1. 肌无力危象的预防与处理

（1）预防：遵医嘱按时、定量予患儿服药（抗胆碱酯酶药在餐前30分钟服用），观察药物疗效和副作用。

（2）处理：一旦发生肌无力危象，首先遵医嘱立即注射新斯的明，可加大抗胆碱酯酶药的用量。

2. 胆碱能危象的预防与处理

（1）预防：定时准确予患儿服药，定期随访。

（2）鉴别：注射新斯的明后肌无力症状加重。

（3）处理：立即停用抗胆碱酯酶药物（立即注射阿托品缓解症状），必要时行气管插管和人工呼吸。

（五）安全护理

双下肢乏力者，避免跌倒、坠床，加强守护，防止外伤，做好日常护理。

（六）心理护理

向患儿及家属耐心讲解疾病的特点、治疗方法、转归及防治措施，树立战胜疾病的信心。

四、健康教育

（一）疾病知识指导

（1）告知患儿家属有关重症肌无力的知识，如患儿出现声嘶、呛咳、吞咽困难、呼吸节律变化等症状，及时就诊。

（2）告知患儿家属禁用药物：氨基糖苷类抗生素、红霉素、喹诺酮类、利多卡因等。

（二）出院指导

（1）告知家属预防患儿肌无力危象的方法及紧急护理措施。

（2）避免劳累、外伤、服药不当、感染、中毒、腹泻和长时间烈日暴晒等诱因。

（3）遵医嘱长期用药，不得擅自停药或更改药量，定期接受随访。

第十四章 血液、肿瘤系统疾病患儿的护理

第一节 再生障碍性贫血患儿的护理

一、定义

再生障碍性贫血（aplastic anemia，AA）：一组以骨髓有核细胞增生减低和外周全血细胞减少为特征的骨髓衰竭性疾病。主要临床表现为骨髓造血功能低下，贫血、出血、感染，一般无肝、脾、淋巴结肿大。

二、护理评估

（1）评估患儿有无遗传病家族史、放射线接触史及特殊化学物质接触史，了解血常规及骨髓象的变化。

（2）评估患儿有无出血表现：皮肤瘀斑、皮下出血、鼻腔出血、呕血、便血及颅内出血等。

（3）评估患儿生命体征，注意有无感染迹象。

（4）评估患儿贫血程度：有无皮肤黏膜苍白、乏力、纳差等表现。有无贫血危象：心率加快，心脏扩大，极重者可发生心力衰竭。

（5）评估患儿家庭经济情况，患儿及家属对疾病的性质、发展与预后的认识程度和心理承受能力。

（6）进行入院首次护理评估、患儿自理能力评估及住院风险评估。

三、护理措施

（一）观察要点

（1）观察患儿有无贫血危象及心力衰竭表现。

（2）观察患儿有无颅内出血及内脏出血表现。

（3）观察患儿有无感染性休克的表现。

（二）饮食指导

（1）纠正患儿不良饮食习惯，增加富含优质蛋白的食品，如瘦肉、鸡蛋、肝、动物血等，并注意饮食搭配。

（2）进软食，忌辛辣等刺激性食物及多刺、油炸食物。

（三）活动与休息

（1）贫血严重、血小板低于 50×10^9/L 者，卧床休息，减少活动。

（2）血小板低于 20×10^9/L 者，绝对卧床休息。

（四）用药观察

（1）实施免疫抑制剂治疗时，注意观察疗效，如贫血有无改善、白细胞有无上升。

（2）注意观察药物反应，如胃肠道反应（恶心、呕吐、厌食、腹痛、腹泻）、血压增高、多毛症等。

（五）输血观察及护理

（1）严格执行操作规程，认真执行查对制度，领血和输血前严格"三查八对"。

（2）输血过程中密切观察病情变化，及时正确处理输血反应。

（六）预防感染

（1）保持皮肤清洁干燥。

（2）保持口腔清洁，有出血倾向患者，应勤漱口。

（3）白细胞低的患儿应戴口罩，进行保护性隔离，安排入住层流床。

（七）心理护理

做好心理护理，鼓励患儿积极配合治疗。

四、健康教育

（一）疾病知识指导

（1）告知患儿及家属预防感染和出血的重要性及出血的应急处理，加强安全教育，防止外伤和碰撞。

（2）避免患儿接触可引起骨髓抑制的化学药物和物理射线。

（二）出院指导

（1）遵医嘱按时服药，不能擅自停药或减量。

（2）出院后定期复查，门诊查血常规等，必要时输血治疗。

（3）注意休息，加强护理，防治感染，如有发热等不适，随时就诊。

第二节　特发性血小板减少性紫癜患儿的护理

一、定义

特发性血小板减少性紫癜（Idiopathic thrombocytopenic purpura，ITP）：又称"免疫性血小板减少症"，是小儿最常见的出血性疾病。其主要临床特点是皮肤、黏膜自发性出血和束臂试验阳性，血小板减少、出血时间延长和血块收缩不良。

二、护理评估

（1）评估患儿有无出血倾向，瘀点、瘀斑的大小、部位，注意出血部位、颜色、性质、出血量，有无呕血、血便、血尿等脏器出血表现。

（2）评估患儿生命体征：血压、心率等，有无头晕、头痛、呕吐，失血性休克的症状。

（3）评估患儿血常规，尤其是血小板的检查结果。

（4）进行入院首次护理评估、患儿自理能力评估及住院风险评估。

三、护理措施

（一）观察要点

密切关注患儿生命体征变化；观察患儿有无皮下出血症状（瘀点、瘀斑或紫癜），有无头晕、头痛、喷射性呕吐、眼底出血等颅内出血症状，以及血便、血尿等出血症状。

（二）饮食指导

（1）进软食，忌辛辣等刺激性食物及多刺、油炸食物。

（2）根据血小板计数给予流食、少渣半流食。

（三）活动与休息

（1）血小板低于 $50 \times 10^9/L$ 者，卧床休息，减少活动。

（2）血小板低于 $20 \times 10^9/L$ 者，绝对卧床休息。

（四）用药观察

（1）应用糖皮质激素时做好药物指导并观察药物不良反应。

（2）应用丙种球蛋白时注意观察过敏反应及不良反应。

（五）输血观察及护理

（1）严格执行操作规程，认真执行查对制度，领血和输血前严格"三查八对"。

（2）输血过程中密切观察患儿病情变化，及时处理输血反应。

（六）心理护理

做好心理护理，鼓励患儿积极配合治疗。

四、健康教育

（一）疾病知识指导

（1）指导预防损伤：不玩尖利玩具，不做剧烈运动，选用软毛牙刷，穿着舒适等。

（2）指导自我保护，忌服阿司匹林类药物。

（3）保持大便通畅，避免因用力排便引起颅内压增高。

（4）指导患儿及家属学会观察出血征象和做好自我防护，学会压迫止血的方法，一旦发生出血，及时到医院复查或治疗。

（二）出院指导

（1）遵医嘱按时服药，不能擅自停药，避免服用影响血小板功能的药物。半年内避免预防接种。

（2）出院后定期复查血常规，如有出血等不适，随时就医。

（3）注意休息，加强自我防护，注意安全，避免外伤，防止出血。

第三节　血友病患儿的护理

一、定义

血友病：一组遗传性凝血功能障碍的出血性疾病。分为两种：①血友病 A，又称"遗传性抗血友病球蛋白缺乏症"；②血友病 B，又称"遗传性 FIX 缺乏症"。其共同特点为终身在轻微损伤后发生长时间出血。临床特征为关节、肌肉、内脏和深部组织自发性或轻微外伤后出血难止，常在儿童期起病。

二、护理评估

（1）评估患儿遗传病家族史。

（2）评估患儿血常规、凝血功能及 CT 等辅助检查结果。

（3）评估患儿出血部位、性质、量，有无局部血肿形成所致的压迫症状与体征。

（4）进行入院首次护理评估、患儿自理能力评估及住院风险评估。

三、护理措施

（一）观察要点

（1）观察患儿是否有皮肤、黏膜及肌肉出血、关节腔出血、内脏出血甚至颅内出血表现。

（2）观察患儿局部血肿形成所致的压迫症状与体征：周围神经受压出现局部肿痛、麻木及肌肉萎缩；血管受压造成相应部位淤血、水肿或缺血、坏死；压迫或阻塞气道，可引起呼吸困难甚至窒息；输尿管受压可引起排尿障碍。

（二）饮食指导

进软食，忌辛辣等刺激性食物及坚硬带刺、油炸食物，避免损伤口腔黏膜及牙龈；保持大便通畅，避免用力排便。

（三）活动与休息

注意休息，减少活动。

（四）用药观察

遵医嘱及时输注凝血因子，输注过程中密切观察有无不良反应。

（五）输血观察及护理

（1）严格执行操作规程，认真执行查对制度，领血和输血前严格"三查八对"。

（2）输血过程中密切观察患儿病情变化，及时处理输血反应。

（六）局部出血处理的配合

（1）遵医嘱实施或配合止血处理，配合医生抢救病人。

（2）对于咽喉部出血或血肿形成者，协助取侧卧位或头偏向一侧，避免血肿压迫呼吸道引起窒息，做好气管插管或切开的准备。

（3）一旦出现颅内出血，遵医嘱及时输注凝血因子，配合做好抢救工作。

（七）心理护理

做好心理护理，鼓励患儿积极配合治疗。

四、健康教育

（一）疾病知识指导

（1）重视遗传咨询、婚前检查和产前诊断，是降低血友病发病率的重要措施。

（2）充分调动患儿及家属的主观能动性，使其积极配合治疗和康复。说明本病为遗传性疾病，须终身治疗，应预防出血的发生。

（3）指导患儿不要过度负重或进行剧烈的接触性运动（拳击、足球、篮球）；不要穿硬底鞋或赤脚走路；使用刀、剪等工具时小心操作。

（4）尽量避免手术治疗；尽量避免不必要的穿刺或注射，拔针后按压5分钟以上，直至出血停止。

（二）出院指导

（1）注意休息，预防感染及出血，如有不适，随时就诊。

（2）指导患儿及家属常见出血部位的止血方法，有条件者，可教会患儿及家属注射凝血因子的方法，以便应急处理严重出血。

（3）加强自我防护，避免外伤。

（4）指导患儿若外出或远行，应携带写明血友病的病历本，以备发生意外时能及时得到救助。

第四节　地中海贫血患儿的护理

一、定义

地中海贫血：又称"海洋性贫血""珠蛋白生成障碍性贫血"，是遗传性溶血性贫血的一组疾病。其特点是珠蛋白基因的缺陷使一种或几种珠蛋白肽链合成减少或不能合成，导致血红蛋白的组成成分改变。本组疾病的临床症状轻重不一。

二、护理评估

（1）评估患儿贫血程度，皮肤黏膜的颜色及甲床，精神状态等。

（2）评估患儿身体状况及日常活动能力。

（3）评估患儿饮食情况。

（4）评估患儿巩膜、皮肤有无黄染，肝脾有无肿大。

（5）评估患儿有无发育迟缓、身材矮小、颧骨突出等骨骼改变异常表现。

（6）评估患儿心理情况。

（7）评估患儿家庭经济情况，患儿及家属对疾病病因、预后及防治的认识程度。

（8）进行入院首次护理评估、患儿自理能力评估及住院风险评估。

三、护理措施

（一）观察要点

（1）观察患儿贫血程度，关注外周血血红蛋白值、网织红细胞等。

（2）观察患儿有无面色苍白、皮肤黏膜颜色、肝脾有无肿大，患儿有无疲乏、活动后有无心慌气短、生长发育迟缓等（根据外周血血红蛋白含量将贫血分为轻、中、重、极重4度，轻度贫血的儿童外周血血红蛋白含量为 $129 \sim 90$ g/L；中度贫血的儿童外周血血红蛋白含量为 $90 \sim 60$ g/L；重度贫血的儿童外周血血红蛋白含量为 $60 \sim 30$ g/L；极重度贫血的儿童外周血血红蛋白含量 < 30 g/L）。

（二）饮食指导

给予患儿富含优质蛋白质、高热量、易消化的食物，避免刺激性及含铁丰富的食物。

（三）活动与休息

（1）休息可减少氧的消耗，贫血程度较轻者，一般不需卧床休息，但应避免剧烈运动。

（2）贫血严重者，应根据其活动耐力下降情况制订活动强度、持续时间及休息方式，以不感到疲乏为度。

（四）用药观察

（1）遵医嘱使用祛铁剂，使用过程中密切观察有无不良反应。

（2）应用铁螯合剂的护理：

①严格控制速度，采用连续皮下注射 12 小时或持续静脉滴注 8 ～ 12 小时等方法。

②观察患儿尿量及尿色的变化。

③指导患儿在使用去铁胺的同时服用维生素 C 增加铁复合物的排出。

④观察药物的不良反应，局部注射部位有无红肿、疼痛、硬结、烧灼感、皮疹；一旦发生全身反应及时处理。

（五）输血观察及护理

（1）严格执行操作规程，认真执行查对制度，领血和输血前严格"三查八对"。

（2）输血过程中密切观察患儿病情变化，及时正确处理输血反应。

（六）心理护理

做好心理护理，鼓励患儿坚持输血及补铁治疗。

四、健康教育

（一）疾病知识指导

（1）向患儿家属讲解疾病相关知识及产前诊断的意义，使其做到主动预防，避免再有重型地中海贫血患儿的出生。

（2）地中海贫血患儿应避免使用氧化性药物，指导其病情观察方法，对有脾功能亢进和白细胞减少者，应注意个人卫生和预防感冒。

（二）出院指导

（1）注意休息，贫血严重者卧床休息。

（2）避免服用导致溶血的药物。多吃含铁多的食物，如猪肝、牛肉等。

（3）定期输血及补铁治疗。

（4）注意防寒保温，预防感染，不适随诊。

第五节　朗格汉斯细胞组织细胞增生症患儿的护理

一、定义

朗格汉斯细胞组织细胞增生症（langerhans cell histiocytosis，LCH）：一组由于树突状细胞异常增生导致的临床表现多样、多发于小儿的疾病，男多于女。

二、护理评估

（1）评估患儿发病年龄，有无发热、皮疹：评估皮疹的分布部位、大小形状、平坦或隆起、压之是否褪色、有无瘙痒及脱屑等。

（2）评估患儿有无重要器官受累，有无尿崩症症状。

（3）评估患儿家庭经济情况，患儿及家长对疾病的性质、发展及预后的认识程度和心理承受能力。

（4）进行入院首次护理评估、患儿自理能力评估及住院风险评估。

三、护理措施

（一）观察要点

（1）注意观察患儿有无发热，皮疹出现时间、部位、性质，观察肝脾淋巴结肿大情况，观察有无咳嗽、气促、发绀，有无贫血表现，是否营养不良、发育迟缓。

（2）观察患儿有无重要器官如骨髓、肝脾、肺、颅骨、颈椎等受累；有无牙齿松动或脱落；有无尿崩症症状。

（二）饮食指导

（1）患儿饮食以清淡为主，多吃蔬果，合理搭配膳食，注意营养充足。

（2）忌辛辣、油腻、生冷食物，避免食用易致敏食物。

（三）活动与休息

适当参与室外活动，如散步、游戏等，以提高机体免疫力。

（四）用药观察

（1）多系统 LCH 应进行系统性联合化疗，以减少疾病复发率及改善长期预后。

（2）遵医嘱用化疗药，避免渗出，并观察毒副作用。

（五）心理护理

做好心理护理，鼓励患儿坚持治疗。

四、健康教育

（一）疾病知识指导

（1）观察皮疹出现的部位、性质，注意保护皮肤完整性，预防感染。

（2）注意个人卫生，皮疹处避免抓搔，以免皮肤破溃。

（二）出院指导

（1）注意休息，加强护理，预防感染。

（2）有牙齿松动者，小心进食，避免误吸。

（3）出院后每周复查血常规 1 ～ 2 次，定期复查肝肾功能、凝血功能。

（4）出院后遵医嘱服药，及时返院评估病情，继续治疗。

（5）如有发热、腹痛、呕吐等不适，及时就诊。

第六节　噬血细胞性淋巴组织细胞增生症患儿的护理

一、定义

噬血细胞性淋巴组织细胞增生症：又称"噬血细胞综合征"，是一种由于各种诱因导致的细胞毒性 T 细胞和自然杀伤（NK）细胞过度活化，并刺激巨噬细胞活化，分泌大量炎性细胞因子的危重疾病。

二、护理评估

（1）评估患儿是否发热，是否有贫血、出血、肝脾淋巴结肿大等表现。

（2）评估患儿是否出现皮疹，有无头痛、呕吐、意识障碍等神经系统表现。

（3）评估患儿是否血细胞减少（血红蛋白、血小板降低）。

（4）评估患儿家庭经济情况、患儿及家属对疾病的性质、发展及预后的认识程度和心理承受能力。

（5）进行入院首次护理评估、患儿自理能力评估及住院风险评估。

三、护理措施

（一）观察要点

（1）注意观察患儿有无发热、热型如何、体温是否自行下降。

（2）注意观察患儿有无肝功能受损表现。

（3）注意观察患儿是否出现中枢神经系统表现：兴奋、抽搐、婴儿囟门饱胀、颈强直、肌张力增高或减弱。

（4）注意观察患儿是否有寒战、厌食、乏力、体重下降、胃肠道症状等情况。

（二）饮食指导

给予患儿高热量、易消化、富含维生素的食物，鼓励多饮水。

（三）活动与休息

注意休息，病情严重的患儿卧床休息，当血小板低至 $20 \times 10^9/L$ 以下时，嘱患儿绝对卧床休息。

（四）用药观察

（1）遵医嘱用化疗药，避免渗出，并观察毒副作用。

（2）应用糖皮质激素时做好药物指导并观察药物不良反应。

（五）输血观察及护理

（1）严格执行操作规程，认真执行查对制度，领血和输血前严格"三查八对"。

（2）输血过程中密切观察患儿病情变化，及时处理输血反应。

（六）心理护理

此病进展迅速，病情凶险，向患儿及家属说明疾病的性质，帮助其了解疾病相关知识，介绍成功案例，消除或减轻其恐惧心理，帮助其树立战胜疾病信心。

四、健康教育

（一）疾病知识指导

（1）指导患儿及家属观察出血征象，发现问题及时处理。

（2）保持安静，避免情绪激动，以防引起颅内出血。

（3）延长静脉穿刺部位的按压时间。

（4）做好生活护理，患儿发热出汗时及时更换衣服，多饮水。

（二）出院指导

（1）定期复查，监测血常规、肝肾功能情况。

（2）按期返院化疗，按时服药，勿擅自停药。

（3）注意增加饮食营养，保持室内空气清新，预防感染。

第七节　急性白血病患儿的护理

一、定义

白血病：造血组织中的某一血细胞系统过度增生，浸润到各组织和器官，从而引起一系列临床表现的恶性血液病，是我国最常见的小儿恶性肿瘤。

二、护理评估

（1）评估患儿生命体征，注意有无发热，观察贫血及其程度，注意皮肤黏膜有无出血点、紫癜、瘀斑等情况，有无鼻衄、牙龈出血等，有无骨痛、关节疼痛、淋巴结肿大等浸润表现。

（2）评估患儿血常规及骨髓细胞学及其他检查结果。

（3）评估患儿有无遗传病家族史、放射线接触史及特殊化学物质接触史。

（4）评估患儿家庭经济情况，患儿及家属对疾病的性质、发展及预后的认识程度和心理承受能力。

（5）进行入院首次护理评估、患儿自理能力评估及住院风险评估。

三、护理措施

（一）观察要点

（1）观察患儿是否发热，有无贫血、肝脾及淋巴结肿大表现。

（2）观察患儿皮肤黏膜有无出血点及瘀斑，有无血便、血尿。

（3）观察患儿有无骨关节疼痛、睾丸单侧或双侧无痛性肿大等白血病细胞浸润表现。

（4）观察患儿有无颅内高压增高（头痛、呕吐、嗜睡、视乳头水肿），惊厥、昏迷等中枢神经系统白血病的临床表现。

（二）饮食指导

（1）给予患儿高蛋白质、高维生素、高热量、易消化食物，鼓励多饮水。

（2）化疗期间应少量多餐，注意饮食卫生，不吃生冷食物，以防止胃肠道感染。

（三）活动与休息

注意休息，病情严重的患儿卧床休息，当血小板低至 $20 \times 10^9/L$ 以下时，嘱患儿绝对卧床休息。

（四）用药观察

（1）观察局部组织反应：某些化疗药物，如柔红霉素、阿霉素、长春新碱等对局部组织刺激性大，发生药液外渗会引起局部组织疼痛、红肿甚至坏死。因此，输注前应确认静脉通畅，输注途径尽可能采取经外周置入中心静脉导管（PICC）、中心静脉导管（CVC）、静脉输液港等方式，可降低药液渗漏的风险。输注过程中密切观察，发现渗漏，立即停止输液，并做局部处理。

（2）化疗药物不良反应观察：骨髓抑制、消化道反应、肝肾功能损害、糖皮质激素引起的库欣氏综合征、高尿酸血症、出血性膀胱炎、急性胰腺炎等，发现问题及时遵医嘱处理。

（五）输血观察及护理

（1）严格执行操作规程，认真执行查对制度，领血和输血前中后严格"三查八对"。

（2）输血过程中密切观察患儿病情变化，及时处理输血反应。

（六）预防感染

（1）维持正常体温：监测患儿体温，观察热型及热度；如患儿有发热遵医嘱给予降温药，或予温水擦浴，忌用安乃近和酒精擦浴以免降低白细胞和增加出血倾向；观察降温效果，预防感染。

（2）避免交叉感染，每日开窗通风30分钟，保持空气清新，避免受凉。

（3）保护性隔离：医护人员接触患儿要戴口罩、帽子，接触患儿前洗手；陪护人员及患儿也应戴口罩，做好个人卫生；限制探视人数和次数。

（4）保持口腔清洁：睡前、饭前、饭后予患儿温开水或漱口液含漱；口腔有真菌感染者，可用碳酸氢钠溶液含漱和制霉菌素涂口腔。患儿发热时，加强口腔护理。

（5）预防肛周感染：保持患儿大便通畅，防肛裂；予患儿1/5000高锰酸钾溶液或其他消毒液坐浴，每日1～2次；大便后用温水清洗患儿肛周。

（6）皮肤护理：保持患儿皮肤清洁，勤换衣裤，勤剪指甲，勤洗手。

（7）医护人员严格无菌操作，遵守操作规程。

（8）避免预防接种：免疫功能低下者，避免用麻疹、风疹、水痘、流行性腮腺炎等减毒活疫苗和脊髓灰质炎糖丸预防接种，以防发病。

（9）观察感染早期征象：监测患儿生命体征，观察患儿有无牙龈肿痛、咽红、咽痛、皮肤有无破损、红肿、肛周、外阴有无异常。发现感染先兆及时告知医生，遵医嘱使用抗生素；中性粒细胞低者，遵医嘱皮下注射集落刺激因子，增强抵抗力。

（七）心理护理

（1）热情帮助、关心患儿，让年长患儿及家属认识本病，了解治疗进展，树立战胜疾病的信心。

（2）进行护理操作前，应告知年长患儿及家属其意义、操作过程、如何配合及可能出现的不适，以减轻其恐惧心理。告知年长患儿及家属化疗是白血病治疗的重要手段，使其了解所用的化疗方案及可能出现的不良反应。

（3）为患儿及家长提供相互交流的机会，如定期召开家长座谈会或病友联谊会，让家长、患儿相互交流护理经验和教训、采取积极的应对措施等，从而提高自护和应对能力，增强治愈的信心。

四、健康教育

（一）疾病知识指导

（1）向患儿及家属讲解白血病相关知识，化疗药的作用和毒副作用。

（2）教会家属如何预防感染和观察感染及出血征象。

（3）告知患儿及家属坚持化疗的重要性，增强其治愈疾病的信心。

（4）鼓励患儿参加体格锻炼，增强抗病能力。

（5）重视患儿的心理状况，正确引导，使患儿在治疗疾病的同时，心理及智力也得以正常发展。

（6）随访，监测治疗方案的执行情况，定期召开家长座谈会。利用 QQ 群、微信群、电话等通信工具，加强与患儿及家属的交流与健康宣教，让患儿及家属看到治愈疾病的希望。

（二）出院指导

（1）注意护理和休息，预防感染，不去人群密集的地方，出门戴口罩。

（2）出院后每周复查血常规 1～2 次，以及肝肾功能、凝血功能等，2 个月复查腰穿、3 个月复查骨穿。

（3）遵医嘱按时服药。

（4）指导年长患儿自我观察、自我防护的要点，注意个人卫生，保持大便通畅。

（5）定期返院化疗；如有不适，随时就诊。指导家属和年长患儿了解定期化疗的重要性。化疗间歇期患儿可酌情参加学校学习，以利于生长发育。

第八节　淋巴瘤患儿的护理

一、定义

淋巴瘤：一组原发于淋巴结或其他淋巴组织的恶性肿瘤，临床表现为进行性、无痛性淋巴结肿大，常伴肝脾肿大，晚期可有发热、贫血、出血和恶病质表现。是小儿时期常见的恶性肿瘤，约占小儿所有肿瘤的 13%。一般分为霍奇金病和非霍奇金淋巴瘤两大类，以非霍奇金淋巴瘤多见，约占 60%。

二、护理评估

（1）评估患儿有无发热咳嗽、呼吸困难等纵隔淋巴结受累的表现。

（2）评估患儿有无腹痛、腹泻、腹水、腹部肿块等腹腔淋巴结或肠道浸润表现。

（3）评估患儿淋巴结、肝脾肿大情况。

（4）评估患儿家庭经济情况，患儿及家属对疾病的性质、发展及预后的认识程度和心理承受能力。

（5）进行入院首次护理评估、患儿自理能力评估及住院风险评估。

三、护理措施

（一）观察要点

（1）观察患儿是否发热，并判断热型。

（2）观察患儿淋巴结、肝脾肿大部位的性质、有无压痛。

（3）观察患儿淋巴结压迫邻近器官引起的相应症状，如纵隔淋巴结肿大可致持续性干咳、胸闷、呼吸困难和上腔静脉压迫症，腹腔淋巴结肿大可出现腹痛甚至肠梗阻等。

（二）饮食指导

（1）给予患儿高热量、高蛋白质、富含维生素的食物，鼓励患儿进食以保证营养摄入。

（2）化疗期间应少量多餐，注意饮食卫生，不吃生冷食物，水果剥皮后食用，以防止胃肠道感染。

（三）活动与休息

鼓励多休息，保持愉快的心情，病情严重的患儿卧床休息。

（四）用药观察

（1）观察局部组织反应：某些化疗药物对局部组织刺激性大，发生药液外渗会引起局部组织疼痛、红肿，甚至坏死。因此，输注前应确认静脉通畅，输注途径尽可能采取 PICC、CVC、静脉输液港等方式，可降低药液渗漏的风险。输注过程中密切观察，发现渗漏，立即停止输液，并作局部处理。

（2）观察放疗、化疗的副作用，并予以相应处理。

（五）输血观察及护理

（1）严格执行操作规程，认真执行查对制度，领血和输血前严格"三查八对"。

（2）输血过程中密切观察患儿病情变化，及时处理输血反应。

（六）预防感染

（1）维持正常体温：监测患儿体温，观察热型；如有发热可遵医嘱予患儿温水擦浴、冰袋冰敷、口服美林或锌布颗粒降温，忌用安乃近和酒精擦浴以免降低白细胞和增加出血倾向，观察降温效果，预防感染。

（2）避免交叉感染，每日开窗通风 30 分钟，保持空气新鲜，避免患儿受凉。

（3）保护性隔离：接触患儿要戴口罩、帽子，做好个人卫生，限制探视人数和探视次数。

（4）保持口腔清洁：睡前、饭前、饭后予患儿温开水或漱口水含漱；口腔有真菌感染者，可用碳酸氢钠溶液含漱和制霉菌素涂口腔。患儿发热时应加强口腔护理。

（5）预防肛周感染：保持患儿大便通畅，防肛裂；予患儿 1/5000 高锰酸钾溶液或其他消毒液坐浴，每日 1～2 次；大便后用温水清洗患儿肛周。

（6）皮肤护理：保持患儿皮肤清洁，勤换衣裤，勤剪指甲，勤洗手。

（7）严格无菌操作，遵守操作规程。

（8）避免预防接种：免疫功能低下者，避免用麻疹、风疹、水痘、流行性腮腺炎等减毒活疫苗和脊髓灰质炎糖丸预防接种，以防发病。

（七）心理护理

（1）热情帮助、关心患儿，让年长患儿及家属认识本病，了解治疗进展，树立战胜疾病的信心。

（2）进行各项护理操作前，应告知年长患儿及家属其意义、操作过程、如何配合及可能出现的不适，以减轻其恐惧心理。让家属了解所用的化疗方案及可能出现的不良反应。

（3）为患儿及家长提供相互交流的机会，如定期召开家长座谈会或病友联谊会，让家长、患儿相互交流护理经验和教训、采取积极的应对措施等，从而提高自护和应对能力，增强治愈的信心。

四、健康教育

（一）疾病知识指导

（1）向患儿及家属讲解疾病相关知识和治疗、化疗的副作用观察。

（2）鼓励患儿及家属参与护理计划的制订并实施护理，包括用药护理、日常营养、预防感染等。

（3）指导定期化疗、门诊随访。缓解期或全部疗程结束后，患儿仍应保证充分的休息、睡眠，适当参与室外活动，以提高机体免疫力。

（4）加强营养，忌油腻、生冷和容易产气的食物。注意个人卫生，皮肤瘙痒避免抓搔，以免皮肤破溃。

（二）出院指导

（1）注意休息，预防感染；每周门诊复查血常规 1 ～ 2 次，定期复查肝肾功能。

（2）遵医嘱服药，勿自行停药。

（3）出院后定期返院化疗。

（4）如有发热、咳嗽、呼吸困难、腹痛、腹泻等不适，随时就诊。

第九节　造血干细胞移植患儿的护理

一、定义

造血干细胞移植（hematopoietic stem cell transplantation，HSCT）：通过对患者进行超大

剂量化疗或放疗预处理，抑制骨髓造血功能及免疫系统，再将不同来源的正常造血干细胞输注患者体内，使其增殖分化或替代病理性造血干细胞，以达到重建造血功能的治疗方法。

二、护理评估

（1）评估患儿病情、意识状态、合作情况。

（2）评估患儿日常活动能力、心理情况。

（3）评估患儿饮食情况。

（4）评估患儿中心静脉导管情况。

（5）评估患儿用药情况。

（6）评估患儿有无并发症。

（7）评估环境：清洁、宽敞、明亮，为无菌层流病房，符合操作要求。

（8）进行入院首次护理评估、患儿自理能力评估及住院风险评估。

三、护理措施

（一）定期观察

（1）观察患儿有无发热、头痛、恶心、呕吐、胸闷、气促、心悸、贫血、出血等现象。

（2）观察患儿生命体征及有无疼痛。

（3）用药观察：观察患儿有无心悸和早搏现象，特殊用药（环磷酰胺）时，观察尿量、尿色、尿 pH 值。

（二）环境护理

对患儿实施全环境保护措施。

（三）患儿护理

（1）生活护理：勤换衣物，注意个人卫生，饭前、便后洗手，保持床单元整洁。

（2）饮食护理：提供无菌饮食，以易消化的半流食为主。

（3）活动与休息：保证充足睡眠，病情允许多喝水、勤排尿，预防出血性膀胱炎。可在移植仓内适当活动，避免到仓外区域活动。如有发热、贫血或出血时，须卧床休息。

（4）管道的护理：

①保持穿刺部位清洁、干燥，定期更换敷料，如有卷边、脱落须及时更换。

②观察穿刺部位有无红肿热痛、渗血、渗液等，防止感染。

③保持中心静脉导管通畅，避免出现牵拉、打折等情况，严格无菌操作，预防血流相关性感染。

④妥善固定中心静脉导管，防止导管脱出。

⑤观察与记录：严密观察患儿自觉症状，注意口腔黏膜、皮肤黏膜有无变化，脏器有无出血，准确记录体重、腹围、24 小时出入量。

（四）并发症的护理

1.感染

感染是 HSCT 后常见的并发症和移植相关死亡的主要原因之一。而且 HSCT 患者需经历 2～3 周的粒细胞缺乏期，在此期间发生的感染较为严重，如不采取积极有效的治疗，死亡率很高。须严密观察患儿生命体征及感染表现。

（1）口腔溃疡：观察患儿溃疡部位、形态、大小，进食后口腔护理，每日晨起、三餐后、睡前使用漱口水含漱，每次 1～3 分钟。

（2）肺部感染：观察患儿神志及发绀、呼吸困难、咳嗽的变化，遵医嘱用药等。

2.出血

监测患儿血常规，观察有无出血倾向（血泡、皮下出血、消化道出血等），血小板须经照射或白细胞过滤器过滤后方可输注。

3.移植物抗宿主病（GVHD）

（1）观察患儿皮疹颜色、出现时间和面积，嘱患儿勿抓挠皮肤。

（2）观察患儿腹痛性质，大便次数、量、颜色和性状。

4.化疗药不良反应的预防和护理

（1）肝静脉闭塞病（VOD）：观察患儿神志及黄疸变化，每日测量空腹体重及腹围。

（2）出血性膀胱炎：观察患儿尿色、尿量、尿 pH 值，指导患儿多饮水、多排尿，促进血块排出。

5.心理护理

告知患儿及家属有关本病的知识，鼓励患儿多沟通，帮助患儿建立战胜疾病的信心。

四、健康教育

（1）指导患儿及家属了解疾病相关知识及自我护理的方法。

（2）指导患儿遵医嘱正确服药，告知用药注意事项及副作用。

（3）出院指导：

①保持居住环境的清洁，家里通风要好，但不能着凉，每日开窗通风 2 次，每次 30 分钟到 1 小时，加强个人卫生，勤洗手，勤换衣物，做好口腔、肛周及皮肤护理。

②烹饪食物必须煮熟煮透，餐具须消毒，患儿与家庭成员要分食进餐。

③预防感染，避免去人多的公共场所，外出时应戴上口罩。

④避免亲密接触动物及其排泄物，如猫、狗等；居室内避免放置植物、地毯等。

⑤在户外建议穿长袖衣服，戴帽子，以减少阳光的刺激。

⑥每周门诊复查血常规 1～2 次，定期复查肝肾功能。

⑦移植后未经医生允许不随意接种疫苗，避免接触刚接受预防接种的人群。

⑧必须严格按照医嘱定时定量服药，切忌擅自停药或减药。服用环孢素要注意监测血压，教会家属监测血压的方法，如有高血压或抽搐要及时就诊。复诊查环孢素浓度时至少在服药 8 小时后才能进行。

⑨保持适当的运动、足够的睡眠和均衡的饮食，适当多饮水。

⑩每日早晚测量体温、血压并记录，按时回医院复诊，发现有发热、皮疹、腹泻、抽搐等异常情况，及时就诊。

第十五章 内分泌系统疾病患儿的护理

第一节 糖尿病患儿的护理

一、定义

糖尿病：由胰岛素分泌绝对缺乏或相对不足引起的糖、脂肪、蛋白质代谢紊乱症，致使血糖、尿糖增加的一种病症，分为原发性和继发性两类。98% 的儿童糖尿病为 1 型糖尿病，2 型糖尿病甚少。

二、护理评估

（1）评估患儿有无多饮、多尿、多食和体重下降，有无生命体征、神志、瞳孔变化，有无电解质紊乱、酮症酸中毒、肾脏受累表现。

（2）评估患儿血糖、尿液相关检查指标。

（3）评估患儿用药及低血糖症状。

（4）评估患儿饮食、运动、自我管理等生活习惯。

（5）进行入院首次护理评估、患儿自理能力评估及住院风险评估。

三、护理措施

（一）观察要点

（1）注意观察患儿有无多饮、多尿、多食、易饥饿、消瘦、精神不振、乏力、遗尿。

（2）注意观察患儿有无突然发生恶心、呕吐、厌食、腹痛、呼吸深快、嗜睡、昏迷等酮症酸中毒表现。

（3）观察患儿血糖监测值。

（二）饮食指导

（1）在营养科医生的指导下，了解糖尿病饮食计算方法，根据患儿病情，营养科制订出糖、蛋白质、脂肪比例食谱，患儿饮食要定时定量。

（2）用通俗易懂的语言向患儿及家属讲解饮食治疗的重要性与具体做法，使之自觉遵守。嘱患儿不乱吃零食和糖果。

（3）注意观察患儿饮食情况，如有进食不足，应及时通知医生调整饮食。

（三）活动与休息

（1）注意休息，轻型患儿可适当活动；重型患儿应卧床休息；昏迷患儿加床栏，以防意外。

（2）患儿病情稳定时，应适当运动，运动前应常规监测血糖，低于 5.5 mmol/L 要补充糖类。

（四）用药观察

（1）胰岛素的使用：胰岛素剂型、剂量应绝对准确；未使用的胰岛素应贮存在 2 ～ 8 ℃的冰箱中，使用中的胰岛素应在 25 ℃以下的室温中保存。

（2）胰岛素合用时，应先抽吸短效胰岛素，后抽吸中效胰岛素，抽吸时摇匀并避免剧烈振荡。

（3）注射部位可选用腹部、上臂外侧、股前部、臀部，每次注射应更换注射部位，间距为 1 ～ 2 cm，1 个月内不得在同一注射点反复注射，以免局部皮下脂肪萎缩硬化。

（4）短效胰岛素在餐前 15 ～ 30 分钟进行注射，速效胰岛素在餐前 0 ～ 10 分钟进行注射，注射后按时进餐，以防低血糖。

（5）可选择 1 ml 胰岛素注射器、胰岛素笔及胰岛素泵进行皮下注射，推荐 1 型糖尿病患儿采用胰岛素泵治疗，可有效控制血糖，减少反复穿刺。

（6）胰岛素治疗过程中患儿出现低血糖症状时，立即平卧，进糖水或糖块，必要时遵医嘱静脉推注 50% 葡萄糖注射液。

（五）心理护理

鼓励患儿坚持治疗，做好长期自我管理。

四、健康教育

（一）疾病知识指导

（1）糖尿病的性质与危害。

（2）糖尿病治疗目的和原则。

（3）胰岛素注射技术。

（4）胰岛素剂量的调整及注意事项。

（5）饮食治疗的重要性及如何制订食谱。

（6）运动疗法的选择及注意事项。

（7）如何监测血糖、尿糖、尿酮体并记录要求，检测结果的判断。

（8）酮症酸中毒、低血糖的识别、预防和治疗。

（9）足、皮肤、口腔保健和护理。

（10）糖尿病患儿及其家庭成员的心理治疗。

（11）随访内容及时间。

（二）出院指导

（1）坚持糖尿病饮食；加强监护及教育；适量运动治疗。

（2）出院后继续监测血糖；坚持规律皮下注射胰岛素。

（3）定期门诊复查，调整胰岛素用量；如有头晕、头痛、呕吐、腹痛、大汗等不适，及时就诊。

（4）患儿应随身携带糖尿病的诊疗卡，以及苏打饼干等食物，以便发生低血糖能及时处理。

第二节　甲状腺功能亢进症患儿的护理

一、定义

甲状腺功能亢进症：简称"甲亢"，是一组由甲状腺激素分泌过多所致的多表现为甲状腺肿大及基础代谢率增高的内分泌疾病。儿童时期甲亢约 95% 为弥漫性毒性甲状腺肿（Graves 病）。

二、护理评估

（1）评估患儿体温、脉搏、心率和呼吸，有无烦躁、易激动、脉搏增快。

（2）评估并了解患儿有无高代谢症候群及甲状腺危象表现。

（3）评估患儿甲状腺的大小、质地、对称度、有无结节，以及是否存在外周水肿、眼征或胫前黏液性水肿。

（4）评估患儿血清甲状腺激素等检查结果。

（5）评估患儿有无易激惹、失眠、紧张、焦虑、注意力不集中、伸舌或双手平举等神经系统表现。

（6）进行入院首次护理评估、患儿自理能力评估及住院风险评估。

三、护理措施

（一）观察要点

（1）观察患儿有无自觉乏力、多食、消瘦、怕热、多汗、排便次数增多、心悸、骨痛、月经紊乱等异常改变。

（2）观察患儿有无合并严重心功能不全或心律失常。

（3）观察患儿心理状况及社会支持情况：有无情绪不稳、多动、急躁、失眠、记忆力差、注意力不集中、学习成绩下降，家庭人际关系、经济状况等。

（二）饮食指导

（1）给予患儿高热量，高蛋白质，富含维生素和钾、钙的食物。限制高纤维素饮食。少食或者禁食含碘丰富的食物。

（三）活动与休息

（1）保证患儿每日有充分的休息，避免过度疲劳。急性期及有心功能不全或心律失常者应卧床休息。

（2）保持病室安静，治疗护理集中进行，室内宜通风。

（四）用药观察

（1）定时、定量予患儿服药，观察其疗效及副作用。

（2）如患儿出现发热、皮疹、头痛、腹痛、腹泻、关节痛等，立即报告医生。

（五）眼部护理

（1）注意保护患儿眼角膜和球结膜，可用眼罩防止光、风、灰尘刺激。

（2）结膜水肿、眼睑不能闭合者，涂以抗生素眼膏或用生理盐水纱布湿敷，抬高床头，限制水及盐的摄入，防止眼压增高，并训练眼外肌活动。

（六）心理护理

应关心体贴患儿，态度和蔼，避免使用刺激性语言，仔细耐心做好解释疏导工作，缓解其焦虑紧张情绪，与患儿建立信赖感，使其配合治疗。

（七）甲亢危象的防治

（1）遵医嘱定时、定量、按疗程服药，不得自行减量或停药。

（2）注意安全，避免感染、外伤、劳累、精神创伤等诱发因素。

（3）密切观察患儿病情变化，如发现发热、心动过速、呕吐、腹泻、脱水、烦躁不安，甚至出现谵妄、昏迷等甲亢危象表现，立即报告医生，遵医嘱予降温、镇静处理，准确记录出入量，加强基础护理，做好床旁交接班。

四、健康教育

（一）疾病知识指导

（1）标本采集注意事项：如取血做血清蛋白结合碘时，禁用碘消毒局部皮肤。

（2）如做甲状腺 ^{131}I 试验时，试验期间禁食含碘食物，如海带、海蜇、紫菜、海参、虾、加碘食盐等。

（3）坚持在医生指导下服药，不得自行停药或怕麻烦不坚持用药，指导患儿及家属认识药物常见的副作用，一旦发生及时处理。

（4）向患儿及家属解释检查的目的及注意事项，消除或减轻其思想顾虑以免影响检查的效果。

（5）指导患儿及家属了解有关甲亢的临床表现，诊断性治疗、饮食原则和要求，以及眼睛的防护方法等知识。

（二）出院指导

（1）加强患儿的营养，患儿作息要规律，保持情绪稳定。

（2）按时、按量服药。

（3）定期复查，如有高热、烦躁不安、大量出汗等不适，随时就诊。

第三节　先天性甲状腺功能减退症患儿的护理

一、定义

先天性甲状腺功能减退症：简称"先天性甲减"，是由于甲状腺激素合成不足或其受体缺陷所致的一种疾病。因先天性或者遗传因素引起甲状腺发育障碍、激素合成障碍、分泌减少，导致患儿生长障碍、智能落后。此病又称"呆小病"或"克丁病"，是儿童最常见的内分泌疾病。

二、护理评估

（1）评估患儿有无畏寒、乏力、少汗、反应迟缓、动作缓慢、不思言语。

（2）评估患儿有无食欲减退。

（3）评估患儿有无体格矮小，智力低下。

（4）评估患儿有无特殊面容：头大、颈短，皮肤苍黄、干燥，毛发稀少，面部黏液水肿，眼睑浮肿，眼距宽，眼裂小，鼻梁宽平，唇厚舌大，舌常伸出口外等。

三、护理措施

（一）观察要点

（1）观察新生儿期有无黄疸持续不退、嗜睡、少哭、哭声低哑、吸吮力差、喂养困难、呆滞、便秘、体温低、水肿等。

（2）观察婴幼儿及儿童有无表情淡漠，反应迟钝，智力低下，出牙迟，坐、站、行走延迟，说话晚，怕冷，少动，便秘，腹胀，听力减退，食欲不振，嗜睡，憋气等。

（二）饮食指导

（1）给予患儿高热量、高蛋白、高纤维素、高糖、低脂低盐、易消化的食物。

（2）少食多餐，保证营养供给。

（三）活动与休息

（1）指导患儿多参加社交活动，减少或避免孤独感。

（2）病情危重者应卧床休息。注意室内温度，适时为患儿增减衣服，避免患儿受凉。

（四）用药观察

（1）遵医嘱正确给药，观察其疗效及副作用，每周测量患儿身高、体重各 1 次，注意观察患儿体温、心率、腹胀、食欲、活动量及排便改善情况。

（2）注意用药量。药量过小，影响智力及体格发育；药量过大，则可引起烦躁、多汗、消瘦、腹痛和腹泻等症状。

（五）心理护理

关心体贴患儿，态度和蔼，避免刺激性语言，仔细耐心做好解释疏导工作，缓解其焦虑紧张情绪，与患儿建立信赖感，使其配合治疗。

四、健康教育

（1）指导患儿及家属掌握正确的服药方法及疗效观察法。

（2）注意保暖和保持大便通畅。

（3）重视患儿智力训练和体格训练，逐步培养其自理能力。

（4）重视新生儿筛查：出生后 1～2 周即开始治疗者，可避免严重神经系统损害。

（5）正确服药，定期复查，不适随诊。

第四节　性早熟患儿的护理

一、定义

性早熟：指女孩在 8 岁以前、男孩在 9 岁以前呈现第二性征，或任何发育特征初现年龄较正常儿童平均年龄提前 2 个标准差以上者，女孩多见。

二、护理评估

（1）评估患儿的年龄、身高、体重、骨骼成熟变化，第二生长高峰是否提前出现，有无腋毛、阴毛、乳房发育和睾丸增大，有无颅内压增高表现。

（2）评估患儿饮食、生活习惯。

（3）评估患儿生长激素刺激试验、骨龄测定等检查结果。

（4）进行入院首次护理评估、患儿自理能力评估及住院风险评估。

三、护理措施

（一）观察要点

（1）观察女患儿是否在 8 岁前出现乳房增大、阴毛、月经初潮；观察男患儿是否在 9 岁前出现睾丸增大、阴茎增长增粗，出现阴毛、腋毛、胡须、声音低沉、喉结、遗精等。

（2）观察患儿有无服用避孕药史，有无服用激素类药物、保健品或食物，有无使用含激素类化妆品、外用药等，有无颅内肿瘤、外伤、感染，有无肾上腺疾病等。

（二）饮食指导

（1）注意避免滥服滋补保健品、药品。

（2）要注意饮食的无害化，少吃洋快餐及用激素饲养的动物肉类，可选用土鸡、土鸡蛋，有绿色食品标志的瓜果、蔬菜。

（三）活动与休息

注意休息，适当活动。

（四）用药观察

（1）促性腺激素释放激素类似物治疗可延缓骨愈合，改善最终身高，每月皮下或肌内注射1次，疗程至少1年以上，治疗至骨龄接近实际年龄，停药后开始青春期正常发育。

（2）治疗后3个月内检查性激素水平，每半年至1年检查骨龄、身高，观察性激素水平有无下降，副性征表现有无停止发展，骨龄增加有无延缓或暂停，骨骼发育有无减慢，是否改善最终身高。

（3）观察药物副作用：女患儿治疗初期可出现阴道出血，不必处理；少数患儿治疗后可有肝功能异常、消化道出血。

（五）心理护理

（1）向患儿及家属介绍性早熟发生的病因及预后，消除或减轻患儿及家属的思想顾虑，并做好精神安慰。

（2）鼓励患儿表达自己的情感，帮助其正确看待自我形象，树立正向的自我概念。

（3）注意保护患儿，避免造成身心创伤。

四、健康教育

（1）向患儿及家属介绍疾病相关知识，尽量减少环境中的性激素影响。

（2）指导患儿家属掌握正确的用药方法及疗效观察法。

（3）营养均衡，避免滥服滋补保健品、药品等，减少反季节蔬菜和水果、人工繁殖虾的摄入。

（4）由于性早熟的发生，患儿容易早恋，提早教育患儿正确处理和应对早恋，恰当进行性教育。

（5）定期复查，如有头痛、呕吐、视物模糊等不适，随时就诊。

第五节　生长激素缺乏症患儿的护理

一、定义

生长激素缺乏症：由于腺垂体合成和分泌的生长激素（GH）部分或完全缺乏，或由于GH分子结构异常等导致的生长发育障碍性疾病。患儿身高处于同年龄、同性别正常健康儿童生长曲线第 3 百分位数以下或低于平均数减两个标准差，符合矮身材标准。

二、护理评估

（1）评估患儿饮食、生活习惯。

（2）评估患儿身高、体重、家族史，有无生长障碍、骨成熟延迟、青春发育期推迟、低血糖、颅内压增高等表现。

（3）评估患儿生长激素刺激试验、头颅 CT 等检查结果。

（4）进行入院首次护理评估、患儿自理能力评估及住院风险评估，如压力性损伤、跌倒、坠床、窒息、烫伤等。

三、护理措施

（一）观察要点

（1）观察患儿有无食欲低下、多饮多尿、呕吐、头痛、视力障碍、多汗、心慌、性发育落后、肥胖、怕冷等，有无智力障碍。

（2）观察患儿有无颅内肿瘤、感染、外伤，婴儿期有无低血糖发作。

（3）观察患儿发育是否匀称，头面部、躯干、四肢有无特殊，肌肉的发育、肌张力、关节韧带的活动是否正常，全身各器官尤其是性器官及第二性征的检查有无异常。

（二）饮食指导

注意摄入充足的维生素、蛋白质，以优质蛋白质为主，如动物蛋白质中的蛋、奶、肉、鱼及植物蛋白质中的大豆蛋白质，避免偏食挑食。

（三）活动与休息

注意休息，适当活动。

（四）用药观察

（1）根据患儿检查结果制订治疗方案，对先天性生长激素缺乏者使用生长激素替代疗法。

（2）生长激素替代疗法：每日于患儿临睡前 1 小时皮下注射 0.1 U/kg 生长激素，治疗至骨骺完全融合为止。注意观察有无局部一过性红肿、关节痛、水钠潴留等不良反应。

（3）生长激素的治疗时间长，注射 3 个月才能初次评估身高有无增长，治疗过程中每 3

个月测量身高、体重各 1 次，每 6～12 个月测骨龄 1 次，记录于患儿生长发育曲线上。

（五）心理护理

关心、尊重、爱护患儿，帮助其正确看待自我形象的改变，树立正向的自我概念。

四、健康教育

（一）疾病知识指导

（1）向患儿及家属介绍生长激素缺乏症的病因及预后。

（2）指导患儿及家属正确的用药方法及疗效观察法。

（3）注意合理营养，避免盲目使用增高保健品。

（4）注意体格锻炼，加强纵向运动，保持心情愉快，保证充足睡眠。

（5）积极防治慢性疾病。

（6）定期接受随访。

（二）出院指导

（1）患儿饮食应营养均衡，合理搭配；加强体育锻炼，增强体质。

（2）关注生长激素激发试验结果，定期门诊复诊，复诊时带全相关病历资料。

（3）告知患儿及家属替代疗法须坚持遵医嘱规律用药。

（4）注意护理，预防感染，如有不适，随时就诊。

第六节　中枢性尿崩症患儿的护理

一、定义

尿崩症（diabetes insipidus，DI）：由于患儿完全或部分丧失尿液浓缩功能，以多饮、多尿、尿比重低为特点的临床综合征。

二、护理评估

（1）评估患儿有无多饮多尿症状。

（2）评估患儿的饮食习惯、饮水及进食摄入量。

（3）评估患儿有无脱水，有无低钠、低钾高渗性脱水表现和颅内压增高症状。

（4）根据年龄及病情进行跌倒、坠床、窒息、烫伤等风险评估。

（5）评估患儿禁水试验、加压素试验、尿液及血生化等检查结果。

（6）进行入院首次护理评估、患儿自理能力评估及住院风险评估，如压力性损伤、跌倒、坠床、窒息、烫伤等。

三、护理措施

（一）观察要点

（1）根据医嘱准确记录患儿 24 小时出入量，观察尿量、尿比重变化。

（2）定时测体重。

（3）观察患儿神志、体温、脉搏、呼吸、血压的变化，如有高渗性脱水表现和颅内压增高症状，应及时报告医生并配合处理。

（二）饮食护理

给予患儿营养丰富的低盐饮食。床旁为患儿提供充足的温开水，以供随时饮用，忌饮咖啡、浓茶等。根据患儿尿量给予饮水量，维持出入量平衡。

（三）休息与活动

（1）因多饮多尿影响患儿睡眠，应注意保证患儿休息。

（2）失水常使唾液及汗腺分泌减少，引起口腔黏膜、皮肤干燥，应注意患儿口腔及皮肤清洁，必要时涂滋润油以防干裂。

（四）用药观察

（1）用药期间注意观察患儿水摄入量，以防水中毒，有脱水、高钠血症时应缓慢给水，以免造成脑水肿。

（2）用药期间注意观察药物的疗效及副作用。

（五）安全护理

患儿常因多饮而软弱无力，须防止跌倒及坠床等意外发生。

（六）心理护理

做好患儿及家属的心理护理，告知限水试验的目的、过程，取得配合。

四、健康教育

（一）疾病知识指导

向患儿及家属说明本病须长期终身用垂体抗利尿激素替代治疗，使之坚持用药，帮助其掌握使用药物的名称、剂量、用法、副作用，以及药物过量或不足的常见症状。

（二）出院指导

（1）指导患儿随身携带疾病诊断卡和现用治疗药物，随时为患儿提供充足的水分或饮料。

（2）注意休息，预防感染，保持会阴部清洁、干燥，预防尿频引起的皮肤感染。

（3）定期复查，在医生指导下用药。

（4）必要时遵医嘱完善基因检测。

第七节　先天性肾上腺皮质增生症患儿的护理

一、定义

先天性肾上腺皮质增生症：一组由于肾上腺皮质激素合成途径中酶缺陷引起的疾病，属常染色体隐性遗传性疾病，新生儿中的发病率为 1/20000 ～ 1/16000。

二、护理评估

（1）评估患儿皮肤颜色、生长发育情况、有无假两性畸形。

（2）评估患儿有无拒食、呕吐、腹泻、体重不增或下降及电解质紊乱现象。

（3）评估患儿尿液 17-酮类固醇、血电解质测定、染色体检查等结果。

（4）进行入院首次护理评估、患儿自理能力评估及住院风险评估，如压力性损伤、跌倒、坠床、窒息、烫伤等。

三、护理措施

（一）观察要点

（1）观察男患儿是否假性性早熟、是否假两性畸形，女患儿是否假两性畸形、是否性幼稚。

（2）观察女患儿是否阴蒂肥大，是否出现阴毛、腋毛；男患儿外生殖器是否明显增大，阴囊是否增大，有无早期出现阴毛、腋毛、胡须、痤疮、喉结、声音低沉和肌肉发达。

（3）观察失盐型患儿是否有高钾、低钠表现。

（二）饮食指导

（1）予患儿清淡饮食，忌油腻食物。对于较常见的失盐患儿，饮食中多补充盐分。

（2）新生儿指导家属喂养方法，保证新生儿营养供给。

（三）活动与休息

注意室内温度，适时为患儿增减衣服，避免患儿受凉。新生儿应置暖箱，做好保暖工作。

（四）用药观察

（1）遵医嘱正确给药，观察药物疗效及副作用，药物滴速不可过快，根据医嘱调节速度。

（2）维持用药，指导患儿家属正确、定时给药，不可自行停药或增减剂量。

（3）溶解药物的水不能过多，以确保药物全部吃完，如患儿出现呕吐，须根据呕吐量予以适当补充。

（五）心理护理

关心、尊重、爱护患儿，帮助其正确看待自我形象的改变，树立正向的自我概念。

四、健康教育

（一）疾病知识指导

（1）强化患儿家属对本病的认识，指导家属正确地进行生活护理。

（2）指导患儿家属掌握正确的服药方法及疗效观察法。

（3）告知家属早期治疗及手术矫正畸形对患儿的生理及心理健康很重要。

（4）定期接受随访，每3个月1次。

（二）出院指导

（1）加强患儿的营养和体育锻炼，增强患儿体质。

（2）注意防寒保暖，预防感冒。

（3）注意个人卫生，保持皮肤清洁干燥，避免感染。

（4）正确服药，定期复查，不适随诊。

第十六章　输液港患儿的护理

一、定义

完全植入式静脉输液港（totally implantable venous access ports，TIVAP）：简称"输液港"，是一种可植入皮下长期留置在体内的静脉输液装置，主要由供穿刺的注射座和静脉导管系统组成，可用于输注各种药物、补充液体、营养支持治疗、输血和血标本采集等。

二、护理评估

（1）使用前评估患儿输液港周围皮肤有无压痛、肿胀、血肿、感染、溃疡或分泌物、渗液。

（2）触摸输液港轮廓，检查注射座有无松脱、移位等；从注射座沿着管道轻轻触摸，检查管道是否出现断裂、扭转、折叠等情况。

（3）评估患儿同侧肢体活动情况，检查同侧胸部和颈部静脉是否有血栓、红斑、渗液或漏液等现象。

（4）使用前抽回血确认输液港通畅，如无回血，采取措施评估输液港是否通畅。

（5）输液过程中观察液体输注情况，出现输液速度减慢及需变换体位方可顺利输注等现象时应作 X 线检查，确定有无导管夹闭综合征发生，以便及早处理。

三、护理措施

（一）局部伤口的护理

（1）植入 24 小时内，局部切口予无菌敷料覆盖，置管侧肢体减少活动。

（2）观察敷料是否干燥，有无渗血、渗液、局部红肿现象，24 小时后换药，如有污染及时换药。

（3）患儿术后可能感觉沿着导管放置的位置有酸痛感，1～3 日会逐渐减轻，拍片评估确认导管在位，局部无血肿、红肿后可使用输液港。

（二）留置无损伤针

（1）洗手、戴口罩及无菌手套。

（2）消毒：首选浓度＞0.5% 的葡萄糖酸氯己定乙醇溶液、有效碘浓度不低于 0.5% 的聚维酮碘溶液和 75% 的乙醇溶液，以注射座为中心，螺旋状消毒，直径 10～12 cm，铺无菌巾，进行穿刺。（穿刺输液港的注射座，必须使用无损伤针。）

（3）排气：用 20 ml 注射器抽吸生理盐水对无损伤针进行排气。

（4）穿刺：用左手触诊，确认注射座边缘；用左手的拇指、食指和中指固定注射座，将输液港捏起，确定三指的中心为穿刺点；右手拇指与食指将蝶翼针合并持稳，将排好气的无损伤针自中心穿刺点垂直刺入，尽量避开前次穿刺针眼，当针头刺入穿刺隔时有滞针感，继续进针有落空感后，再缓慢向下刺入至底部，有抵触感时稍稍向上回拔 1 ～ 2 mm，调整无损伤针斜面背对注射座导管锁接口。

（5）抽回血确认针头位置无误后脉冲式冲管，观察输液港皮肤情况。

（6）固定：取一片小纱布垫于无损伤针蝶翼下，避免固定时蝶翼直接接触皮肤引起不适，最后贴上透明敷料，并标注时间。

（7）当输液港用于连续输液和间歇输液时，尚没有足够的证据来支持无损伤针更换的最佳时间。一般来说，连续输液期间，每周更换 1 次无损伤针；间歇输液期间，每 4 周维护 1 次。

（三）冲管

1. 冲管时机

（1）每次使用输液港后。

（2）抽血或输注高黏滞性液体［如输成分血、静脉全营养液（TPN）、脂肪乳剂等］后，应立即冲干净导管再接其他输液液体。

（3）如持续输入高黏滞性液体，应每 4 小时冲管 1 次。

（4）两种有配伍禁忌的液体之间。

（5）治疗间歇期每 4 周冲管 1 次。

（6）连续性输液，建议至少每 8 小时冲管 1 次，避免阻塞。

2. 冲管方法

使用 20 ml 以上注射器进行脉冲式冲管。

3. 冲管液的量

常规输液及采集血标本后使用 20 ml 生理盐水冲管；长期不使用输液港时，每 4 周使用 20 ml 生理盐水冲管并用 10 ml 肝素封管液封管。

（四）封管

封管液为 50 ～ 100 IU/ml 浓度的肝素盐水，其使用量应控制在导管容积加延长管容积的 2 倍。当去除无损伤针时采用 10 ml 的肝素生理盐水封管（100 IU/ml）。

（五）采血

采血时用 20 ml 生理盐水冲管，先抽出 3 ～ 5 ml 血液弃去，再用 20 ml 注射器抽出所需血量，然后再用 20 ml 生理盐水进行冲管。

四、健康教育

（1）新置输液港术后，要告知患儿及家属在伤口愈合前保持局部干燥、避免沾水，保持局部相对无菌。

（2）植入输液港不影响从事一般性日常工作、家务劳动、轻松运动。要告知患儿及家属须避免使用同侧手臂提过重的物品、头颈部过度活动等；避免用手术侧上臂做引体向上、托举哑铃、打球、游泳等活动度或力量较大的体育活动，尽量避免俯卧位。

（3）告知患儿及家属局部出现红、肿、热、痛等炎性反应要停止使用输液港，并报告医护人员；肩部、颈部出现疼痛及同侧上肢浮肿或疼痛等症状，应及时就诊。

（4）告知患儿及家属输液港底座部位要避免外力强力撞击、敲打、挤压；做 CT、MR、造影检查时，严禁使用此输液港做高压注射造影剂，防止导管破裂。

（5）告知患儿及家属输液港的维护时间：治疗间歇期每 4 周维护 1 次。

第十七章　新生儿护理常规

第一节　新生儿一般护理常规

一、定义

新生儿期：从出生后脐带结扎开始到整 28 日前的一段时间定为新生儿期。绝大多数新生儿为足月分娩，即胎龄满 37 周（259 日）以上，出生体重超过 2500 g，无任何疾病。

二、护理评估

（1）评估新生儿体重、生命体征、哭声、肌张力、吸吮等情况，了解母亲孕周及新生儿阿普加（Apgar）评分。

（2）评估新生儿有无肉眼可见的先天畸形。

（3）评估家属的心理状况，有无焦虑和恐惧，了解新生儿家庭经济情况、父母文化程度。

（4）进行入院首次护理评估及住院风险评估，如压力性损伤、坠床、窒息、烫伤等。

三、护理措施

（一）入院护理

（1）完成新生儿入院护理评估，并做好新生儿身份核查及入院告知。

（2）测量新生儿体重及体温，更衣、盖足印，观察皮肤情况。

（3）建立并完善新生儿信息：床头卡、风险标识、腕带标识等。

（4）病室环境温度保持在 24 ～ 26 ℃、相对湿度为 55% ～ 65%，使新生儿核心温度（肛温）维持在 36.5 ～ 37.5 ℃。每日测体温 6 次，在光疗或暖箱中的新生儿每 2 ～ 4 小时测体温 1 次。

（二）住院护理

（1）定时监测新生儿心率、呼吸频率和节律，观察有无三凹征。

（2）合理喂养：遵医嘱给予母乳或配方奶喂养，喂奶时头偏向一侧，抬高床头取侧卧位。吸吮力差的予以鼻饲，根据病情补充静脉营养。

（3）沐浴：根据病情每日予新生儿淋浴或擦浴 1 次，室温保持在 26 ～ 28 ℃，避免空气对流。

（4）脐部护理：每日用 75% 的医用酒精消毒新生儿脐带残端及脐轮周围。

（5）口腔护理：每日用 3% 的碳酸氢钠漱口液清洗新生儿口腔 2 ～ 4 次，预防鹅口疮。

（6）手卫生：医护人员接触新生儿前后洗手，操作尽量集中进行。

（7）肛周护理：保持新生儿皮肤清洁，局部涂鞣酸软膏保护皮肤，注意观察肛周皮肤情况，有潮红、破损、糜烂等应及时处理，并每班交接。

（8）消毒隔离：医务人员进入病室应更换鞋子、穿清洁工作服，操作时戴口罩、帽子，各种治疗护理前后严格洗手。若有感染性疾病患儿应采取隔离措施，避免交叉感染，病室内每日清洁消毒 2 次。新生儿病室应当保持空气清新与流通，每日通风不少于 2 次，每次 15 ～ 30 分钟。各种衣物高温消毒后使用。新生儿出院后应进行终末消毒处理。

四、健康教育

（1）介绍新生儿特点，让家属了解患儿病情，学会观察呼吸、面色，以便及早发现问题及时就诊。

（2）介绍新生儿早期教育的重要性，介绍视觉、听觉、触觉刺激训练方法。

（3）介绍定期接受随访及体格检查的重要性，发现异常早期诊断并干预；指导家属做好计划免疫。

（4）向家属讲解新生儿科学喂养、生活护理知识及技巧。

（5）告知家属在出入院及外出检查时的注意事项，并做好身份识别。

第二节　新生儿黄疸的护理

一、定义

新生儿黄疸：指新生儿期由于胆红素代谢异常引起血中胆红素水平升高而出现以皮肤、黏膜及巩膜黄染为特征的病症。分为生理性黄疸和病理性黄疸，重者可致中枢神经系统受损，产生胆红素脑病，可引起死亡或严重后遗症。

二、护理评估

（1）评估患儿精神、面色、全身皮肤颜色、吃奶、大小便情况。

（2）评估患儿有无引起黄疸的高危因素（母体因素、患儿因素）。

（3）评估患儿生命体征及胆红素检查结果。

（4）进行入院首次护理评估及住院风险评估，如压力性损伤、坠床、窒息、烫伤等。

三、护理措施

（一）观察要点

（1）密切观察患儿病情变化，监测血清胆红素水平，观察皮肤、巩膜黄染程度及大小便颜色。

（2）观察神经系统症状，如患儿有拒奶、嗜睡、肌张力下降等胆红素脑病的早期表现，立即通知医生，给予处理。完善患儿听力检查，排除听力损伤。

（二）光照疗法的护理

（1）保持灯管照射有效，每日清洁灯箱及反射板，保持灯管清洁。

（2）光疗前清洁皮肤，光疗时用黑色眼罩遮盖患儿双眼，穿大小合适的光疗尿布保护会阴及生殖器，尽量充分暴露皮肤，以便达到最大照射面积。

（3）保持光疗箱内合适的温湿度，使用前先预热。

（4）光疗前应剪短指甲以防止患儿抓破皮肤，必要时包裹患儿手、足。每2小时翻身1次，避免压疮发生。

（5）光疗时由于光线照射患儿，不显性失水增加，应勤喂奶或水，注意监测患儿体温及箱内温湿度，必要时遵医嘱进行补液。

（6）观察黄疸的进展及消退情况，根据皮肤黄染的部位、范围及胆红素值判断其发展速度，尤其是24小时内出现的黄疸，应注意是否有核黄疸出现的神经症状，如拒奶、嗜睡、肌张力减退或增高等胆红素脑病的早期表现，注意有无呼吸减慢、呼吸不规则等症状，及时发现异常并报告医生，采取积极治疗措施。

（三）药物治疗

人血白蛋白主要用于重症黄疸者，可增加胆红素与白蛋白的结合，预防发生胆红素脑病。静脉滴注丙种球蛋白对新生儿血型不合溶血病有一定治疗效果。

（四）换血疗法

必要时行外周动静脉同步换血术。

（五）合理喂养

耐心喂养，按需调整喂养方式，保证患儿奶量摄入。

（六）预防感染

接触患儿前后严格洗手，注意保护性隔离，操作集中进行。

（七）心理护理

对患儿家属进行心理疏导，缓解其不安、焦虑情绪。

（八）皮肤和清洁

做好患儿口腔、脐部及臀部护理，保持患儿皮肤清洁干净，防止院内感染发生。

（九）排泄

保持患儿大便通畅，胎粪排出延迟者予灌肠或开塞露塞肛，促进胎粪和胆红素排出。

四、健康指导

（一）疾病知识指导

告知患儿家属疾病相关知识及患儿病情，取得家属的配合。

（二）出院指导

（1）向患儿家属提供黄疸的相关知识并教会其如何观察患儿皮肤的颜色，如有反弹、加重，及时就诊。

（2）有葡萄糖 -6- 磷酸脱氢酶（G-6-PD）缺乏者忌用退热止痛药、磺胺类药、呋喃类药、抗疟药、中药及中成药、蚕豆制品，如阿司匹林、对乙酰氨基酚、牛黄及珍珠粉等，嘱患儿家属在患儿 1 周岁后抽血复查 G-6PD 值。

（3）加强母乳喂养。

（4）发生胆红素脑病者，注意后遗症的出现，尽早康复治疗。

第三节　早产儿的护理

一、定义

早产儿：指在妊娠 37 周前（≤ 259 日）分娩的婴儿。根据出生体重进行分类，可将早产儿分为低出生体重（LBW）儿（体重＜ 2500 g）、极低出生体重（VLBW）儿（体重＜ 1500 g）和超低出生体重（ELBW）儿（体重＜ 1000 g）；根据胎龄进行分类，又可将早产儿分为晚期早产儿（34 ～ 36^{+6} 周）、中期早产儿（32 ～ 33^{+6} 周）、极早产儿（very premature infants，VPT，≤ 28 ～ 31^{+6} 周）和超早产儿（extremely premature infants，EPT，＜ 28 周）。

二、护理评估

（1）评估早产儿胎龄：根据早产儿的外表特征（毛发、皮肤、胎脂、乳腺）等判断早产儿胎龄。

（2）评估早产儿体温、体重、循环；评估早产儿呼吸功能，包括呼吸频次、有无发绀、有无呼吸暂停、出生后 24 小时有无进行性呼吸增快。

（3）评估早产儿吸吮、吞咽能力，以及血糖、黄疸、神经系统症状。

（4）评估早产儿肺部发育和胸部 X 线等检查结果。

（5）评估早产儿家属的心理状况，有无焦虑和恐惧，以及家庭经济情况等。

（6）进行入院首次护理评估及住院风险评估，如压力性损伤、坠床、窒息、烫伤等。

三、护理措施

（一）观察要点

（1）观察早产儿的生命体征。

（2）观察早产儿的喂养情况。

（3）观察早产儿的体重增长情况，定期测量头围、身长。

（4）观察早产儿皮肤黄染的情况。

（5）B超监测早产儿有无颅内出血，并注意出血的程度。

（6）观察早产儿血氧饱和度，协助医生听诊心前区有无杂音，以判断是否有动脉导管未闭。

（7）观察患儿皮肤是否出现发绀、青灰色、花纹、苍白等情况，是否存在水肿、硬肿，有无各种形态的皮疹、色斑、紫癜、血管瘤等。

（8）观察患儿有无感染征象，如发热、呼吸暂停及腹胀、血便等。

（二）保暖维持体温恒定

早产儿放入暖箱，根据胎龄和体重设置箱温和湿度（见表1、表2），每4小时监测体温1次，有异常及时报告医生。

表1　超低出生体重早产儿的暖箱温度和湿度

日龄（日）	1～10	11～20	21～30	30～40
温度（℃）	35	34	33	32
湿度（%）	100	90	80	70

表2　不同出生体重早产儿的暖箱温度

体重（g）	暖箱温度（℃）			
	35	34	33	32
≤1000	1～10日	11～20日	21～30日	30日以后
1001～1500	1～5日	6～10日	11～30日	30日以后
1501～2000		1～2日	3～21日	21日以后
＞2000		1～5日	6～10日	10日以后

（三）维持有效呼吸

（1）保持早产儿呼吸道通畅，必要时吸痰。

（2）早产儿有发绀及呼吸困难时遵医嘱给予氧气吸入，不宜长期使用，氧浓度以30%～40%为宜，同时观察氧疗效果。

（3）呼吸暂停者给予弹足底、托背以刺激呼吸，帮助早产儿恢复规律的自主呼吸，必要时遵医嘱使用兴奋呼吸药物。

（四）合理喂养

（1）有吸吮及吞咽能力者直接哺喂母乳或用奶瓶喂养。

（2）有吞咽能力、无吸吮能力者用滴管 / 小勺喂养。

（3）吸吮、吞咽能力均不全，但胃肠功能正常者，可用鼻饲喂养。不能经口喂养的早产儿可遵医嘱采用胃肠道外营养（静脉内营养）。

（4）体位：喂养后可根据胃食管反流情况取床头抬高 15° ～ 30° 、左侧卧位或俯卧位 30 分钟，可减少胃内潴留，防止反流物吸入。

（5）喂养不耐受：是早产儿喂养中最常见的问题，表现为频繁呕吐，每日超过 3 次；胃潴留量超过上次喂养量的 1/3 或 24 小时胃潴留量超过喂养量的 1/3，腹胀及排便不畅等。

（6）腹部按摩：分别在喂奶前后 30 分钟进行，可刺激早产儿体表的触觉感受器和压力感受器，反射性引起副交感神经兴奋，促进营养物质的消化和吸收，减少喂养不耐受的发生。

（五）预防感染

严格执行消毒隔离制度，医护人员应相对固定，控制入室人数。严格手卫生，接触早产儿前后要洗手，操作集中进行。

（六）密切观察病情变化

（1）防止低血糖的发生：遵医嘱完成补液量，并控制输液速度。

（2）预防出血：遵医嘱使用止血药，各项操作集中进行且动作轻柔。

（3）预防胆红素脑病：严密观察胆红素的变化，发现异常及时处理。

（4）预防坏死性小肠结肠炎：观察早产儿有无呕吐、腹胀、血便现象，发现异常及时处理。

（5）加强巡视：发现问题及时报告，并配合医生进行抢救。

（七）发育支持护理

（1）体位安置：铺垫"鸟巢"，模拟子宫环境，予"鸟巢"样体位。

（2）保持病室环境安静，减少噪声，控制室内声音强度在 50 分贝以下，避免突发高频声音。

（3）在暖箱上覆盖遮光布，减少灯光刺激，建立 24 小时昼夜循环，减少不必要的光线暴露。

（4）袋鼠式护理。

（八）排便

保持早产儿大便通畅，必要时使用开塞露灌肠，辅助腹部按摩，促进胎粪早期排除。将按摩排便与非营养性吸吮结合，以减少早产儿胃潴留时间。

四、健康教育

（一）疾病知识指导

告知早产儿家属疾病相关知识及特点，使家属接受早产儿需要特殊照顾的理念，并做好早产儿长时间住院的准备。

（二）出院指导

（1）鼓励母乳喂养，传授育儿知识，指导家属注意给早产儿保暖，加强早产儿体温监测及预防感染等护理措施。

（2）耐心喂养，防止呛咳，每次喂奶后应竖起拍背，听到饱嗝声后予早产儿侧卧。

（3）建议母亲在护理早产儿前后洗手，减少探视，家中有感染病者避免接触早产儿。

（4）可给早产儿补充钙剂、铁剂、维生素 A 和维生素 D，防止缺钙、贫血等。

（5）指导家属早产儿出院后要定期接受随访，定期检查早产儿眼底、智力、生长发育等情况，及时给予早期干预。

第四节　新生儿肺炎的护理

一、定义

新生儿肺炎：以弥漫性肺部病变及不典型的临床表现为特点，按病因不同主要分为吸入性肺炎与感染性肺炎。吸入性肺炎包括羊水吸入性肺炎、胎粪吸入性肺炎、乳汁吸入性肺炎。感染性肺炎根据阶段不同分为宫内感染性肺炎、分娩过程中感染性肺炎、出生后感染性肺炎。

二、护理评估

（1）评估患儿有无羊水吸入、出生时有无窒息史。

（2）评估患儿有无胎粪吸入、出生后是否很快出现呼吸困难。

（3）评估患儿有无乳汁误吸，有无咳嗽、气促、喘息等。

（4）评估患儿有无气促、发绀、呻吟、口吐白沫、呼吸困难、鼻翼扇动、咳嗽、点头样呼吸、三凹征、体温异常、反应差、吃奶差等，早产儿有无呼吸暂停，严重者有无呼吸衰竭、心力衰竭。

（5）进行入院首次护理评估及住院风险评估，如压力性损伤、坠床、窒息、烫伤等。

三、护理措施

（一）观察要点

（1）观察患儿有无咳嗽、咳痰。

（2）观察患儿有无气促、发绀等表现。

（3）观察患儿有无体温不升或体温过高、四肢厥冷等表现。

（二）保持呼吸道通畅

及时清除患儿口鼻分泌物，必要时遵医嘱给予雾化、叩背、吸痰等。

（三）雾化吸入

雾化器专人专用，用后及时清洁患儿面部及雾化器，患儿哭闹时予以安慰、镇静。

（四）吸氧

根据医嘱合理用氧，及时调节吸氧浓度。早产儿可使用空氧混合仪给氧，用氧时间不宜过长，给氧浓度不宜过高，以免发生早产儿视网膜病、支气管肺发育不良等并发症。

（五）合理喂养

供给患儿足够的营养及水分，喂奶以少量多次为宜，不宜过饱，以免出现呕吐或误吸。呼吸＞60次/分者或自行吸吮有呛咳者应予以管饲。

（六）病情观察

重点观察患儿面色，呼吸频率、深浅度及节律，发绀情况，痰液量及性状，肝脏大小等。

（七）用药护理

遵医嘱使用药物治疗，并观察治疗效果。

（八）对症护理

（1）保持患儿安静以减少氧耗，避免剧烈哭闹后大汗淋漓，必要时遵医嘱应用镇静剂。

（2）及时为患儿更换汗湿的衣物及被服等。保持患儿皮肤清洁干净，防止皮肤受损。

（3）做好患儿口腔、脐部护理，及时更换尿布，做好臀部护理，保持患儿清洁舒适。

（4）体位管理：置患儿于呼吸道隔离病房，多取侧卧位、俯卧位，根据病情做好体位护理。

四、健康教育

（一）疾病知识指导

（1）告知患儿家属肺炎的相关知识，指导家属加强患儿营养，增强患儿体质。

（2）养成良好的卫生习惯，及时接种各类疫苗。

（3）教会家属预防患儿呼吸道感染的方法，有营养不良、贫血及先天性心脏病的患儿要积极治疗。

（二）出院指导

（1）居住环境：注意空气流通，保持室内空气新鲜，每日通风2次，每次15～30分钟。

（2）用药：请勿在小儿哭闹时喂药，以免误吸入气管。

（3）喂养：合理喂养，以少量多餐为宜。喂奶后轻拍患儿背部排出咽下的空气以避免溢奶及呕吐，待打嗝后再取上身抬高右侧卧位。

（4）避免感染：注意保暖，避免着凉，根据季节及时增减衣服，衣着以小儿手足温暖而不出汗为宜。少去公共场所，减少探视，避免接触呼吸道感染者。

第五节　新生儿胎粪吸入综合征的护理

一、定义

胎粪吸入综合征（meconium aspiration syndrome，MAS）：又称"胎粪吸入性肺炎"，是由于胎儿在宫内或产时吸入混有胎粪的羊水而导致的，以呼吸道机械性阻塞和化学性炎症为主要病理特征，以生后出现呼吸窘迫为主要临床综合征。多见于足月儿和过期产儿。分娩时羊水混胎粪的发生率为 8% ～ 25%，其中的 5% 发生 MAS。

二、护理评估

（1）评估患儿有无宫内窘迫、分娩过程中或喂奶后有无窒息。

（2）评估患儿有无呼吸急促、发绀，皮肤颜色及甲床是否为黄绿色。

（3）评估患儿家属的心理状况，有无焦虑和恐惧，以及家庭支持情况。

（4）进行入院首次护理评估及住院风险评估，如压力性损伤、坠床、窒息、烫伤等。

三、护理措施

（一）观察要点

（1）观察患儿生后数小时有无呼吸急促（呼吸频率＞ 60 次／分）、呼吸困难加重、鼻翼扇动、呻吟、三凹征、胸廓饱满、发绀等现象。

（2）观察听诊双肺呼吸音是否有湿啰音，呼吸困难是否改善。

（3）观察患儿有无中枢神经系统症状、肺出血及心力衰竭的表现。

（二）护理要点

（1）保持呼吸道通畅：及时有效清除吸入物。

（2）合理用氧：根据血气分析选择合适的供氧方式，使用呼吸机时注意观察通气效果。

（3）保暖和喂养：注意保暖，细心喂养，按病情选择适当的喂养方法，不能吸吮吞咽者予鼻饲。

（4）病情观察：如患儿出现烦躁不安、心率加快、呼吸急促、肝脏在短时间内迅速增大，提示可能合并心力衰竭，应立即予以吸氧，遵医嘱给予强心、利尿药物，控制补液量和补液速度；如患儿突然出现气促、呼吸困难、青紫加重，提示可能合并气胸或纵隔气肿，应立即做好胸腔穿刺及胸腔闭式引流准备。

（三）用药护理

严格按照医嘱控制输液速度，注意观察患儿用药效果。

（四）预防感染

严格无菌操作，加强手卫生，接触患儿前后要用速干手消液进行手消毒。

四、健康教育

（一）疾病知识指导

（1）向患儿家属讲解胎粪吸入综合征的相关知识。

（2）让家属了解患儿病情及治疗过程，使其积极配合。

（二）出院指导

（1）保持室内空气清新，注意保暖，预防感冒。

（2）补充鱼肝油和钙，定期复查。

（3）合理喂养。

第六节 新生儿肺透明膜病的护理

一、定义

新生儿肺透明膜病（hyaline membrane disease，HMD）：又称"新生儿呼吸窘迫综合征"（neonatal respiratory distress syndrome，NRDS），是因肺表面活性物质（PS）缺乏所致，多见于早产儿，出生后数小时即出现进行性呼吸困难、青紫和呼吸衰竭。

二、护理评估

（1）评估患儿出生后6小时内有无呼吸频率增快、节律不规则、青紫、呻吟、鼻翼扇动、三凹征等。

（2）评估患儿家属的心理状况，有无焦虑和恐惧，以及家庭经济情况。

（3）评估患儿血气分析及胸部X线结果。

（4）进行入院首次护理评估及住院风险评估，如压力性损伤、坠床、窒息、烫伤等。

三、护理措施

（一）观察要点

（1）监测患儿生命体征及血氧饱和度。

（2）观察患儿有无进行性呼吸困难、口吐泡沫、发绀等现象。

（3）监测患儿血气情况，了解患儿病情进展。

（二）氧疗护理

（1）用氧时注意监测患儿生命体征及血氧饱和度，每小时记录1次。

（2）根据血气分析选择合适的给氧方式，如鼻导管给氧、持续正压通气（CPAP）、机械通气。

（3）维持氧分压在50～70 mmHg，血氧饱和度为85%～95%。

（三）保持呼吸道通畅

（1）及时清除患儿口、鼻、咽部分泌物，按需吸痰。吸痰前须进行评估，包括听诊肺部痰鸣音、氧合的改变等。气管插管机械通气时要加强呼吸道湿化，定时翻身、拍背、吸痰，防止呼吸道内导管堵塞。

（2）密切观察患儿病情，监测呼吸、心率、经皮氧饱和度等，并随时进行评估，认真记录。出现呼吸困难加重、烦躁不安、呼吸不规则等情况，及时通知医生并协助抢救。

（四）使用 PS 的护理

（1）通常于患儿出生后24小时内给药，用药前彻底清除口鼻及气管内的分泌物，协助医生于气管内滴入PS，滴完后予复苏囊加压通气，以助药液充分弥散，然后连接呼吸机辅助通气，观察患儿生命体征。滴入后6小时内，不能进行气道内吸引，若需多次给药，间隔时间一般为6～12小时，一般不超过4次。

（2）呼吸机辅助通气的患儿使用PS后须将呼吸机参数适当下调，并密切观察患儿呼吸情况。

（五）营养支持

根据患儿病情选择适当的喂养方式，不能经肠道喂养者遵医嘱予以TPN治疗。

（六）预防感染

保持室内空气新鲜，严格执行无菌操作，接触患儿前后洗手。做好消毒隔离工作，雾化器、吸痰器、呼吸机各种管道一用一消毒。

四、健康指导

（一）疾病知识指导

（1）向患儿家属宣讲HMD的相关知识。

（2）让家属了解患儿病情及治疗过程，增强其治疗信心，使其积极配合，尤其是PS的替代治疗。

（二）出院指导

（1）保持室内空气新鲜，注意保暖，预防感冒。

（2）指导家属正确喂养及护理患儿，如接触患儿前洗手，保持患儿皮肤清洁卫生及脐部护理等。

（3）合理喂养，及时添加辅食。

第七节　新生儿湿肺的护理

一、定义

新生儿湿肺：又称"新生儿暂时性呼吸困难"或"新生儿一过性呼吸急促"（transient tachypnea of the newborn，TTN），是由于肺内液体积聚引起的一种自限性疾病。

二、护理评估

（1）评估患儿出生时有无窒息史。

（2）评估患儿有无呼吸急促、发绀、呻吟、吐沫、反应差、不吃、不哭等表现。

（3）评估患儿血液生化指标、胸部 X 片检查结果。

（4）评估患儿家属心理状况及家庭、社会支持情况。

（5）进行入院首次护理评估及住院风险评估，如压力性损伤、坠床、窒息、烫伤等。

三、护理措施

（一）观察要点

观察患儿呼吸困难症状有无改善。

（二）呼吸困难的护理

（1）患儿肺内液体多，气体交换受阻，可采用面罩或鼻导管小流量氧气吸入，以缓解呼吸困难。病情严重者使用机械通气。

（2）吸氧前保证患儿呼吸道通畅，氧浓度不可过高，吸氧时间不宜太长。

（3）氧疗过程中严密监测患儿呼吸的频率、节律、深浅度及缺氧状态是否改善。

（三）预防肺部感染

（1）保持患儿呼吸道通畅，头稍后仰，使气道伸直。

（2）及时清除患儿口、鼻、咽部分泌物，分泌物黏稠时给予雾化吸入后吸痰。

（3）应用药物治疗的同时，加强护理，防止患儿呕吐物吸入鼻腔或呼吸道，可取侧卧位，经常改变患儿体位。

（4）做好消毒隔离工作，接触患儿前后洗手，防止交叉感染。

（四）营养支持

患儿由于呼吸困难造成拒奶、吸吮力差、呛奶、吐奶等现象，经肠道内营养无法获得足够能量时，实施肠外营养，保证液体量和能量的摄入。待病情平稳后可逐渐恢复经口喂养。

（五）体温护理

（1）严密监测患儿体温变化，每 4 小时测量体温 1 次，发现体温不升或偏低时及时保暖复温。

（2）室温保持在 24 ～ 26 ℃，晨晚间护理时应升高至 27 ～ 28 ℃。

四、健康教育

（一）疾病知识指导

（1）向患儿家属讲述疾病的有关知识和护理要点。

（2）让家属了解患儿的病情、治疗过程和进展，取得家属的配合。

（二）出院指导

（1）指导患儿家属出院后注意保持良好的居住条件，温差不可过大，保持室温 24 ～ 26 ℃，湿度适宜。开窗通风，预防感染等。

（2）指导患儿家属喂养知识，喂养时注意避免空气吸入，喂饱后竖起拍背，打嗝后方可放平，注意避免呕吐物吸入呼吸道引起窒息。

（3）发现问题及时就诊。

第八节　新生儿窒息的护理

一、定义

新生儿窒息：指婴儿出生后不能建立正常的自主呼吸而导致低氧血症、高碳酸血症、代谢性酸中毒及全身多脏器损伤，是引起新生儿死亡和儿童伤残的重要原因之一。

二、护理评估

（1）评估患儿窘迫的表现，了解 Apgar 评分情况。

（2）评估产妇孕期有无高危因素，如妊高征、严重贫血、脐带绕颈、羊水过多或过少、多胎、产程过长、产力异常、羊膜早破、头盆不称等。

（3）进行入院首次护理评估及住院风险评估。

三、护理措施

（一）观察要点

（1）观察患儿面色、呼吸、反应、肌张力情况，关注动脉血气分析结果。

（2）观察急救复苏的效果。

（3）注意患儿有无感染迹象，腹部有无腹胀。

（二）密切观察病情

（1）监测患儿体温、心率、呼吸、血压、尿量、皮肤颜色、血气、神经系统、血糖等。

（2）及时评估是否需要复苏，配合医生按照"A—B—C—D—E 步骤"进行新生儿各项复苏和抢救，及时建立静脉通路，遵医嘱给药。

（3）评估和监测患儿经皮氧饱和度及窒息所致的神经系统症状等，注意酸碱失衡、电解质紊乱、大小便异常、感染和喂养等问题，若发现异常，及时处理。

（三）注意保暖

保暖应贯穿于整个抢救、治疗、护理过程中。

（四）给氧

窒息患儿复苏后仍须继续低流量给氧。在此期间，护士应加强对患儿的监护，注意给氧的流量。

（五）合理喂养

延迟哺乳。窒息患儿吸吮力差，易发生呕吐，尤其是重度窒息后恢复欠佳者，可适当推迟喂奶时间，必要时给予静脉补液以维持营养。同时，喂养后减少搬动，避免呕吐引起呛咳，防止再度窒息的发生。

（六）用药观察

遵医嘱用药时，注意观察药物的疗效及不良反应。

（七）预防感染

（1）新生儿抵抗力较差，极易发生感染，做好各项消毒隔离工作。

（2）严格执行消毒隔离制度，工作人员应相对固定，严格控制入室人数，室内物品定期更换消毒，防止交叉感染。

（3）严格手卫生，每次接触患儿前后严格洗手，预防感染。

（八）体重管理

每日监测患儿体重，及早发现体液潴留。

（九）心理护理

对患儿家属进行心理疏导，缓解其不安和焦虑情绪。

四、健康教育

（一）疾病知识指导

告知患儿家属窒息的表现，目前和以后可能会出现的预后问题，帮助其树立信心，使其积极配合。

（二）出院指导

（1）指导家属观察患儿喂养情况，是否并发呛咳及呕吐情况。

（2）讲解早期康复治疗的目的，教会患儿家属康复干预措施。

（3）定期接受随访。

第九节　先天性膈疝患儿的护理

一、定义

先天性膈疝：由于膈肌发育缺损或发育不全，腹腔脏器经过这些膈肌缺损处进入胸腔，造成解剖关系异常的一种疾病。由于腹腔脏器疝入胸腔后压迫心、肺，引起不同程度的呼吸窘迫、缺氧、呕吐、纵隔移位等。

二、护理评估

（1）评估患儿有无呼吸困难、发绀。

（2）评估患儿有无呕吐，以及腹胀情况。

（3）评估患儿听诊肺部有无呼吸音减弱或消失，是否可闻及肠鸣音。

（4）进行入院首次护理评估及住院风险评估。

三、护理措施

（一）观察要点

（1）严重的膈疝需行急症手术治疗，观察患儿术后呼吸困难有无改善、发绀有无减轻。

（2）观察患儿有无胃食道反流现象。

（二）术前护理

（1）保持呼吸道通畅，及时清理患儿口鼻分泌物。

（2）卧位，予抬高床头 30°，稍卧于患侧，有利于健侧肺功能。

（3）禁食，持续胃肠减压。减少胃肠因充气、充液加重对肺脏的压迫。

（4）营养支持，遵医嘱予补液，严格控制输液速度，防止短时间内容量负荷过多而引起心力衰竭。

（5）保持患儿安静，以免哭吵时将腹腔内更多的脏器挤入胸腔而加重呼吸困难。

（三）术后护理

（1）一般于术后 3～5 日可开始进食，逐渐增加奶量。禁食期间静脉补充营养。

（2）病情观察：观察患儿术后呼吸困难有无改善、发绀有无减轻。

（四）伤口护理

保持伤口敷料的清洁干燥，观察伤口有无渗血、渗液，伤口周围有无皮下气肿。

（五）胸腔引流管护理

（1）妥善固定管道，定期挤压管道，保持胸腔闭式引流管通畅。引流瓶勿高于引流管口平面。

（2）观察管道是否通畅、水柱是否波动，以及引流液性状、颜色及量。

（3）观察患儿伤口周围皮肤情况，有无捻发音或捻发感。

（4）观察患儿呼吸状况，有无呼吸急促或反常呼吸。

（5）安置期间患儿尽量取半卧位。

（6）如导管意外脱管，应立即双手紧紧捏住引流管周围皮肤，并立即通知医生。

四、健康教育

（一）疾病知识指导

（1）向患儿家属介绍疾病相关知识，讲解并指导护理方法。

（2）注意保暖，预防患儿呼吸道感染。

（3）术后 2 年内有可能发生胃食管反流，患儿如有呕吐、反复呛咳等症状，及时就诊。

（二）出院指导

（1）加强营养，合理喂养，避免感冒。

（2）定期接受随访、复查，患儿如有呕吐、腹胀等表现应立即就诊。

第十节　新生儿坏死性小肠结肠炎的护理

一、定义

新生儿坏死性小肠结肠炎（neonatal necrotizing enterocolitis，NEC）：由围生期的多种致病因素导致的肠道疾病，多在出生后 2 周内发病，常见于未成熟儿。临床上以腹胀、呕吐、便血为主要表现，腹部 X 线平片以肠道充气、肠壁囊样积气为特点。

二、护理评估

（1）评估患儿生命体征、末梢循环、精神状态、面色、腹胀、呕吐、腹泻、血便等症状。

（2）评估患儿 X 线腹部平片、血常规、大便常规及微生物学检查结果。

（3）评估患儿家属的心理状况及家庭经济情况。

（4）进行入院首次护理评估及住院风险评估，如压力性损伤、坠床、窒息、烫伤等。

三、护理措施

（一）观察要点

（1）观察患儿呕吐及大便的次数，呕吐物和大便的颜色、性状及量，以及呕吐物及排泄物是否有咖啡色、果酱样、血性物，及时、正确留取标本。

（2）注意患儿腹胀的变化，每日定时测量并记录腹围。

（3）观察患儿有无体温升高或末梢循环差的表现，有无呼吸暂停后休克症状。

（4）观察听诊肠鸣音是否减弱或消失。

（5）观察 X 线检查结果。

（二）饮食护理

严格遵医嘱予禁食，一般 7～10 日，病情严重时禁食时间须延长，待腹胀消失，大便潜血转阴后，逐渐恢复喂养。应遵循循序渐进的原则进行喂养，由少到多；如患儿再次出现腹胀、呕吐及胃潴留等情况，须再次禁食至上述症状消失。

（三）胃肠减压

（1）NEC 患儿一旦疑诊，应先禁食，进行胃肠减压。

（2）妥善固定管道，观察并准确记录引流液体的颜色、性状及量。

（3）如出现鲜血样引流物时应警惕是否负压过大或术后出血。4～6 小时无引流液时应警惕是否堵管。

（四）密切观察病情

（1）注意观察患儿心率、血压、末梢循环等情况，出现中毒性休克立即通知医生组织抢救。迅速补充有效循环量，改善微循环，纠正脱水、电解质紊乱及酸中毒，补充能量及营养。

（2）观察记录患儿呕吐及大便的次数，呕吐物和大便的性状、颜色及量，及时留取大便标本送检。

（3）发现全身情况及腹胀无好转，有肠梗阻及腹膜炎体征应立即报告医生。

（4）考虑手术者，做好术前准备及患儿家属术前健康教育。

（五）补充液体，维持营养

（1）禁食期间以静脉补液维持能量及电解质平衡。

（2）长期禁食者须进行静脉营养治疗，建立良好的静脉通路，宜选用 PICC，保证营养摄入，准确记录 24 小时出入量。

（六）消毒隔离

加强环境通风，严格执行手卫生，避免交叉感染。

四、健康教育

（一）疾病知识宣教

向患儿家属讲解疾病的高危因素、治疗和预后，以取得家属的理解和配合。

（二）出院指导

（1）教会患儿家属新生儿护理技巧，如皮肤和口腔卫生等护理知识。

（2）告知患儿家属合理喂养的方法及其重要性。

（3）提倡母乳喂养，人工喂养者按说明书正确配制配方奶，勿喂食高渗奶和高渗液体。

（4）出院后门诊随访。

第十一节　新生儿先天性肛门直肠畸形的护理

一、定义

先天性肛门直肠畸形（anorectal malfomation，ARM）：又称"锁肛""无肛门症"。该病是常见的先天性消化道畸形，发病率为 1/5000 ～ 1/4000，男性多于女性。常合并其他畸形，约占 41.6%。本病的病因不清，婴儿出生后即肛门、肛管、直肠下端闭锁，外观看不见肛门在何位置。

二、护理评估

（1）评估患儿腹胀、呕吐的情况，正常位置有无肛门，有无并发瘘管，以及大便排出情况。

（2）评估患儿术后大便排出情况、伤口愈合情况，有无脓性分泌物等伤口感染症状。

（3）评估多项检查结果如 X 线、超声、造影等，完善相关检查。

（4）进行入院首次护理评估及住院风险评估，如压力性损伤、坠床、窒息、烫伤等。

三、护理措施

（一）观察要点

（1）观察患儿有无腹胀、呕吐现象。

（2）观察患儿排便情况。

（二）饮食指导

术前遵医嘱禁食，遵医嘱使用胃肠道外营养（静脉内营养），保证患儿的营养摄入。

（三）术前护理

（1）患儿入院后完善辅助检查，确定闭锁的部位及有无合并其他畸形。

（2）确诊为无肛、出现肠梗阻症状者立即禁食，予静脉补液、胃肠减压、急诊手术。

（3）瘘管能自行排便者，择期手术。随时保持患儿会阴部皮肤清洁干燥，并观察有无感染迹象。

（4）术前禁食 4 小时，禁饮 2 小时。

（四）术后护理

（1）禁食，予静脉补液、胃肠减压，患儿胃肠功能恢复后可经口喂养母乳或配方奶，少量多餐，冷热适宜，防止腹泻。

（2）避免大小便污染伤口：患儿每次大小便后用生理盐水清洗伤口，必要时留置导尿管 3 ～ 7 日。

（3）术后 12 小时伤口无出血，即取俯卧位或侧卧位，暴露伤口，保持伤口干燥。

（4）观察患儿伤口愈合情况，有无脓性分泌物等伤口感染症状，观察大便次数、性状及排尿情况。

（5）高位畸形行结肠造瘘者按肠造瘘术后护理常规进行护理。

（6）结肠造瘘术者，应保持造瘘口周围皮肤清洁干燥，排便后及时用生理盐水棉球清洗，拭干后涂皮肤保护剂。

（五）心理护理

对患儿家属进行心理疏导，缓解其不安、焦虑情绪。

四、健康指导

（一）疾病知识指导

（1）向患儿家属介绍疾病相关知识，讲解并指导护理方法。

（2）告知患儿家属注意患儿肛门清洁，以及保持伤口干燥的重要性。

（3）向患儿家属说明患儿术后扩肛的时间和意义。

（二）出院指导

（1）出院前医护人员应教会患儿家属扩肛的技术，讲清扩肛的要领及时间。坚持 6 个月，嘱出院后每周来院复诊 1 次，使患儿在最短的时间内恢复排便功能。

（2）保持造瘘口周围皮肤清洁干燥，如发现肠管脱垂、结肠回缩、造瘘口感染应及时就诊。

（3）定期接受随访以便医护人员了解患儿术后有无并发症的发生，评估结肠造瘘患儿何时采取关瘘手术。

第十二节　新生儿肠造瘘的护理

一、定义

肠造瘘术：将小肠或结肠放在腹壁，做成暂时性人工肛门，让肠道内容物通过肠造瘘口排出，暂时不进入远端肠腔以尽早恢复肠道畅通和血液供应，是对肛肠先天性畸形、肠穿孔、肠坏死合并休克以及腹腔广泛感染等危重急腹症不能行第一期手术者进行的暂时的粪便改流术。

二、护理评估

（1）评估患儿造口周围皮肤黏膜的血液运输情况。

（2）评估患儿胃肠引流液的颜色、性状及量。

（3）评估患儿腹部情况，注意腹部皮肤颜色及腹胀的情况。

（4）进行入院首次护理评估及住院风险评估，如压力性损伤、坠床、窒息、烫伤等。

三、护理措施

（一）观察要点

（1）观察患儿造口周围皮肤黏膜的血液运输情况，有无充血、水肿等。

（2）观察患儿腹部情况。造口未开放的患儿腹胀明显，应持续胃肠减压，定时回抽胃管，有效减轻胃肠道胀气，避免呕吐，防止误吸。

（二）营养

（1）静脉营养：有计划地保护和使用静脉，条件允许宜采用深静脉或 PICC 置管，以保证静脉营养的供给。

（2）胃肠内喂养：一般术后 2 ～ 7 日开始微量喂养，开奶后要注意观察患儿腹部情况及造口排便情况，发现异常及时报告医生处理。

（三）肠造瘘口的护理

（1）观察患儿腹部体征。

（2）观察造口有无异常，如有无回缩、出血、坏死等现象。保持造口周围皮肤清洁干燥，观察排泄物的性状。

（3）观察造口处肠黏膜的颜色（正常为红色、湿润、有光泽）及有无肿胀情况。

（4）及时清理造口袋内的粪便，避免粪便污染造口周围皮肤，预防造口周围炎症的发生。

四、健康指导

（1）患儿家属心理辅导：做好患儿家属的心理指导，减轻其术前术后的焦虑，使其明白造口手术的必要性并配合治疗。

（2）出院后将造口治疗师引荐给患儿家属，帮助患儿家属学会造口护理知识和技能。

（3）社会支持：对出现并发症和各类造口相关问题的家庭，告知其及时至造口门诊进行造口维护，发现异常立即与外科医生取得联系。给予造口患儿及其家庭更多的呵护与支持。

第十三节　先天性食管闭锁及食管气管瘘患儿的护理

一、定义

先天性食管闭锁及食管气管瘘：先天性食管闭锁是胚胎期食管发育过程中空泡期原肠发育异常所致的畸形，可以单独形式存在，多见合并食管气管瘘，约占食管和气管畸形的85%，是新生儿严重的先天畸形之一。

二、护理评估

（1）评估患儿呕吐、呛咳与发绀情况。

（2）评估插胃管时有无阻力感或从口腔翻出。

（3）评估患儿呼吸、面色等情况。

（4）进行入院首次护理评估及住院风险评估，如压力性损伤、坠床、窒息、烫伤等。

三、护理措施

（一）观察要点

（1）保持患儿呼吸道通畅，防止呛咳、呕吐造成吸入性肺炎。

（2）观察患儿有无气促、呼吸困难、发绀等症状，以及腹部情况。

（二）术前护理

（1）严格禁食，留置胃管。

（2）取半卧位或侧卧位，床头抬高30°左右，为防止患儿下滑，可在膝关节处垫以柔软物，经常更换患儿体位及帮患儿拍背，防止胃内容物反流入气管。

（3）观察患儿的唾液从口鼻溢出的情况。胃管连接5 ml空针，每隔15分钟吸引1次，吸引近端、盲端内的唾液及口腔、咽喉部的痰液，防止吸入，以减轻肺部合并症。

（三）术后护理

（1）加强呼吸管理，有明显呼吸困难者使用呼吸机改善通气，情况好转后及时撤机。根据患儿吻合口位置，测量好吸痰管可插入的最大长度，经口吸痰时插入长度不超过8 cm。经气管导管内吸痰时，若吻合口位置低，插入长度不可超过气管导管头端，以免造成吻合口瘘。

（2）引流管护理：妥善固定，保持胸腔闭式引流管的通畅，记录引流液的量、颜色、性状。

（3）术后留置胃管7～10日以支撑吻合口及鼻饲用，妥善固定胃管防止脱落，若不慎脱落，切不可擅自重插，应立即报告医生。

（4）饮食：禁食期间遵医嘱静脉输液或输入静脉营养液。术后3～5日经胃管喂养，逐渐增加奶量至正常需要量。术后5～6日行食管造影，如无吻合口瘘即可经口喂养。

四、健康指导

（一）疾病知识指导

（1）向患儿家属介绍疾病相关知识，指导家庭护理的方法。

（2）指导患儿家属正确喂养，如喂奶时患儿吞咽不畅，宜选用小孔奶嘴，抱起喂奶，喂完后轻拍背部。

（3）指导患儿家属预防患儿呼吸道感染的相关知识。

（二）出院指导

（1）告知患儿家属在喂养患儿的过程中，若患儿有呼吸困难、呛奶等情况，及时就诊。

（2）遵医嘱门诊复查。

第十四节　先天性心脏病患儿的护理

一、定义

先天性心脏病：指在胚胎发育时期（妊娠初期2～3个月内），由于心脏及大血管的形成障碍而引起的局部解剖结构异常，或出生后应自动闭合的通道未能闭合的情形。

二、护理评估

（1）评估患儿有无发热、咳嗽和气促等情况。

（2）评估患儿有无全身中毒症状及循环、神经、消化系统受累的表现。

（3）评估患儿神志、心率、心律、呼吸、尿量，有无口周发绀等表现。

（4）评估患儿有无多汗、气促、呼吸困难、三凹征、反复呼吸道感染史。

（5）评估患儿有无呕吐、呛咳、喂养困难的表现。

（6）进行入院首次护理评估及住院风险评估，如压力性损伤、坠床、窒息、烫伤等。

三、护理措施

（一）观察要点

（1）观察患儿生命体征，注意面色、神志、心率、脉率的变化。

（2）注意观察患儿有无心力衰竭及缺氧表现。

（二）术前护理

1. 无紫绀型先天性心脏病术前护理

（1）根据患儿心功能情况区别对待，心功能差者要减少患儿的哭闹，并加强巡视。

（2）完善各项术前检查。

（3）注意预防和控制呼吸道感染。

（4）对中度以上肺高压患儿，遵医嘱合理用氧。

（5）对心功能较差的患儿，输液时严格控制输液速度。

2. 紫绀型先天性心脏病术前护理

（1）保持患儿安静状态，减少哭闹和搬动。

（2）做好患儿家属的解释工作，以取得配合。

（3）遵医嘱合理用氧。

（4）合理喂养，供给充足的营养，喂养困难者予鼻饲或静脉营养。

（5）加强巡视，发现患儿心力衰竭、呼吸困难等，及时报告医生处理。

（三）术后护理

1. 术后镇静

术后合理镇静、镇痛，减少刺激，防止吻合口出血和肺动脉高压危象。

2. 心功能监测及护理

（1）术后密切监测心电图变化，维持心率在 120 ～ 140 次 / 分，控制收缩压在 60 ～ 75 mmHg，防止因血压过高引起吻合口出血。

（2）维持有效的循环血量。术后 6 ～ 8 小时反复挤压胸腔引流管，每 30 ～ 60 分钟挤压 1 次，保持引流通畅，密切观察引流液的颜色、性状及量，并做好记录。警惕有无胸腔内活动性出血，发现异常及时通知医生。

（3）监测中心静脉压和动脉血压的变化。如发现患儿血压下降、皮肤花斑、肤色苍紫、尿量减少，应警惕是否出现低血容量休克。

（4）使用正性肌力药物。如多巴胺、米力农、肾上腺素等，尽量集中从单腔中心静脉输入，避免在该管路输注或推注其他药物。

（5）起搏器的护理。置入起搏器后 48 ～ 72 小时内予心电图监测，注意观察心率、心律、心脏有无起搏、感知功能有无障碍等。注意有无囊袋血肿、心律失常、电极移位及导线断裂、起搏故障等并发症。

（6）维持水、电解质平衡。记录 24 小时出入量，包括各引流量；观察尿量、尿色和血钾的变化，维持尿量在 1 ～ 3 ml/（kg·h），静脉持续使用呋塞米时注意监测血压及血电解质的变化，防止诱发心律失常。

3. 呼吸监测及护理

新生儿长期使用机械通气须保障气道的湿化，妥善固定气管插管，监测动脉血气分析，并根据血气分析结果随时调节呼吸机参数（详见第十七章第二十七节　新生儿机械通气的护理）。

（四）体温监测

持续监测体温，中心温度及末梢温度的差值可反映患儿术后心功能及末梢灌注情况。术后注意保暖，可将患儿置于保暖台上，便于观察及护理。

（五）术后营养支持

（1）术后 24 ～ 48 小时，若患儿肠道功能恢复，可经胃管给予喂养，必要时结合静脉营养。

（2）喂养原则：建议母乳喂养，配方奶由稀到浓、少量多次，微量泵持续缓慢注入或采用重力作用鼻饲。

（3）肠内营养期间严密观察 NEC 发生的征象。

（4）除母乳外可选择高热量配方奶，如 101 卡奶，以满足术后消耗多、肠道丢失而导致的高热量需求。无法肠内营养者可采用 TPN 治疗。

（六）并发症的观察

观察患儿有无低心排血量综合征、心律失常、感染、出血、急性左心衰竭等。

（七）心理护理

与患儿家属耐心讲解疾病相关知识及患儿病情，缓解其紧张情绪。

四、健康教育

（一）疾病知识指导

指导患儿家属了解先天性心脏病的症状和体征，识别心力衰竭加重的表现，积极控制各种心力衰竭的诱发因素。

（二）出院指导

（1）评估患儿的康复进程、目前生长发育情况，指导患儿家属居家照护技能。

（2）指导家属患儿喂养方法，少量多餐，每次喂完奶后应轻拍背部，然后置右侧卧位以防吸入。

（3）保暖防受凉，避免到公共场所，防止感染的发生。

（4）遵医嘱服药，定期接受随访。

第十五节　新生儿持续性肺动脉高压的护理

一、定义

新生儿持续性肺动脉高压（persistent pulmonary hypertension of newborn，PPHN）：又称"持续性胎儿循环"（persistent fetal circulation，PFC），指由于多种病因引起新生儿出生后肺循环压力和阻力正常下降障碍，动脉导管和（或）卵圆孔水平的右向左分流持续存在（即胎儿循环过渡到正常"成人"型循环发生障碍）所致的一种新生儿持续缺氧和发绀的病理状态。

二、护理评估

（1）评估引起患儿持续性肺动脉高压的病因。

（2）评估患儿有无气促、呛咳、多汗、体重不增等表现。

（3）评估患儿有无心力衰竭表现。

（4）评估患儿听诊有无心脏杂音。

（5）评估患儿家属心理状况及家庭、社会支持情况。

（6）进行入院首次护理评估及住院风险评估，如压力性损伤、坠床、窒息、烫伤等。

三、护理措施

（一）观察要点

（1）观察患儿呼吸困难症状及发绀有无改善。

（2）观察患儿持续低氧血症、呼吸窘迫和严重酸中毒有无改善。

（3）患儿如出现发热要采取相应的降温措施（物理降温或药物降温）。

（4）保持患儿呼吸道通畅：密切监测患儿生命体征和呼吸窘迫程度以帮助了解疾病的发展情况；帮助患儿取合适体位，抬高床头15°～30°，以利于呼吸运动和上呼吸道分泌物排出。如有气管插管，注意气道护理。但在PPHN急性期应尽可能保持患儿安静，不宜过多气道吸引及翻身、拍背。

（5）维持充分的氧合是护理新生儿持续性肺动脉高压的最主要目标。所有可引起患儿动脉血氧分压下降的操作，如更换床单、吸痰等都必须与医源性低氧血症的风险权衡。新生儿动脉血氧分压的变化见表3。

表3　新生儿动脉血氧分压的变化

活动	变化
安静休息时	上升或下降 15 mmHg
哭闹时	下降 50 mmHg
日常护理时	下降 30 mmHg

（6）过度通气造成的轻度代谢性和呼吸性碱中毒有利于肺血管的扩张，可减少肺血管阻力和改善氧合。高频通气中的振荡和喷气式模式都被用于 PPHN 的治疗，使用高频振荡通气可优化肺充气和氧合，改善通气，达到呼吸性碱中毒。

（二）NO 治疗及护理

（1）正确连接管路：区分 NO 钢瓶的开关方向，Y 形管应连接于呼吸机供气管道的末端，位置向上，以减少进入的积水。连续冲洗管路 2 ～ 3 次，以冲洗管道内的 O_2，减少 NO 与 O_2 的接触，减少 NO_2 的生成。

（2）呼吸模式设置为正压通气并正确设置参数：将呼吸机的呼出气管道连接到中央负压吸引上，并且将流量调节到 25 ～ 30 L/min，保证接头连接紧密。

（3）将 NO 气瓶连接到呼吸机上：保证 NO 在连接到呼吸机上之前气瓶的阀门是关紧的，在打开气瓶阀门前应保证所有的接头连接紧密。校正 NO 和 NO_2 监测仪上的"零点"：严格按照操作手册上的步骤进行校零。

（4）患儿在吸入 NO 3 分钟后，监测肺动脉压及动脉血气：在 NO 吸入期间应严密地进行心率、心律、呼吸、动脉血压、血氧饱和度的动态监测。NO 吸入后每隔 30 分钟监测及记录 1 次 NO 和 NO_2 浓度、心率、血压、血氧饱和度、呼吸机参数，根据血氧饱和度、血气分析结果及患儿病情及时调整呼吸机参数。

（三）监测

（1）护士每日应校零 1 次，每月由机械师定标 1 次，以保证监测仪的灵敏。

（2）持续监测呼吸机管道送气口靠近患儿的 NO 和 NO_2 浓度，测量前须用标准 NO/NO_2 气体将仪器校正。

（3）检查、记录 NO 气瓶量表上的读数，监测气瓶的剩余气量，计划更换气瓶的最佳时间。

（4）监测环境中 NO 和 NO_2 浓度。

（5）由于 NO 吸入后半衰期极短，仅数秒钟，所以使用时应保证持续吸入。吸痰时采用密闭式吸痰法，防止 NO 的外泄。如采用开放式吸痰法，应尽量缩短吸痰时间，避免较长时间中断辅助呼吸，尤其是使用早期。

（四）疗效观察及潜在并发症

（1）评价 NO 吸入对氧合作用影响常采用氧指数（oxygen index，OI）来表示，即根据其动态变化判断其疗效。OI= 平均气道压力 × 吸入氧浓度体积分数 ×100 ÷ 动脉氧分压。

（2）NO 与 O_2 接触后会快速生成毒性很强的 NO_2，当 NO_2 超过一定浓度便可引发患儿严重的急性肺水肿，因此一定要根据患儿具体情况尽可能地降低吸入氧浓度，并且要将 NO 从气管插管末端吸入，以减少 NO 与 O_2 的接触时间，减少 NO_2 的生成。

（3）定期监测血液高铁血红蛋白浓度，一般于开始治疗前、开始治疗后 1 小时和 6 小时各监测 1 次，以后每日监测 1 次，当改变 NO 吸入浓度时须再次监测。如超过 3% 及时报告。

（4）治疗前和治疗中监测患儿血小板计数，尤其对于有出血倾向的患儿。对于已有出血倾向的患儿不主张应用 NO。

（五）活动与休息

保持病室环境舒适，空气流通，温湿度适宜，尽量使患儿安静，以减少机体耗氧量。

（六）用药观察

（1）利尿剂是改善心力衰竭症状的药物，使用后记录出入量，谨防出现水、电解质紊乱。

（2）观察洋地黄类药物的作用及不良反应，预防洋地黄中毒。

（3）血管紧张素转化酶抑制药和血管紧张素受体拮抗药是改善心力衰竭预后的药物，使用后严密观察血压、心率、水肿和血钾变化。

（七）体重管理

每日监测患儿体重，及早发现体液潴留。

（八）心理护理

告知患儿家属新生儿持续性肺动脉高压疾病的相关知识及护理要点。

（九）排泄

（1）保持患儿大便通畅。

（2）准确记录患儿尿量。

（十）皮肤与清洁

做好口腔护理，保持口腔清洁，减少不良刺激。做好皮肤护理，及时清除大小便，保持臀部皮肤干燥。

四、健康教育

（一）疾病知识指导

让患儿家属了解新生儿持续性肺动脉高压疾病的症状和体征，观察新生儿持续性肺动脉高压加重的临床表现，积极配合治疗。

（二）出院指导

（1）积极治疗原发病，避免诱因。告知患儿家属出院带药的用法及注意事项；遵医嘱按时服药，服用控制心率药物应自测心率，如有减慢应减量或停药，并及时咨询医生。

（2）让患儿家属了解新生儿持续性肺动脉高压疾病的相关知识和治疗要点。

（3）讲解母乳喂养要点及注意事项。

（4）避免到人群密集处，避免感染，加强护理，定期复查，不适随诊。

第十六节　新生儿缺氧缺血性脑病的护理

一、定义

新生儿缺氧缺血性脑病（hypoxic-ischemic encephalopathy，HIE）：指围生期窒息引起的部分或完全缺氧、脑血流减少或暂停而导致胎儿或新生儿脑损伤的一种疾病。

二、护理评估

（1）评估患儿是否有窒息史，出生后 Apgar 评分情况、复苏情况等。

（2）评估患儿有无神经系统症状，如兴奋或激惹、尖叫、惊厥等。

（3）进行入院首次护理评估及住院风险评估，如压力性损伤、坠床、窒息、烫伤等。

三、护理措施

（一）观察要点

（1）严密观察患儿生命体征、血气、血糖情况。

（2）观察患儿意识、瞳孔和肌张力。根据病情轻重程度将 HIE 分为轻、中、重三度。

（二）亚低温治疗

1. 亚低温的入组标准

目前复旦大学附属儿科医院新生儿科对于满足以下 3 个条件的 HIE 患儿，在出生后 6 小时之内即开始亚低温治疗。

（1）患儿胎龄 ≥ 36 周（可不考虑体重）且在出生后 6 小时内。

（2）满足以下任何一条：

①出生后 Apgar 评分持续到 10 分钟仍小于 5 分。

②出生后需要持续复苏 ≥ 10 分钟。

③出生后 60 分钟内动 / 静脉血气 pH ≤ 7.0。

④碱剩余 ≥ 16 mmol/L。

（3）出生后出现中度到重度缺氧缺血性脑病表现：

①意识水平改变：反应差、嗜睡甚至昏迷加②③④⑤任意一项。

②躯干或四肢姿势异常。

③异常反射（包括膝腱反射异常和瞳孔反射异常等）。

④吸吮、拥抱和恶心等原始反射减弱或消失。

⑤临床抽搐发作。

2. 不予以亚低温治疗的标准

对于符合以下任一项的患儿不予亚低温治疗：

（1）患儿胎龄 < 36 周，不考虑体重。

（2）已知明显的波及主要脏器的先天性发育畸形或染色体病变（21- 三体、18- 三体、13- 三体等）。

（3）严重贫血（血红蛋白含量小于 10 g/dl）。

（4）严重宫内感染。

（5）严重（中度以上）活动性颅内出血或 DC 状态。

（6）紫绀型先天性心脏病。

3. 温度的控制与管理

亚低温治疗时保持核心温度是整个亚低温治疗的关键。

（1）保证直肠温度探头插入为 4 cm，避免随排便反射造成体温探头脱出导致测量不准。

（2）依据有无寒战、心率与血压变化逐步调整降温的速度，直到体温稳定在指定范围内，以免体温过度下降。

（3）亚低温治疗结束必须复温。一般选择自然复温方法，每 4 小时复温 1 ℃，至体温升至 35 ℃，可维持 2～3 小时再继续复温。须在 12 小时以上使患儿体温恢复至 37 ℃左右。

（4）严禁复温过快而导致血管扩张、回心血量减少，造成低血容量性休克，甚至颅内压反跳等一系列并发症。

（三）病情观察

（1）监测患儿体温、心率、呼吸、血压、尿量、血氧饱和度、血气、肌张力、血糖等情况，如有异常报告医生。监测患儿惊厥次数和持续时间、前囟张力和肌张力情况。

（2）保持患儿呼吸道通畅，根据缺氧程度，遵医嘱选择合适给氧方式，必要时行气管插管、人工辅助呼吸，改善患儿通气换气功能，给氧期间进行血气分析监测。

（3）做好保暖，控制惊厥，减少后遗症的发生。遵医嘱给予镇静剂、脱水剂及改善脑代谢、促进脑细胞功能恢复的药物，以减少神经系统损害。

（4）建立有效静脉通路，记录 24 小时出入量，维持循环稳定。

（5）加强康复治疗和随访。

（四）皮肤护理

（1）患儿行亚低温治疗时，须注意全身皮肤情况。如出现皮肤花纹，说明末梢血液循环差，须加强皮肤护理，可予以按摩。

（2）保护受压部位，严防冻伤发生。小幅度更换体位，防止压疮。复温后，注意观察有无硬肿发生。

（五）保暖和监护

（1）将患儿置暖箱或辐射台，以维持患儿体温在正常范围内。

（2）严密监测患儿的生命体征，注意观察患儿神志、瞳孔、前囟张力及有无抽搐等症状，发现异常及时报告医生处理。

（六）休息与体位

保持患儿安静，各项技术操作及治疗集中进行，动作轻柔。头部抬高 $15°$ ～ $30°$ ，头部血肿者，避免患侧卧位或挤压患处。

（七）用药护理

维持静脉输液的通畅，以保证药物的及时使用。必要时可以使用镇静剂或利尿剂，以减轻脑部耗氧及脑水肿。

（八）合理喂养

遵医嘱喂养并观察患儿消化吸收情况，吞咽功能差者可予鼻饲喂养或静脉营养，保证热能供给。

（九）心理护理

对患儿家属进行心理疏导，缓解其不安、焦虑情绪。

（十）早期康复干预

有功能障碍者，肢体要处于功能位。早期给予患儿动作训练和感知刺激的干预措施，促进患儿脑功能的恢复。

四、健康指导

（一）疾病知识指导

（1）向患儿家属解释本病有关知识，以取得配合。

（2）对有后遗症可能的患儿，向家属讲解康复治疗的方法及其重要性，尽可能减轻后遗症。

（3）指导患儿家属做好患儿肢体功能训练及智力开发。

（二）出院指导

（1）指导患儿家属喂养知识，行户外阳光浴，开窗通风，预防感染等。

（2）教会患儿家属新生儿抚触的方法和技能。

（3）定期门诊随访，进行患儿智能发育评估、常规体格检查和育儿指导。

（4）给予患儿家属精神支持和安慰。

第十七节　新生儿颅内出血的护理

一、定义

颅内出血（intracranial hemorrhage，ICH）：新生儿期常见病，与这一阶段自身的解剖生理特点和多种围产期高危因素有关，严重者可有神经系统后遗症。依不同的病因，可发生不同部位的颅内出血，主要出血类型为脑室周围－脑室内出血、硬脑膜下出血、蛛网膜下腔出血、脑实质出血，小脑及丘脑、基底核等部位也可能发生出血。

二、护理评估

（1）评估患儿身体状况：意识形态、颅内压、瞳孔、呼吸、肌张力等变化情况。

（2）评估患儿母亲是否有产前、产中和产后引起胎儿或新生儿缺氧、缺血的原因。

（3）进行入院首次护理评估及住院风险评估，如压力性损伤、坠床、窒息、烫伤等。

三、护理措施

（一）观察要点

（1）观察患儿有无意识形态改变，如激惹、过度兴奋或表情淡漠、嗜睡、昏迷等，以及双侧瞳孔大小、对光反射。

（2）观察患儿前囟情况，有无颅内高压的表现。

（3）观察患儿生命体征变化。

（二）休息和体位

（1）室温保持在 24 ～ 26 ℃，湿度保持在 55% ～ 65%。避免患儿体温过低，可用辐射保暖台或暖箱。患儿体温过高时，给予物理降温。

（2）保持室内安静，护理操作集中进行，动作轻柔，减少患儿哭闹和烦躁。

（3）体位适宜，将患儿头肩部抬高 15° ～ 30°，头偏向一侧，避免分泌物或呕吐物吸入呼吸道造成窒息。

（三）保持呼吸道通畅

（1）对抽搐、分泌物多的患儿应及时吸痰，保持呼吸道通畅。

（2）密切观察患儿呼吸节律，出现呼吸不规则或呼吸暂停，立即报告医生处理。

（四）合理用氧

根据患儿缺氧程度给予吸氧，维持血氧饱和度在 85% ～ 95% 之间，防止氧浓度过高或用氧时间过长导致氧中毒症状。用氧中应密切观察患儿缺氧改善情况，并做好记录。发生呼吸衰竭或严重的呼吸暂停时须气管插管、机械通气，并做好相关护理。

（五）用药观察

遵医嘱予镇静、降低颅内压、止血的药物；稳定期使用恢复脑细胞功能药物。

（六）饮食护理

出血早期禁止直接哺乳，以防因吸奶用力或呕吐加重出血，待一般情况好转后再开始喂奶，对于出血轻者用滴管滴喂，出血较重而出现拒奶、吸吮反射及吞咽反射消失者或病危、病程长的患儿可行鼻饲，以保证营养供给。禁食期间遵医嘱使用静脉营养。

（七）病情观察

（1）监测患儿体温、心率、呼吸、血压、尿量、血氧饱和度、血气、肌张力、血糖等情况，准确记录24小时出入量。

（2）观察并记录患儿神志、惊厥次数及持续时间、肌张力、前囟张力情况，定期测量头围并记录，每班观察瞳孔大小和对光反射，有血肿者每班观察血肿大小和血肿消退情况。

四、健康教育

（一）疾病知识指导

（1）向患儿家属详细解释患儿病情程度、治疗效果和预后。

（2）鼓励坚持治疗和恢复期康复治疗，如高压氧治疗、婴儿抚触治疗及护脑药物治疗。

（3）指导患儿家属做好患儿肢体功能训练及智力开发。

（二）出院指导

（1）头皮血肿处不可按摩和冷热敷，观察血肿消退情况，如有突然增大随时就诊。

（2）继续脑康复治疗，减少刺激，密切观察患儿精神反应，有无尖叫，以及吃奶、四肢肌张力情况，有异常时及时就诊。

（3）定期复查，遵医嘱对患儿进行生长发育和神经行为评分检查，行为发育监测。

第十八节　新生儿低血糖的护理

一、定义

新生儿低血糖症：新生儿全血血糖水平低于 2.2 mmol/L 的症状。

二、护理评估

（1）评估患儿血糖值低于 2.2 mmol/L，则诊断为新生儿低血糖症，临床上将血糖值 2.6 mmol/L 作为静脉推糖处理的临界值。

（2）评估有无低血糖的高危因素：围生期窒息、早产、糖尿病母亲、感染、喂养困难、母乳不足等。

（3）评估患儿呼吸、神经系统症状等。

（4）进行入院首次护理评估及住院风险评估，如压力性损伤、坠床、窒息、烫伤等。

三、护理措施

（一）观察要点

（1）观察患儿有无低血糖症状，少数低血糖患儿出现呼吸异常、反应低下、意识异常、面色苍白及多汗等临床症状。当低血糖患儿病情严重时会有震颤、惊厥、昏迷等现象发生。

（2）观察患儿补充葡萄糖后症状有无消失。

（3）做好患儿血糖的监测。

（二）饮食指导

出生后能进食的患儿尽早喂养，及时补充能量。

（三）用药指导

（1）迅速建立静脉通路，保证葡萄糖输入，控制输液速度。

（2）及时遵医嘱调整葡萄糖的输注量和速度；对于持续性低血糖的新生儿，提高葡萄糖输注速率的同时，遵医嘱按时按量静脉使用激素（多为氢化可的松）或口服二氮嗪。

（四）复温保暖

早产儿棕色脂肪较少，寒冷将刺激棕色脂肪分解增加，其合成将消耗大量糖原，从而导致低血糖，必要时予患儿暖箱保暖。

（五）注意观察病情

（1）重点观察患儿生命体征、神志、哭声、呼吸等，同时观察是否存在肌张力问题以及抽搐情况，注意有无震颤、多汗、呼吸暂停。

（2）任何时候床旁血糖值＜ 2.6 mmol/L 都应及时通知医生积极处理。

（六）有效预防感染

严格执行手卫生制度。患儿的相关物品要坚持做到专物专用，做好消毒及隔离保护。

（七）排泄

（1）保持大便通畅。

（2）记录出入量。

四、健康指导

（一）疾病知识指导

（1）介绍新生儿低血糖症的相关知识，指导患儿家属加强患儿的营养，增强体质。

（2）养成良好的饮食习惯，按时喂养。

（3）教会患儿家属观察新生儿低血糖症早期的临床表现，如精神状态、哭声、肤色、肌张力、吃奶、大小便和睡眠等。

（二）出院指导

（1）合理喂养，增强体质。

（2）根据患儿病情，定期接受随访。

（3）极低出生体重儿建议存在 5 次以上血糖＜ 2.6 mmol/L 发作的，应随访运动和精神发育评分。

第十九节　新生儿低钙血症的护理

一、定义

新生儿低钙血症：指新生儿总血钙浓度＜ 1.8 mmol/L 或离子钙浓度＜ 0.9 mmol/L，是新生儿惊厥的常见原因之一，主要与暂时性的生理性甲状旁腺功能低下有关。

二、护理评估

（1）评估患儿血钙值。总血钙浓度＜ 1.8 mmol/L 或离子钙浓度＜ 0.9 mmol/L 可引起低血钙性惊厥。

（2）评估有无新生儿低钙血症发生的高危因素。

（3）评估患儿有无神经肌肉兴奋性增高、原发病表现。

（4）评估患儿有无静脉推钙不良反应发生。

（5）进行入院首次护理评估及住院风险评估，如压力性损伤、坠床、窒息、烫伤等。

三、护理措施

（一）观察要点

（1）观察患儿有无神经肌肉兴奋性增高、原发病表现。

（2）观察患儿有无静脉推钙的不良反应发生。

（二）休息和体位

（1）保持室内安静，操作集中进行，减少刺激。患儿头下垫小软枕，禁止肢体约束。剪短患儿指甲或给患儿戴手套。

（2）患儿取平卧位，头偏向一侧，喉痉挛发作时立即将患儿舌尖拉出口外，进行人工呼吸或加压给氧，必要时进行气管插管。

（3）加强巡视，及时发现窒息，做好抢救物品的准备。

（4）控制惊厥、喉痉挛：遵医嘱立即使用镇静剂、钙剂。

（三）用药观察

（1）遵医嘱及时补充钙剂。10% 葡萄糖酸钙 1 ~ 2 ml/kg，加 5% ~ 10% 葡萄糖 1 ~ 2 倍稀释后静脉推注或静脉滴注，稀释后药液推注速度 ≤ 1 ml/min，并有专人监测心率，以免注入速度过快引起循环衰竭（心脏停搏）和呕吐等毒性反应，当患儿的心率低于 100 次 / 分时应暂停注射。

（2）钙剂外渗可造成组织坏死，建议使用中心静脉或大血管输注。输注前后用生理盐水冲管，确保无药物外渗。

（3）口服补钙时应注意在两次喂奶间给药，乳类及茶水可影响钙吸收。

（4）有甲状旁腺功能不全的患儿，除补钙外遵医嘱补充维生素 D。

（四）钙剂外渗处理

（1）一旦钙剂外渗，应即刻停止静脉滴入，同时使用透明质酸酶对症处理。具体方法如下：取透明质酸酶 1 支（1500 U）加生理盐水 10 ml，稀释至 1 ml=150 U，使用 1 ml 空针抽吸 0.1 ml 再次稀释，最终配制浓度为 1 ml=15 U。在拔除留置针针眼处皮下注射 0.2 ml，在外渗部位向四个方向做皮下注射，每次 0.2 ml；共 1 ml。

（2）跟踪观察外渗进展并每班记录，如出现钙盐沉积，通知医生及时处理。

四、健康指导

（一）疾病知识指导

向患儿家属解释本病病因及预后，以取得配合和理解。

（二）出院指导

（1）教会患儿家属患儿惊厥、喉痉挛发作时的处理方法：平卧，松开衣物，颈部伸直，头后仰，以保持呼吸道通畅，并及时就医。

（2）指导服用钙剂和维生素 D 的方法，增加户外活动，多晒太阳。

第二十节　新生儿败血症的护理

一、定义

新生儿败血症：指病原微生物侵入新生儿血液循环，并在其中生长、繁殖、产生毒素而造成的全身感染。

二、护理评估

（1）评估患儿母亲孕期有无发热或感染史。

（2）评估有无胎膜早破、产程延长、羊水混浊及污染等。

（3）评估患儿有无黄疸、皮肤黏膜损伤、皮肤瘀斑及脐部感染史。

（4）评估患儿有无少吃、少哭、少动、面色发黄、体温不升、大理石花斑、休克等表现。

（5）评估患儿有无颅内高压表现，包括前囟饱满、张力高，双眼凝视，四肢肌张力增高或降低，尖叫及抽搐等。

（6）进行入院首次护理评估及住院风险评估，如压力性损伤、坠床、窒息、烫伤等。

三、护理措施

（一）观察要点

（1）观察患儿体温的改变：发热或低体温。

（2）观察患儿有无精神反应欠佳，如哭声低弱、少哭、少吃、少动、四肢凉、精神萎靡等。

（3）观察患儿黄疸有无加重。

（4）观察患儿有无休克的表现：面色苍白、四肢凉、皮肤花斑、脉细速、股动脉搏动弱、血压降低、尿少、DIC 等。

（二）感染性休克的护理措施

（1）体位：置患儿于鼻吸气体位，抬高床头 15° ～ 30°，避免胃食管反流。

（2）吸氧：保持患儿呼吸道通畅，根据血氧程度予相应的给氧方式，并观察用氧的效果。使用呼吸机辅助通气时，做好气道管理。

（3）用药护理：迅速建立 1 ～ 2 条静脉通路，以保证抢救时扩容和多种药物有效进入体内。

（4）记录出入量：准确记录患儿 24 小时出入量。

（三）密切观察病情变化

（1）密切监测患儿生命体征，维持体温的稳定，体温低时注意保暖，体温过高时及时予物理降温。

（2）观察患儿有无颅内感染、感染性休克或 DIC 的发生，如有及时通知医生并配合抢救。

（四）药物观察

（1）应用抗生素前采集患儿血液行血培养。

（2）保证抗菌药物有效进入患儿体内，观察用药疗效，注意药物间的配伍禁忌和毒副作用。

（五）营养

保证营养的摄入，必要时鼻饲奶或静脉营养。

（六）心理护理

加强对患儿家属的心理疏导，缓解其焦虑情绪。

（七）皮肤和清洁

（1）及时处理局部病灶（脐炎、鹅口疮、脓疱疮、皮肤破损等），促进皮肤早日愈合，防止感染继续蔓延扩散。

（2）做好患儿口腔、脐部及臀部的清洁卫生，保持皮肤的清洁干净，防止感染发生。

四、健康指导

（一）疾病知识指导

向患儿家属讲解疾病相关知识，缓解其焦虑情绪，使其积极配合治疗和护理工作。

（二）出院指导

（1）出院时指导患儿家属正确的皮肤、口腔、脐部、臀部护理。

（2）告知患儿家属如有发热或感染性疾病应与患儿隔离，以防传染给患儿。

（3）发现不适，及时就诊。

第二十一节　新生儿破伤风的护理

一、定义

新生儿破伤风（neonatal tetanus，NT）：由破伤风梭状芽孢杆菌侵入脐部而引起的急性感染性疾病，主要表现为牙关紧闭和全身肌肉强直性痉挛，病死率高。一般在宝宝出生后4～7日发病，故俗称"七日风"。

二、护理评估

（1）评估生产史。

（2）评估患儿脐部及全身皮肤情况。

（3）评估患儿神经系统症状，有无哭闹不安、口张不大、吸吮困难、牙关紧闭、面肌痉挛、角弓反张等症状。

（4）评估患儿有无呼吸困难、青紫、窒息症状。

（5）进行入院首次护理评估及住院风险评估，如压力性损伤、坠床、窒息、烫伤等。

三、护理措施

（一）观察要点

（1）观察患儿生命体征、血氧饱和度，注意患儿有无发绀、呼吸困难等表现。

（2）观察患儿抽搐的频次、强度、持续时间及发作时间。

（二）饮食指导

（1）早期予静脉营养。

（2）痉挛减轻后需鼻饲喂养者，一般应在使用镇静剂后插胃管，鼻饲牛奶每次量不宜过多，流速不能太快，以免引起痉挛。病情好转后，以奶瓶喂养训练患儿吸吮力及吞咽功能。

（三）休息和体位

患儿应单独置于光线较暗和安静的病室内并戴避光眼罩，操作尽量集中进行，动作要轻，减少对患儿的刺激。患儿取侧卧位防止误吸。

（四）用药观察

（1）遵医嘱注射破伤风抗毒素，用前须做皮试过敏试验。

（2）及时有效地使用镇静剂是治疗新生儿破伤风的重要环节。使用过程中密切观察生命体征，尤其是呼吸情况，谨防呼吸抑制而出现窒息。

（3）保持静脉输液通畅，保证止痉药物进入体内。

（五）保持呼吸道通畅

（1）及时清除患儿口腔及气道分泌物，以防吸入和感染。有缺氧、发绀者间歇给氧，可用头罩或暖箱内给氧，避免鼻导管给氧以免刺激加重痉挛。

（2）备齐急救用品：开口器、吸引器、气管插管用物、复苏囊、呼吸机等。

（六）密切观察病情变化

详细记录患儿病情变化，根据患儿抽搐情况，及时与医生联系，适当调整用药时间，并观察药物疗效。

（七）脐部护理

（1）重新处理患儿脐部伤口，每日用 3% 双氧水消毒脐部，并涂以 75% 酒精或 2% 碘酊消毒。

（2）遵医嘱用破伤风抗毒素 3000 U 做脐周封闭，以中和未进入血流的游离毒素。

（八）保持口腔及皮肤清洁

（1）及时清除患儿口腔分泌物，做好口腔清洁，保护口唇。

（2）患儿处于骨骼肌痉挛状态，易发热出汗，及时松开包被降温、擦干汗渍保持患儿皮肤干燥，在患儿手心放一纱布卷，保护手心皮肤不受损伤。

四、健康教育

（一）疾病知识指导

宣传无菌接生知识。

（二）出院指导

（1）向患儿家属讲授有关育儿知识，讲解、示范脐部护理的操作。

（2）指导患儿家属肢体按摩等康复干预措施，定期带患儿复查。

第二十二节　新生儿梅毒的护理

一、定义

新生儿梅毒：又称"先天性梅毒""胎传梅毒"，是梅毒螺旋体由母体经胎盘进入胎儿血液循环所致的感染。

二、护理评估

（1）评估患儿母亲孕期是否有梅毒病史。

（2）评估患儿皮损情况，是否有神经系统症状。

三、护理措施

（一）观察要点

（1）观察患儿发育情况。

（2）观察患儿有无皮肤黏膜脱硝、斑丘疹、梅毒性天疱疮等。

（二）有效隔离

（1）做好消毒隔离工作，防止交叉感染，将患儿置于隔离单间，粘贴醒目标识。

（2）治疗及护理操作集中进行，严格执行无菌操作技术，接触患儿时戴手套，操作前后用流动水洗手，所用物品做好消毒。

（3）患儿使用过的被服等物品要经过消毒处理后才能进行清洗，小床、暖箱、光疗箱用后要严格消毒。

（三）做好皮肤护理

（1）皮损明显者入暖箱保暖。

（2）剪短患儿指甲或给患儿戴防护手套，防止其搔抓皮肤，不可强行撕去翘裂皮肤，让皮损自然脱落，以免加重皮肤损伤。患儿哭闹躁动时易擦伤足跟，用棉垫加以包扎。

（3）加强基础护理，骨突处皮肤可用纱布或人工皮保护，做好臀部护理，及时更换尿片，防止尿布皮炎的发生，保持皮肤清洁干燥，防止皮肤感染。

（4）保持床单清洁、干燥、平整，每日温水擦浴时，动作要轻柔。

（5）做好患儿鼻、眼、口腔黏膜的护理，加强全身检查，及时发现皮疹、红斑、大疱及脱皮部位变化，观察甲床、角膜及口腔黏膜有无炎症表现。发现异常及时报告医生。

（四）保证充足的营养

（五）接触隔离

患儿用物专用，出院后床单元及所有用物进行终末消毒。

（六）用药观察

首选青霉素治疗，确保足量足疗程使用药物治疗。青霉素过敏者可使用红霉素治疗。

（七）心理护理

对患儿家属进行心理疏导，缓解其焦虑情绪。注意保护患儿及家属的隐私。

四、健康教育

（一）疾病知识指导

向患儿家属讲解有关先天性梅毒的相关知识及注意事项，并告知其随访及复诊检查对疾病治疗和康复的重要意义，以保证患儿得到正确、全程、彻底的治疗。

（二）出院指导

（1）患儿出院后继续隔离，不互相共用物品，并避免接触各种传染患儿，以免交叉感染。

（2）做好患儿父母的卫生宣教，并指导患儿父母同时进行检查及彻底治疗，避免再次感染。

（3）治疗好转出院后 1 个月、2 个月、3 个月、6 个月、12 个月分别复查 RPR 滴度，若 1 岁时 RPR 滴度未减低或升高应再次治疗。

（4）神经梅毒患儿，每 6 个月进行 1 次脑脊液检查，直至细胞数正常，VDRL 阴性。

第二十三节　臂丛神经损伤患儿的护理

一、定义

臂丛神经损伤：即产瘫，是分娩过程中多种原因导致臂丛神经根牵拉性损伤引起的上肢运动障碍，主要是由于胎儿臂丛神经在分娩过程中因牵拉或压迫所致，主要表现为伤侧上肢功能障碍。分为三类：①臂丛神经麻痹；②臂丛神经部分断离；③臂丛神经完全断离。

二、护理评估

（1）观察患儿患肢肢端皮肤颜色、皮肤温度及有无肿胀现象。

（2）评估患儿桡动脉搏动情况。

（3）观察活动患肢时患儿有无哭闹现象。

（4）进行入院首次护理评估及住院风险评估，如压力性损伤、坠床、窒息、烫伤等。

三、护理措施

（一）观察要点

观察患儿患侧肢端皮肤颜色、皮肤温度和活动度。

（二）保暖

（1）观察患儿患侧肢体的肌张力及运动情况、末梢循环及皮肤温度、肤色，必要时可置暖箱或辐射保暖台保暖。

（2）臂丛神经损伤时常伴随感觉功能障碍，患侧肢体可出现体温降低现象，应注意肢体保暖，禁用热水袋、暖宝宝等局部致热物品，以免烫伤。

（三）穿刺

避免在患肢行穿刺操作。

（四）关节被动运动

初期根据病情抬高患肢，功能位妥善固定上肢；待神经水肿消失后遵医嘱行关节被动活动或其他辅助疗法。

（五）特殊用药护理

遵医嘱使用神经营养药物，保证神经营养药物的足够疗程，促进神经肌肉恢复。

（六）手术治疗

术前评估臂丛神经损伤的类型和症状，完成术前常规检查。行手术探查或神经束缝合术的患儿，术后观察伤口渗血及神经肌肉的运动功能恢复情况。

（七）心理护理

对患儿家属进行心理疏导，缓解其焦虑情绪。

（八）皮肤和清洁

做好患儿口腔、脐部及臀部护理，保持皮肤清洁干燥，防止院内感染发生。

四、健康教育

（一）疾病知识指导

告知患儿家属疾病相关知识，减轻其焦虑情绪。

（二）出院指导

告知患儿家属出院后随访的目的及重要性，提高家庭随访的依从性。

第二十四节　新生儿 PICC 置管的护理

一、定义

经外周置入中心静脉导管（peripherally inserted central catheter，PICC）：指经外周静脉置管，导管尖端定位于中心静脉的技术。

二、护理评估

（一）置管前评估

1. 置管适应证

（1）超早产儿。

（2）输注营养液 ≥ 5 日。

（3）输注 pH ＜ 5 或 pH ＞ 9 的液体或药物。

2. 人员资质及培训

（1）由经过正规培训的工作人员操作。

（2）定期培训医护人员 PICC 相关知识。

3. 导管选择

（1）在满足治疗需要的前提下选择小管径的单腔导管。

（2）根据可获得性选用硅胶或聚氨酯材质的导管。

4. 置管部位及静脉选择

（1）优先选择经下肢静脉置管。

（2）经下肢静脉置管时首选大隐静脉。

（3）可供新生儿 PICC 选择的静脉还有小隐静脉、腘静脉、贵要静脉、肘正中静脉、头静脉、腋静脉、颞浅静脉、耳后静脉及颈外静脉。

5. 置管前消毒

（1）推荐使用碘伏消毒皮肤。

（2）使用碘伏消毒后，用无菌生理盐水清洗碘伏残留物。

6. 疼痛管理

（1）推荐使用局部麻醉霜剂。

（2）联合使用鸟巢姿势、抚触、音乐、非营养性吸吮、蔗糖水/母乳安抚等非药物措施。

（二）置管后评估

1. 尖端定位

（1）通过 X 线、超声或腔内心电图等技术评估中心血管通路装置尖端是否在相应的解剖学位置。

（2）定位 PICC 尖端时，患儿体位须保持一致。

（3）经下肢静脉置管时，PICC 尖端须在下腔静脉内。

（4）经头部或上肢静脉置管时，PICC 尖端须在上腔静脉内。

2. 导管及周围皮肤的评估

（1）评估导管体外的长度，判断是否发生移位。

（2）评估导管固定是否合适及完整，是否有造成皮肤损伤的风险。

（3）评估有无影响观察穿刺部位的因素（如使用有弹性或无弹性的卷绷带）。

（4）评估穿刺部位及周围区域有无发红、肿胀、压痛、条索状改变、化脓等其他不适。

（5）评估穿刺侧肢体有无肿胀、末梢循环欠佳、活动障碍、感觉异常等情况。

（6）评估敷料有无受潮、松动、污染、完整性受损，或者敷料下出现潮湿、渗血、渗液等。

3. 输液系统的评估

（1）评估输液容器的完整性和密闭性。

（2）评估给药装置及血管通路装置，有无阻塞、打折、漏气、漏液、排气不净、血液及药物残留等。

（3）评估输注药液的渗透性、pH 值、微粒大小等。

（4）评估输液速度是否正确。

4. 生命体征的评估

评估患儿有无心律失常、寒战、高热等置管后的症状。

5.PICC 拔管

（1）治疗不需要 PICC 时拔管。

（2）高度怀疑或已发生导管相关血流感染（CRBSI）时拔管。

（3）不推荐发生血栓后常规拔管。

（4）发生导管堵塞无法再通、导管脱出等不可逆的并发症时，应尽早拔除导管。

三、护理措施

（一）日常护理

导管使用期间每个班次须对导管进行如下检查，以便加强对导管的管理，发现问题及时处理。

（1）检查导管维护标识，查看导管是否在维护有效期内。

（2）测量体外导管长度，查看是否与维护标识中记录的长度一致，以评判导管是否发生移位。

（3）检查导管固定情况，查看敷料及固定装置是否被血液、汗液等污染，或出现松动、完整性受损等，如发现应及时更换。

（4）通过肉眼观察和触摸敷料检查导管与患儿皮肤连接部位及周围区域是否发红、压痛、肿胀及感觉异常。

（5）每日测量患儿上臂围，与置管前进行对比，并记录。测量时手臂外展90°，取患儿上臂中点处，用软尺测量周径，如臂围大于原始值，应注意分析穿刺侧肢体是否发生静脉炎、深静脉血栓等。

（6）消毒肝素帽或无针输液接头：在每次连接导管之前，使用酒精棉片，应用机械法强力擦拭输液接头5～6秒进行消毒，并待干；输液接头有血液残留、被污染、无法旋紧等情况发生时，应立即更换。除此之外，无针输液接头的更换间隔应不小于96小时。

（7）每次使用导管之前，通过冲管方法评价导管是否通畅，是否有血液及药物残留等；冲管遇阻力或抽吸无回血，应进一步确认导管的通畅性，不应强行冲洗导管，防止管道断裂。

（8）新生儿PICC导管严禁输注血液及血液制品，严禁在导管处采血。

（二）更换敷料

（1）选择敷料：选用透明敷料，以便观察及评估穿刺部位。

（2）更换频次：透明敷料置管后24小时内更换1次，之后每周更换1次，如遇敷料被血液、汗液等污染，或出现松动、完整性受损时，应及时更换。

（3）更换敷料："零"角度去除敷料，从远心端（由下往上撕开）开始；以合格的消毒剂消毒皮肤，新生儿使用碘伏（聚维酮碘）或安尔碘，采用顺时针3遍后逆时针3遍消毒法，消毒整只手臂，酒精脱碘待干；用无张力粘贴法将穿刺部位包括导管和圆盘全部覆盖。注明更换日期，以便于维护及管理。

（三）冲管和封管

（1）使用不含防腐剂的溶液冲洗所有血管通路装置。

（2）根据导管的类型和规格、患儿年龄、输注药物等选择合适的冲管液量，使用的最小冲管液量为导管及附加装置内部容积的2倍，新生儿PICC使用不小于10 ml的注射器用2～5 ml生理盐水进行冲管。

（3）应用脉冲方式冲管，以便更有效地清除导管内固体沉淀。

（4）封管液可选用0～10 U/ml稀释肝素液或不含防腐剂的生理盐水。

（5）封管时使用正压技术封管。连续输静脉营养液患儿宜每8小时冲管1次，防止导管堵塞。

（6）不推荐常规使用抗生素溶液封管。

（四）观察及护理

（1）患儿置管后如有心率、呼吸增快等不适，可根据胸片查看导管尖端位置，如导管置入过深，可将导管向外撤出至最佳位，并重新拍片确认导管尖端位置，密切观察患儿的症状是否有所改善。

（2）导管留置期间注意观察患儿是否发热，评估发热是否与输液相关，若患儿体温 > 38.5 ℃，应及时报告医生，根据医嘱抽取血液进行血培养，以进一步评判患儿是否存在导管相关性血流感染。

（3）须每日评估患儿留置导管的必要性，当确定没有留置的必要时，应立即拔出导管。

（4）静脉炎的分级：

① 0 级：没有症状。

② 1 级：输液部位发红，伴有或不伴有疼痛。

③ 2 级：输液部位疼痛，伴有发红和（或）水肿。

④ 3 级：输液部位疼痛，伴有发红和（或）水肿，有条索状物形成，可触及条索状静脉。

⑤ 4 级：输液部位疼痛，伴有发红和（或）水肿，有条索状物形成，可触及条索状静脉，长度大于 5 cm，脓液流出。

（5）处理方法：喜疗妥按摩及湿热敷穿刺点上方，将置管肢体抬高，有利于血液循环。

（6）脂肪乳剂不可与多巴胺、多巴酚丁胺同时输入。

四、健康教育

（1）做好科室护理人员的培训，内容应包括输液治疗、给药、导管相关护理、可能发生的并发症预防及处理等。

（2）健康教育包括但不限于以下内容：

①置管后 24 小时内更换敷料 1 次，观察穿刺部位及周围皮肤情况。

②每日观察导管内置及外露刻度，外露导管有无打折、破损等情况。1.9F PICC 导管内径小，不能用于采血或输注血液及血液制品。

③每日观察穿刺点及周围皮肤有无发红、肿胀、疼痛及分泌物等情况。

④置管后 24 小时更换敷料 1 次，以后每周更换敷料 1 次，如敷料松动、被污染等应立即更换。注意观察穿刺部位有无渗血、渗液等情况。

⑤禁用 10 ml 以下注射器推注，防止导管破裂。新生儿 PICC 输注液体均应使用输液泵或微量注射泵控制输液速度，新生儿 PICC 最低输液速度为 3 ml/h。

⑥注意药品配伍禁忌，以下药品不可与 TPN 共用 1 条导管：碳酸氢钠、美平（泰能、克倍宁）、苯妥英那、阿昔洛韦、氨茶碱、氨苄青、咖啡因，使用前后均须用生理盐水冲管。

⑦非耐高压导管不可进行高压注射，以免发生破裂。

⑧导管的维护和拔除都应由专业医护人员进行。

第二十五节　新生儿脐动/静脉置管的护理

一、护理评估

（1）评估置管的必要性，患儿脐带情况及凝血功能。

（2）评估插管过程患儿病情变化，注意心电监护的各项指标，发现异常及时处理。

（3）置管期间密切观察，精心护理，保证脐静脉插管的有效使用。在操作过程中，要认真、细致，动作轻柔，防止导管脱出。

（4）加强护理，预防感染及并发症发生。

（5）每日评估留置导管的必要性。

二、护理措施

（一）观察要点

（1）严密观察患儿生命体征变化，每小时记录1次。

（2）每日观察患儿脐部周围皮肤，注意有无红肿、渗血渗液、异味等感染征象，并做好记录。

（3）观察有无导管移位现象。

（4）观察患儿有无腹胀现象。

（二）妥善固定，防止导管脱出

（1）患儿较躁动，必要时予约束。注意导管固定，防止打折扭曲。

（2）每班记录导管外露长度，及时发现导管移位。

（三）预防感染

（1）每日用75%的酒精或水溶性洗必泰溶液消毒患儿脐带2次。

（2）患儿脐部不能有任何覆盖物，患儿宜取仰卧位，禁止俯卧。

（3）严格无菌操作，输液速度≥2 ml/h，输注脂肪乳剂时，每6小时用2 ml生理盐水冲管1次，防止脂肪乳剂沉积堵塞导管。每日更换与脐静脉插管连接的输液管、输液接头、注射器。

（四）预防并发症

1.预防脐炎、败血症

（1）保持患儿脐部周围皮肤清洁干燥，禁止沐浴，勤换尿布以防因尿裤潮湿浸湿或污染敷料。

（2）定时脐部护理并及时更换无菌敷料。

（3）严格无菌操作，输液管路每24小时更换1次。保持环境的清洁，避免交叉感染。

（4）每日观察患儿脐部，注意有无红肿、渗液、异味等感染征象，发现异常及时通知医生。

2. 预防空气栓塞、静脉栓塞

（1）置脐静脉插管的患儿，应在监护室内专人护理，静脉输液前，要认真检查并排出注射器、输液器、输液接头及导管衔接处的气体，确保导管内无空气及血凝块。注意监测各接头的密闭性。

（2）观察患儿在输液过程中，有无呼吸困难、青紫等，一旦出现，立即给予氧气吸入，左侧卧立，并通知医生。

（3）为防止形成血栓，尽量减少在脐静脉插管中取血及输血，若在脐静脉导管中取血，要及时用肝素化生理盐水冲洗导管。

（4）预防急性肺水肿：根据患儿的病情、药物性质调整输液速度，防止肺水肿的发生。

（5）移动新生儿时，动作轻柔，不要用力牵拉输液管。发现导管松脱征象，应及时严格消毒，重新缝合固定。

（五）拔管的护理

（1）导管留置时间不超过 14 日。一旦出现血栓、气栓、感染等现象应立即拔管。

（2）拔管前关闭输液装置，消毒脐部并湿润固定的胶布后去除缝线及固定胶布，缓慢拔除导管，用无菌纱布加压覆盖 24 小时。常规导管尖端培养。

（3）每日用 75% 的酒精常规消毒脐部，直到脐带残端脱落，伤口干燥为止。

（六）健康指导

（1）告知患儿家属留置导管的必要性及留置导管的时间，取得患儿家属的同意及配合。

（2）告知患儿家属留置导管可能会出现的并发症。

第二十六节　新生儿无创通气的护理

一、定义

持续气道正压通气（continuous positive airway pressure，CPAP）：有自主呼吸的患儿在整个呼吸周期中（吸气和呼气）接受呼吸机或其他气源提供的高于大气压的气体压力。20 世纪 60 年代末期及 70 年代早期无创通气有了较大的发展，而临床上证明最有效的为经鼻持续气道正压通气（nasal continuous positive airway pressure，NCPAP）和鼻塞间歇正压通气（nasal intermittent positive pressure ventilation，NIPPV）。近年来加温湿化高流量鼻导管辅助通气疗法（heated humidified high flow nasal cannula，HHHFNC）是新生儿无创通气的一种新型的重要手段。

二、护理评估

（1）评估患儿的病情，意识状态，有无自主呼吸，血压、末梢循环情况，有无通气指正。

（2）评估 CPAP 机的性能是否完好，选择适合的鼻塞、鼻罩及固定带。

（3）评估患儿鼻腔黏膜及鼻部周围皮肤情况，选择适宜的皮肤保护具。

（4）评估患儿有无腹胀。

三、护理措施

（一）体位

床头抬高 30°～45°，患儿取仰卧位或俯卧位，肩下垫一小毛巾，使颈伸展气道开放。

（二）病情观察

严密观察患儿神志、呼吸形态及生命体征的变化，如出现呼吸急促、三凹征明显等情况及时报告医生并积极协助处理。

（三）呼吸道管理

（1）选择合适的鼻塞或鼻罩，保持密闭性，尽量闭合患儿嘴巴，减少患儿哭闹，以防漏气影响压力；严密监测通气情况，防止分泌物堵塞鼻塞。

（2）保持患儿呼吸道湿化，吸入气体温度调节在 35～37 ℃，温湿化器内及时添加灭菌注射用水，保持气道湿化。

（3）间断雾化吸入，减轻呼吸道的炎症和水肿，有利于排痰。评估痰液性质及量，观察缺氧改善情况。

（4）及时倾倒管道储水罐中的冷凝水，防止冷凝水反流入呼吸道内，影响通气。

（5）固定带松紧适宜，避免张力过高引起不适，或固定太松容易脱落漏气。

（6）根据患儿病情需要，进行口咽部、鼻腔吸痰。

（四）并发症预防及处理

（1）鼻部皮肤损伤：每隔 2～4 小时松动鼻塞并检查鼻部皮肤情况，必要时鼻塞和鼻罩交替使用，防止压疮发生。每班交接鼻部情况并记录。

（2）观察患儿有无腹胀情况，必要时遵医嘱给予持续胃肠减压。

（五）预防感染

（1）严格手卫生及无菌技术操作规程，避免交叉感染。

（2）加强患儿口腔护理，每日用 3% 碳酸氢钠漱口液清洗口腔 2～4 次。

（3）CPAP 机外部每日清洁消毒 1～2 次，呼吸管路专人专用，长期使用者每周更换。患儿撤机后及时进行终末消毒。

（4）每日评估患儿撤机指征。

四、健康教育

（1）告知患儿家属使用 CPAP 的目的，消除其恐惧心理。

（2）注意观察患儿腹胀、通气情况，鼻腔损伤情况，及时与家属沟通。

第二十七节 新生儿机械通气的护理

一、定义

机械通气：在患儿通气和 / 或氧合功能出现障碍时运用呼吸机使患儿恢复有效通气并改善氧合的一种技术方法，是目前治疗新生儿呼吸衰竭最有效的方法之一。机械通气根据是否建立人工气道分为有创机械通气和无创机械通气。

二、护理评估

（1）评估患儿病情及生命体征、意识状态、气道是否通畅；评估患儿胎龄、日龄、体重、头围、鼻部皮肤情况。

（2）评估呼吸机的性能是否完好。

（3）根据患儿情况，选择气管插管（具体见表 4）：

气管插管内径（mm）= 体重（kg）/2+2

经口插管深度（cm）= 体重（kg）+6

经鼻插管深度（cm）= 体重（kg）×2+6

表 4 不同体重新生儿插管深度、气管插管内径及吸痰管规格

体重（g）	插管深度（cm）	气管插管内径（mm）	吸痰管规格
＜1000	6	2.5	5F
1000～2500	7～8	3.0	6F
2500～4000	8～10	3.5	8F
＞4000	10	4	10F

（4）评估气管导管位置是否正确，妥善固定气管插管，连接呼吸机。注意连接的密闭性。

（5）评估气管插管胶布固定周围皮肤情况。

（6）评估患儿病情，每日评估撤机指征。

三、护理措施

（一）体位

（1）床头抬高 30°～ 45°，患儿取仰卧位或俯卧位，肩下垫一小毛巾，使颈伸展气道开放。

（2）每 2 小时更换体位 1 次，观察患儿皮肤的完整性，注意观察受压部位皮肤情况。

（二）病情观察

（1）严密观察患儿病情变化，胸廓起伏运动及双肺部呼吸音情况。

（2）持续心电血氧监护，记录出入量，心力衰竭、水肿患儿每日测量体重。

（3）监测患儿血气分析结果，及时评价通气情况。

（4）完善相关检查，如胸片、气道分泌物培养、血培养等，及时发现感染指征。

（5）密切观察患儿呼吸频率、潮气量、每分通气量等变化，尽量以最低的压力、最低的氧浓度维持血气在正常范围内。

（三）气道管理

（1）保持患儿呼吸道通畅，听诊肺部啰音，有效评估吸痰的必要性，按需吸痰。如痰液黏稠，可遵医嘱予雾化吸入稀释痰液。

（2）呼吸机管道内湿化，加温湿化器内灭菌注射用水保持在最高水位线 1/3～ 1/2 水平，气体温度控制在 36.5～ 37 ℃，相对湿度 100%。

（3）及时倾倒集水杯内的冷凝水，冷凝水不应超过集水杯的 1/2，以免反流入呼吸道。

（4）选择适宜吸痰管，吸痰管外径一般为气管插管内径的 1/2～ 2/3 比较合适。观察痰液的量、颜色及性质并做好记录。

①吸痰负压为 60～ 80 mmHg。吸痰前后应予短暂的高浓度氧气吸入 1～ 2 分钟，或使用复苏囊加压给氧，待血氧饱和度升至 95% 以上时才给予吸痰。吸痰动作要快而轻柔，提拉旋转，吸引时间一般不超过 10 秒，以免损伤气管黏膜。根据《2010 年机械通气的病患气管内吸痰时的临床指南》建议不要在气管内吸痰前常规使用生理盐水滴注。

②妥善固定气管插管，每班记录，发现固定胶布松脱及时更换。管道位置随患儿体位变换，防止过伸、过曲和牵拉管道造成松脱。

（四）消毒隔离

（1）严格执行手卫生及无菌技术操作规程，避免交叉感染。患儿衣物及用物做到一人一用一消毒。

（2）加强患儿皮肤及口腔护理，口腔护理可采用 3% 碳酸氢钠漱口液清洁，每 4 小时 1 次。

（3）床头抬高 30°～ 45°，及时倾倒冷凝水，预防呼吸机相关性肺炎。

（4）呼吸机外壳及面板应每日清洁消毒 1～ 2 次；呼吸机外部管路及配件应一人一用一消毒或灭菌，长期使用者应每周更换 1 次；呼吸机内部管路的消毒按照厂家说明书进行。

（5）每日评估患儿撤机指征。

（6）做好室内空气消毒，可采用自然通风法，同时应尽量减少人员活动，限制家属探视人数等，保证空气清新。

（五）体位管理

（1）翻身：机械通气患儿易发生痰液堆积，予2～4小时翻身1次。注意不要牵拉呼吸机管道，以免气管插管移位或脱落。

（2）叩背：在湿化后及时地给予患儿适当的叩背。对于体重在1000克以下、心率衰竭、颅内出血等不能耐受者及呼吸窘迫综合征（RDS）早期并发炎症者和无痰者不宜进行。

（六）营养支持

根据患儿病情，选用合适的喂养方式。气管插管前抽空胃内容物，防止呕吐误吸。

四、健康教育

（1）告知患儿家属机械通气的目的及并发症的预防，减轻其紧张情绪。

（2）告知患儿家属预防患儿上呼吸道感染的知识。

第十八章　危重症患儿护理常规

第一节　危重症患儿一般护理常规

一、护理评估

（1）评估患儿一般情况：神志、生命体征、身长、体重、皮肤等。

（2）评估患儿的病情、自理能力、合作程度、心理状态、家庭支持情况。

（3）管道评估：评估有无气管插管、胃管等各类管道，以及置管时间、管道是否通畅、引流液的量及性状。

（4）新入院患儿行入院首次护理评估等。

二、护理措施

（一）接收准备工作

（1）插好所需仪器设备的电源插头，主要有心电监护仪、输液泵；连接好氧气管道和吸引装置等，根据年龄备好复苏囊。

（2）将心电监护电极片、各种监护导线、听诊器、血糖仪和护理记录单等置于固定位置。

（3）准备好抢救药物和静脉穿刺用物。

（4）抢救车上备齐气管插管用物，必要时准备呼吸机。

（二）饮食指导

根据患儿疾病治疗需要及医嘱进行饮食指导，并尽量满足患儿生长发育需要。

（三）活动与休息

（1）病室空气新鲜，具备良好的通风、采光条件。室温以 22～26 ℃为宜，湿度以 50%～60% 为宜。

（2）体位：一般取抬高床头（小儿 15°～30°、年长儿 30°～45°）的半卧位，特殊病情遵医嘱。

（3）保持患儿安静、卧床休息，烦躁者可以适当约束或遵医嘱使用镇静剂，减少活动以减少机体耗氧。

（四）皮肤与清洁

（1）每日予患儿擦浴 1 次，做到"七洁"，即眼部、口腔、头发、手足、皮肤、会阴、脐部清洁。

（2）保持床单位清洁、整齐。

（3）每周一称体重1次，特殊患儿根据医嘱。每周为患儿修剪指甲，若发现指甲长，应随时修剪。

（4）每2小时翻身1次，并注意观察皮肤情况，如有异常报告医生并遵医嘱给予处理。

（五）管道护理

注意观察各个管道，如动静脉留置管、胃管等各种引流管是否通畅、引流液的量及性状，并做好固定，防止脱出。

（六）用药观察

（1）常规留置静脉通路，根据病情及医嘱调整输液的速度。

（2）记录静脉输液种类和量，注意观察用药的效果、反应及输液部位皮肤情况，避免静脉渗出或静脉外渗。

（3）特殊用药严格遵医嘱执行并做好交接班及记录。

（七）监护

（1）持续24小时心电监测，根据患儿年龄大小及病情设定监护仪参数及报警上下限，严密观察病情变化。如有异常，立即通知医生并采取相应急救处理措施，同时做好交接班及护理记录。

（2）每4小时测量并记录体温1次。遵医嘱记录24小时出入量或尿量。

（八）安全管理

（1）严格执行各项护理制度及操作规程。

（2）准确、及时执行医嘱，不允许执行口头医嘱（紧急抢救时除外）。

（3）日常设施设备及护理的操作要考虑患儿的安全问题，注意放好床栏，必要时给予约束，防止坠床等意外情况发生。

（4）注意观察输液部位的皮肤情况，防止渗出。

（九）做好护理记录

（1）每小时记录1次患儿的意识和生命体征，病情变化随时记录。

（2）记录病情变化、处理措施和结果。

（3）记录患儿管道及皮肤情况。

（4）记录出入量、大小便情况。

（十）消毒隔离

（1）严格无菌操作，接触患儿前后要洗手，避免交叉感染。

（2）执行标准预防，并在此基础上根据疾病的传播途径采取相应的隔离与预防措施。

（3）多重耐药菌、泛耐药菌感染或定植者，应单间隔离，如无单间隔离条件，应将同类耐药菌感染或定植者集中安置，并有醒目标识。

（4）规定探视时间，并限制探视人数。

（十一）心理护理

与患儿建立良好的护患关系，根据患儿不同年龄特点进行心理安慰，减轻患儿的焦虑与恐惧心理。

三、健康教育

（1）责任护士向患儿及家属进行自我介绍，同时介绍主管医生、探视制度、护工收费标准、规章制度等。

（2）疾病相关知识指导。

（3）出院指导：疾病护理相关知识、注意事项、用药指导、复诊时间等。

第二节　手术后患儿重症监护

一、护理评估

（1）评估患儿疾病发生的时间和经过。

（2）评估手术情况：了解手术及麻醉方式、是否行体外循环、手术时长、术中情况。

（3）管道评估：评估气管插管、深静脉置管、动脉和静脉置管、尿管、胃管、引流管等管道是否通畅、引流液的量及性状。

（4）评估患儿的潜在并发症。

（5）评估患儿的心理状况及家庭支持情况。

（6）评估患儿及家属对疾病的了解情况。

二、护理措施

（一）常规护理

按危重症患儿一般护理常规进行护理。

（二）观察要点

（1）观察患儿神志、生命体征及中心静脉压（CVP）、平均动脉压（MAP）等指标情况。

（2）观察患儿伤口有无渗出液、引流管是否通畅、引流液的量及性状。

（3）观察患儿用药情况及效果。

（4）观察呼吸支持的应用情况。

（5）观察患儿有无并发症，如出血、感染、休克等。

（三）饮食指导

暂禁食或麻醉清醒后予流质饮食，特殊疾病遵医嘱。

（四）活动与休息

（1）患儿麻醉清醒后给予抬高床头 15°～30°。

（2）保持病区安静。

（五）排泄与管道

（1）妥善固定各种引流管道，并标明引流部位和外露长度。

（2）密切观察各种引流液的颜色、性状、数量并做好记录。

（六）胸腔引流管护理

（1）观察水柱波动情况：正常情况下水柱波动为 4～6 cm。若无波动，可让患儿做深呼吸或咳嗽，以及定期挤压引流管。

（2）一般术后 12 小时内每 30～60 分钟挤压引流管 1 次。若早期出血多，随时挤捏，以免引流管被血凝块堵塞。

（3）正常情况下引流液开始为血性，以后颜色逐渐转淡为淡黄色，不易凝血。若引流量多、颜色为鲜红色或暗红色、性质较黏稠、易凝血则疑为胸腔内活动性出血。小儿出血量 > 4 ml/（kg·h）或持续出血量 > 100 ml/h，要警惕活动性出血的可能，应及时通知医生，并做好再次开胸准备。如引流量突然减少或停止，应警惕引流管堵塞或心包填塞。

（4）观察患儿伤口有无渗血渗液，发现异常及时处理。

（5）密切观察患儿尿量，术后尿量除反映肾脏灌注和功能外，还反映心输出量（CO）和组织灌注是否良好，如尿量 ≤ 1 ml/（kg·h）或尿量 > 3 ml/（kg·h），且存在难以纠正的低钙和电解质紊乱等情况，及时报告医生。

（七）皮肤与清洁

（1）注意保暖及预防压疮。

（2）保持患儿皮肤清洁，在循环稳定的情况下，每日予患儿擦浴 1 次，每 2 小时翻身 1 次。

（3）注意观察患儿皮肤情况，如有异常报告医生并遵医嘱给予处理。

（八）用药观察

（1）严格执行查对制度和交接班制度。

（2）血管活性药物现配现用。更换血管活性药物时，动作迅速，并提前备好药液。

（3）禁忌在同一静脉通路输入速度差异大的药物。

（4）尽量选择中心静脉或靠近心脏的粗直大血管，一般不选择下肢血管。

（5）严密观察患儿心率、血压、血氧饱和度、CVP 及尿量等变化，根据血压、尿量，遵医嘱随时调整剂量。

（6）在循环稳定的情况下严格控制输液速度，准确记录出入量，及时纠正水、电解质失衡。

（九）并发症观察

（1）严密观察患儿心律、心率、血压、CVP、四肢末梢循环、皮肤的温度及颜色、尿量等情况，并做好记录。

（2）及时识别各种常见心律失常的波形，如有异常，及时报告医生处理。

（十）合理镇痛镇静

（1）用芬太尼和咪达唑仑镇静、镇痛时，镇静深度以患儿处于清醒安静状态、Ramsay评分2～4分为宜，避免过深或过浅。

（2）每4小时评估镇静效果并记录，根据镇静、镇痛效果调整药物剂量。

（3）为避免药物蓄积和药效延长，应每日定时中断镇静，实施每日唤醒。

（4）镇静初期极易发生低血压，应严密监测患儿血压、心率、心律变化。

（5）镇静、镇痛过程中会引起呼吸抑制，表现为呼吸频率减慢、缺氧、二氧化碳潴留等，应密切观察患儿呼吸情况，若发生呼吸抑制立即停用镇静、镇痛药物，并予吸氧、呼吸支持或遵医嘱使用药物拮抗。

（6）为防止戒断症状，停药不应快速中断，而是有计划地逐渐减量，直至停药。

（7）加强宣教：向患儿及家属介绍镇静、镇痛药物的作用，取得其配合。

（十一）气道及安全护理

（1）保持患儿呼吸道通畅，按需吸痰。

（2）在患儿病情允许的情况下，行定时翻身、拍背、体位引流和机械排痰等胸部物理治疗，促进气道分泌物的排出。

（3）吸痰时严格无菌操作。吸痰前后适当给予纯氧2分钟，对烦躁患儿遵医嘱适当镇静，以免加重缺氧。

（十二）有创动脉血压和 CVP 的监测

（1）换能器校零点应置于腋中线第四肋间与右心房同一水平处。

（2）每班交接及患儿变换体位时均重新校正零点。

（3）保持测压管道的通畅。

（4）严格无菌操作，接触患儿前后要洗手，避免交叉感染。

（十三）心理护理

为患儿及家属讲解疾病的相关知识，做好心理健康指导。

三、健康教育

（一）入院介绍

（1）热情接待患儿及家属。

（2）向患儿及家属介绍科室负责人、主管医生及主管护士、科室规章制度、环境等。

（二）出院宣教

（1）根据气候及时增减衣服，预防感冒。

（2）注意饮食搭配，少量多餐。

（3）根据医嘱正确服药，定时定量，并注意药物副作用，服用控制心率药物应自测心率，如有减慢应减量或停药，并及时咨询医生。

（4）术后恢复期间注意休息，避免剧烈活动。

（5）定期复查，如有不适及时就诊。

第三节　肝移植术后患儿的护理

一、定义

肝移植：将其他人的一个或部分健康的肝脏，通过手术的方式植入到患者体内，是治愈终末期肝病的唯一有效方法。

二、护理评估

（1）健康史：了解患儿术前既往史、诊疗经过、身体状况、相关检查。

（2）一般情况：了解手术方式、手术时长、术中特殊情况。

（3）术后评估：患儿神志、生命体征、CVP、MAP，准确记录24小时出入量；各类管道是否通畅，引流液的量及性状；腹围、腹部伤口情况；肢体温度、血液运输情况。

（4）并发症评估：出血、血栓、移植物失活、排斥反应等。

（5）评估患儿肝功能、乳酸、出凝血时间及肝移植物活性恢复情况。

三、护理措施

（一）常规护理

按危重症患儿一般护理常规进行护理。

（二）观察要点

（1）观察患儿神志、生命体征及CVP、MAP等指标情况。

（2）观察患儿伤口有无渗出液、引流管是否通畅、引流液的量及性状。

（3）观察患儿用药情况及效果。

（4）观察呼吸机辅助呼吸情况、血气分析等。

（5）观察患儿有无并发症：出血、血栓、移植物失活、排斥反应等。

（6）观察患儿肝功能、乳酸、出凝血时间及肝移植物活性恢复情况。

（三）监测护理

（1）持续监护患儿心电、血氧、CVP、MAP、体温。维持 CVP 为 $8 \sim 12$ cmH$_2$O，CVP 下降应注意是否血容量不足；维持血压在正常高限，以保证肝脏血流灌注，血压过低可能影响肝细胞功能恢复和肝动脉血流不足，但过高可能引起吻合口出血。每 2 小时监测 1 次血糖。

（2）根据 CVP、MAP、24 小时出入量、引流量遵医嘱相应调整输液量和速度。

（3）卧床休息，注意保暖。

（四）神经系统护理

严密观察患儿神志、意识、瞳孔变化。

（五）呼吸管理

（1）做好人工气道管理，密切观察患儿呼吸频率、节律、气道压力、潮气量、血气分析等指标，避免缺氧而加重肝细胞损害。

（2）保证气道湿化，按需吸痰，加强呼吸功能锻炼，待呼吸循环功能稳定、生命体征平稳后尽早拔除气管插管。

（3）监测血气分析、胸片等，及早发现肺炎、肺不张、胸腔积液等并发症。

（4）保证液体出入平衡。

（六）胃肠功能监测及腹腔引流管护理

（1）术后禁食，持续胃肠减压，$3 \sim 4$ 小时回抽 1 次胃管。

（2）注意观察腹痛、腹胀（出现在术后 $2 \sim 3$ 日）、胆瘘等情况，定时测量腹围、腹压。定时挤压引流管，密切观察引流量及颜色。

（3）术后 12 小时开始开塞露灌肠，促进肠蠕动。

（4）术后 24 小时绝对平卧，避免右侧卧位，$2 \sim 3$ 日后协助患儿翻身，拔管后可给予低半卧位（床头抬高 $15° \sim 30°$）。

（七）移植物功能观察

（1）每日超声多普勒检测肝脏血流，观察胆汁引流、血清生化指标情况。

（2）一般术后 24 小时内可观察到肝功能是否恢复，即提示移植物是否存活。

（3）警惕原发性移植物无功能，临床表现：急性肝功能衰竭（凝血功能障碍、转氨酶升高）、血流动力学不稳定、多器官功能障碍综合征（MODS）等。

（八）肝移植患儿特殊药物管理

1. 免疫抑制剂

（1）首剂糖皮质激素应在术中无肝期一次性静脉注射（甲泼尼龙 10 mg/kg），术后第 1 日静脉注射糖皮质激素的剂量为 4 mg/（kg·d），随后每日逐步减量至术后 1 周更换为口服糖皮质激素，如泼尼松，初始剂量为 $0.25 \sim 1$ mg/（kg·d）。

（2）他克莫司的初始剂量为 0.1 ～ 0.15 mg/（kg·d），目标血药浓度在第 1 个月内为 8 ～ 12 ng/ml，第 2 至第 6 个月为 7 ～ 10 ng/ml，第 7 至第 12 个月为 5 ～ 8 ng/ml，12 个月以后根据肝功能情况酌情维持在 5 ng/ml 左右。

2. 抗凝药

肝素静滴 1 周后改口服华法林或潘生丁。

3. 抗生素

（1）因为术中大量激素及术后免疫抑制剂的应用，所以须密切监测感染指标。

（2）定时查降钙素原。

（3）术后静滴更昔洛韦抗病毒治疗，口服复方磺胺甲噁唑片预防卡氏肺囊虫感染。

（九）预防感染

（1）严格执行消毒隔离制度，所有进入病房的物品均须严格消毒；专人护理，减少室内人员出入；护理人员穿隔离衣，更换鞋子，戴一次性口罩和帽子。

（2）协助患儿皮肤清洁护理，每日口腔护理 6 小时 1 次，会阴护理每日 2 次，擦浴每日 2 次。

（3）术后应早期拔除非必要侵入性导管，减少感染机会。

（4）术后有痰可留取痰培养、引流液培养、腹水常规、生化等，必要时行手术后抗感染治疗。

（十）营养支持

（1）提倡早期肠内营养，术后 1 ～ 2 日禁食不禁药，肛门排气后可予少量温开水口服，2 ～ 3 日后患儿胃肠减压引出无色透明胃内容物、无腹胀可拔除胃管。

（2）胆肠吻合术病人一般术后 1 周左右开始进食，从流食逐渐过渡到普食。

（十一）术后疼痛管理

合理使用镇痛药，尽量避免使用苯二氮卓类等经肝脏代谢的药物，每 4 小时评估 1 次镇痛效果并记录。

（十二）血管并发症的观察、预防及处理

（1）术后 1 周内常规每日行 B 超检查，1 周后改为每周 2 次。

（2）肝动脉血栓：小儿动脉细小，尤其活体肝移植的血栓发生率高。表现：间歇热，不明原因转氨酶升高，胆瘘、胆道并发症，部分病例可无临床表现，往往 B 超检查时发现肝脏血流情况异常。

（3）门静脉栓塞：发生率较动脉栓塞低。表现：门静脉高压症状、上消化道出血、无症状的转氨酶升高、肝性脑病。

（4）胆肠吻合口瘘：多发生于术后 5 日左右。表现：发热、腹肌紧张、右腹痛、引流管出现胆汁样物、白细胞计数升高等监测指标异常。处理：术后每班统计引流液颜色、量的变化，观察有无腹膜炎症状。

（十三）排斥反应的预防及护理

（1）急性排斥反应：最常见最严重的排斥反应，发生率为35%，肝移植术后3个月内出现，术后7～14日多见。

①表现：发热、黄疸、胆汁分泌减少、肝功能异常、碱性磷酸酶（AKP）升高、凝血功能异常。

②诊断：免疫抑制剂浓度监测结合肝穿活检。

③处理：加大免疫抑制剂剂量或调整免疫方案。

（2）慢性排斥反应：发病率10%左右，在亲体供肝中较少见。处理：调整免疫抑制剂。

（3）超急性排斥反应（原发性移植物无功能）：再次进行肝移植。

（4）心理护理：与患儿建立良好的护患关系，根据患儿年龄特点提供心理安慰，减轻患儿的焦虑和恐惧心理。

四、健康教育

（1）安慰、关心患儿及家属，加强心理护理，鼓励患儿及家属树立战胜疾病的信心。

（2）术后卧床时间较长，指导与鼓励患儿自行咳嗽排痰，预防肺部感染；指导患儿适当活动下肢，预防深静脉血栓的形成。

（3）术后须长时间服用免疫抑制剂抗排斥反应，指导患儿及家属按时服药，告知其服药的注意事项及不良反应，并定期监测免疫抑制剂血药浓度。

（4）服用免疫抑制剂期间因免疫力低下，避免去人流密集的公共场所，患儿及家庭成员都应注意预防感冒，以免交叉感染。

第四节 肝豆状核变性患儿的护理

一、定义

肝豆状核变性（hepatolenticular degeneration，HLD）：又称"Wilson病"，是一种常染色体隐性遗传性铜代谢障碍性疾病。因P型ATP7B基因异常导致ATP酶功能减弱或丧失、血清铜蓝蛋白（ceruloplasmin，CP）合成减少以及胆道排铜障碍，蓄积于体内的铜离子在肝、脑、肾、角膜等处沉积，进而引起进行性加重的肝硬化、锥体外系症状、精神症状、肾损害及眼角膜色素（Kayser–Fleischer，K–F）环。发病率约为1/30000。

二、护理评估

（1）评估患儿身体情况，如分泌物、汗液、尿液气味，注意有无疲乏、食欲不振、黄疸、浮肿或腹水等肝细胞损害的表现。

（2）评估患儿有无意识、行为等神经系统的症状，注意有无关节及背部疼痛等。

三、护理措施

（一）常规护理

按危重症患儿一般护理常规进行护理。

（二）护理观察

（1）观察患儿神志及有无出血倾向。

（2）观察患儿肝功能及血铜恢复情况。

（三）饮食指导

（1）予低铜、高蛋白、高碳水化合物饮食，充分供给维生素A、维生素B、维生素D及钙和铁丰富的蔬菜，避免食用含铜量过多的食品，如玉米、花生、芝麻、核桃、巧克力、动物肝脏和血、肥猪肉等，以及黄豆、青豆、咖啡等。适宜摄取含铜量低的食品，如牛奶、萝卜、瘦肉、鸡肉、桃子等。忌兴奋神经系统的饮食，如浓茶、咖啡、鸡汤、肉汤等，以免加重脑损害。

（2）咀嚼困难者给予软食为宜，吞咽困难者予鼻饲，并给予充足的热量和水分。

（3）饮食管理应遵循个性化原则，根据患儿的临床表现（如贫血、肝性脑病、腹水等）进行适当调整。

（四）休息与安全管理

（1）重症或肝功能损害者应卧床休息，如有精神症状者加强约束，以防自伤及坠床。

（2）有精神症状的患儿，应避免一切精神刺激，稳定患儿情绪，专人看护。

（3）本病因钙、磷代谢障碍导致骨质疏松，加之患儿肢体震颤，应保证患儿安全，防止跌伤与骨折。

（五）并发症监护

严密观察患儿有无黄疸、腹水、水肿，预防食道静脉曲张所致出血倾向。

（六）用药管理

（1）促进铜排泄的药物主要用青霉胺，首次使用应进行青霉素皮试，阴性才能使用。

（2）使用期间定期复查血常规、尿常规和24小时尿铜等变化。

（3）减少铜吸收的药物常用锌制剂，服用锌制剂1小时内禁食，以免影响锌的吸收。

（4）严密观察患儿有无过敏现象，注意硫酸锌和青霉胺服药时间须间隔2小时。

（七）监测护理

协助医生监测血钾、尿钾，并认真记录尿量。

（八）心理护理

与患儿建立良好护患关系，根据患儿年龄特点提供心理安慰，减轻患儿的焦虑和恐惧心理。

四、健康教育

（一）疾病知识指导

（1）向患儿家属解释长期饮食治疗的重要性。

（2）避免食用含铜量高的食物，如豆类、坚果类、薯类、菠菜、茄子、南瓜、蕈类、菌藻类、干菜类、干果类、软体动物、贝类、螺类、虾蟹类、动物的肝和血、巧克力、可可等，某些中药，如龙骨、牡蛎、蜈蚣、全蝎等。

（3）尽量少食含铜量较高的食物：小米、荞麦面、糙米。

（4）选择适宜的低铜食物：精白米、精面、新鲜青菜、苹果、桃子、梨、鱼类、鸡鸭鹅肉、牛奶等。

（5）选择高氨基酸或高蛋白饮食。

（6）勿用铜制的食具及用具。

（二）出院指导

（1）定期复查尿常规及肝肾功能、血清酮、铜蓝蛋白含量等。

（2）对于初诊患儿尤其应强调终身治疗的重要性。终身治疗不是每日都服药，症状稳定者可间歇给药。

（3）增强患儿及家属的安全意识，避免危险活动及游戏，单独外出时备好疾病资料小卡片。

第五节　危重症手足口病患儿的护理

一、护理评估

（1）评估患儿的自理能力、合作程度、心理状态、家庭支持程度、家庭经济状况。

（2）评估患儿生命体征，特别是心率及呼吸的频率和节律有无改变。

（3）评估患儿有无精神状况及神经系统症状。

（4）评估患儿血糖变化。

（5）评估患儿血压及末梢循环情况。

（6）评估患儿有无消化道症状。

二、护理措施

（一）常规护理

按危重症患儿一般护理常规进行护理。

（二）观察要点

（1）密切观察患儿生命体征，特别是心率及呼吸的频率和节律有无改变，血压及末梢循环情况。

（2）密切观察患儿的意识状态和有无神经系统症状。

（3）观察患儿发热、血糖、末梢循环情况有无改善。

（4）观察患儿有无继发性感染的征兆。

（5）观察患儿有无并发症。

（三）监测护理

（1）予患儿持续心电、血氧饱和度、动脉血压监测。

（2）监测患儿体温，注意观察发热与皮疹出现的顺序。

（3）密切观察患儿的意识和病情变化，有无嗜睡、烦躁、肌阵挛、肢体抖动等神经系统受累情况；患儿烦躁哭闹或睡眠过多、肌阵挛频繁或伴有肢体抖动、走路不稳等都提示病情较重。

（4）监测患儿血糖变化：注意应激性高血糖。

（5）监测患儿循环功能变化情况：毛细血管再充盈时间超过 2 秒为循环较差，如有四肢末端凉、皮肤花斑、血压高（收缩压＞ 130 mmHg，舒张压＞ 90 mmHg）、心率快（＞ 160 次 / 分），提示进入危重症期，要及时通知医生并协助抢救。

（6）监测患儿消化道症状：有无恶心呕吐，是否为喷射状呕吐，呕吐物的颜色和性质，呕吐咖啡样物质表明应激性溃疡发生，提示脑损伤严重。

（7）监测及早期识别重症病例：患儿年龄 3 岁以下、病程 3 日以内和 EV-A71 感染为重症高危因素，出现以下情况提示患儿可能发展为危重病例。

①持续高热：体温大于 39 ℃，常规退热效果不佳。

②神经系统表现：出现精神萎靡、头痛、呕吐、肢体抖动、吸吮无力等。

③呼吸异常：呼吸增快、减慢或节律不整，安静状态下呼吸频率增快至 30 ～ 40 次 / 分。

（8）循环功能障碍：心率增快（＞ 160 次 / 分）、出冷汗、四肢末梢发凉、皮肤发花、血压升高。

（9）外周白细胞计数升高：外周白细胞计数≥ 15×10^9/L，排除细菌感染等因素。

（10）血糖升高出现应激性高血糖：血糖＞ 8.3 mmol/L。

（11）血乳酸升高：出现循环功能障碍时，通常血乳酸≥ 2 mmol/L，其升高程度可作为判断预后的参考指标。

（四）休息与饮食护理

（1）给予头肩抬高 15°～ 30°，保持中立位。发热 1 周内应卧床休息，多饮水。

（2）饮食宜给予营养丰富、易消化的温凉流食或半流食，禁食冰冷、辛辣等刺激性食物。

（3）意识障碍者暂禁食，逐渐改鼻饲流食，最后过渡到半流食。

（五）调控体温

（1）体温超过 39 ℃且持续不退的患儿除给予布洛芬混悬剂等退热药物外，还须以温水擦浴、冰袋或降温毯降温。

（2）注意肢体保暖，防止冻伤。勤翻身，预防压疮。

（六）呼吸、循环衰竭护理

（1）保持呼吸道通畅，予吸氧；呼吸功能障碍时，及时气管插管使用压力控制通气，并根据血气、X 线胸片结果随时调整呼吸机参数。

（2）如有肺水肿、肺出血表现，应增加呼气终末正压（PEEP），不宜进行频繁吸痰等降低呼吸道压力的护理操作。

（3）确保 2 条或 2 条以上静脉通路通畅。

（4）在维持血压稳定的情况下，限制液体入量，必要时遵医嘱酌情应用利尿药物治疗。

（七）口腔及皮肤护理

（1）每日口腔护理 4 次，患儿原有口腔疱疹，容易形成口腔溃疡，清洗时动作要轻柔。

（2）注意皮肤清洁。

（八）用药护理

（1）控制颅内高压：遵医嘱积极给予甘露醇 30 分钟快速静脉滴注，静脉滴注过程中要密切观察局部静脉情况，防止渗出。

（2）使用糖皮质激素时注意血糖变化，严重高血糖时可应用胰岛素。

（3）使用免疫球蛋白时注意有无过敏反应。

（4）药物应用：根据血压、循环的变化可选用米力农、多巴胺、多巴酚丁胺等药物；酌情应用利尿药物治疗。

（5）抑制胃酸分泌：可应用胃黏膜保护剂及抑酸剂等。

（6）继发感染时给予抗生素治疗，并严密观察体温变化。

（7）充分镇静、镇痛。

（九）并发症的护理

（1）观察有无继发性感染的征兆，如皮肤感染、上呼吸道感染等。

（2）有无神经系统、心血管系统及肾脏损害的症状，如有及时报告医生，随时调整治疗方案。

（十）做好消毒隔离

（1）严格执行消毒隔离制度，单间隔离，专人护理，做好手卫生。

（2）留取咽拭子及肛拭子送检。

（3）患儿出院或转科后严格执行终末消毒。

（十一）心理护理

（1）给予患儿及家属心理支持，帮助其树立战胜疾病的信心。

（2）患儿住隔离病室，病情变化时要及时与家属沟通，以取得家属的支持与配合。

三、健康教育

（一）疾病知识指导

（1）日常生活注意手卫生，督促患儿养成饭前便后洗手的好习惯。

（2）合理安排生活制度，注意休息，同时适当运动，以增强体质。

（3）饮食上给予营养丰富、易消化吸收的食物，以增强患儿自身的抵抗力。

（二）出院指导

（1）避免去人流密集的地方。

（2）如发现有发烧、皮疹复出等不适，及时就诊。

第六节　急性呼吸衰竭患儿的护理

一、定义

急性呼吸衰竭（acute respiratory failure，ARF）：指各种原因导致的中枢和 / 或外周性的呼吸生理功能障碍，使动脉血氧分压（PaO_2）降低和 / 或二氧化碳分压（$PaCO_2$）增加。儿童呼吸衰竭多为急性呼吸衰竭，共分为两型。Ⅰ 型呼吸衰竭：缺氧而无 CO_2 潴留（$PaO_2 < 60$ mmHg，$PaCO_2$ 降低或正常）。Ⅱ 呼吸衰竭：缺氧伴 CO_2 潴留（$PaO_2 < 60$ mmHg，$PaCO_2 > 50$ mmHg）。

二、护理评估

（1）评估患儿的病情：包括神志、生命体征、呼吸频率、呼吸节律、呼吸深浅度、SpO_2、血气分析等，有无喘鸣音、发绀、三凹征等表现。

（2）患儿一般情况评估：自理能力、合作程度、心理状态、家庭支持程度、家庭经济状况。

（3）评估给氧方式及效果、是否有气管插管。

（4）评估患儿的并发症。

（5）评估患儿及家属对疾病的了解情况。

三、护理措施

（一）常规护理

按危重症患儿一般护理常规进行护理，使用呼吸机者按机械通气患儿的护理常规进行护理。

（二）观察要点

（1）观察患儿的意识状态，呼吸困难的临床表现、严重程度、有无诱因。

（2）密切观察用氧效果。

（3）动态观察血气分析等结果。

（4）观察呼吸支持的应用情况。

（三）饮食指导

（1）应进高热量、高蛋白质、高维生素、易消化的食物。

（2）进食前充分吸痰给氧，少食多餐避免过饱腹胀影响呼吸，喂食时抬高头部，避免呛咳引起误吸。

（3）呼吸困难严重时采用留置胃管进行管饲，必要时予禁食，给予静脉补液。

（四）活动与休息

（1）置患儿于舒适的体位，卧床休息，昏迷的患儿防止舌根后坠，可用口咽或鼻咽通气管保持呼吸道通畅。

（2）烦躁者遵医嘱使用镇静剂，减少活动以减少机体耗氧。

（3）提供安全护理措施，包括及时安放床栏，必要时给予约束等。

（五）气道护理

及时清理呼吸道分泌物，保持呼吸道通畅，使用呼吸机者按机械通气患儿的护理常规进行护理。

（六）皮肤与清洁

（1）病情稳定者每日擦浴一次，每 2 小时翻身 1 次，注意观察皮肤情况如有异常及时报告医生处理。

（2）重症呼吸衰竭患儿大多数不能从口腔进食，加之大量抗生素的应用，易引起口腔感染，须加强口腔护理。

（3）注意观察口腔有无黏膜充血、白色点状菌落样物等。

（七）用药观察

（1）遵医嘱使用有效的抗生素控制呼吸道感染，并观察抗生素及祛痰药的疗效及副作用。

（2）茶碱类、β_2 受体激动剂等药物能松弛支气管平滑肌，减少气道阻力，改善气道功能，缓解呼吸困难，应予合理有效使用。

（3）使用肾上腺皮质激素时应警惕细菌及真菌的双重感染。

（4）Ⅱ型呼吸衰竭患儿常因呼吸困难、咳嗽、咳痰、缺氧和 CO_2 潴留引起烦躁不安，执行医嘱时应禁用对呼吸有抑制作用的药物，如吗啡等，慎用镇静剂。

（5）伴有酸中毒遵医嘱使用碱性药时，必须另外开通静脉通路，注意配伍禁忌，碳酸氢钠严禁与多巴胺、多巴酚丁胺等配伍。

（6）重症呼吸衰竭应严格控制输液速度，预防急性肺水肿。

（7）使用血管活性药物时，要注意监测血压、随时观察穿刺部位的皮肤，防止渗漏。

（八）氧疗与呼吸支持的护理

（1）根据患儿血气分析结果和缺氧程度采用不同的给氧方式、氧气浓度，达到既保证氧疗效果，又防止氧中毒。

（2）保持呼吸道通畅是氧疗的关键，应充分清除口鼻及气道内分泌物，促进通气。

（3）简易或无创 CPAP 给氧注意保持呼吸管路的密闭性，维持气道压力，机械通气患儿避免意外拔管。

（九）抢救配合

（1）随时做好抢救准备，发现病情变化及时配合抢救。

（2）能预见患儿是否需要气管插管行机械通气等。

（十）心理护理

（1）热情接待患儿及家属并给予心理支持，帮助其树立战胜疾病的信心。

（2）患儿病情变化时要及时与家属沟通，以取得家属的支持与配合。

四、健康教育

（一）疾病知识指导

向患儿及家属介绍疾病相关知识、治疗方法及预后，帮助其树立战胜疾病的信心。

（二）出院宣教

（1）保持居室环境整洁，空气清新，定时通风。

（2）加强营养支持，合理安排患儿的活动，增强体质。

（3）积极预防病毒性感冒，出现发热、咳嗽、呼吸困难，应及时就诊。

（4）避免去人流密集的地方。

第七节　心力衰竭患儿的护理

一、定义

充血性心力衰竭：指心脏工作能力（心肌收缩或舒张功能）下降，即心排血量绝对或相对不足，不能满足全身组织代谢需要的病理状态，是儿童时期的危重症之一。

二、护理评估

（1）评估患儿病史、发生时间、起病缓急、诱因、伴随症状、活动和用药情况。

（2）评估患儿神志、心率、呼吸节律、血压、血氧饱和度，有无乏力、发绀、呼吸困难及心功能异常等情况，评估尿量和水肿情况。

（3）患儿一般情况评估：自理能力、合作程度、心理状态、家庭支持程度、家庭经济状况。

（4）评估患儿血液生化指标、心电图等检查结果。

（5）评估患儿及家属对疾病的了解情况。

三、护理措施

（一）常规护理

按危重症患儿一般护理常规进行护理。

（二）观察要点

（1）观察患儿呼吸困难症状有无改善。

（2）观察患儿心功能、水肿及发绀等体征有无改善。

（3）观察洋地黄等药物的疗效及反应。

（三）饮食指导

（1）予患儿高维生素、高热量、高蛋白质等容易吸收的流食或半流食。

（2）水肿患儿饮食中适当减少钠盐的摄入。

（四）活动与休息、安全护理

（1）充分的休息和睡眠可减轻心脏负担，年长儿可取半卧位，婴幼儿取床头抬高20°～30°的半斜坡位。

（2）尽量避免患儿烦躁、哭闹，必要时遵医嘱适当给予镇静剂。

（3）提供安全护理措施，包括及时安放床栏，必要时给予约束等。

（五）用药护理

（1）利尿剂是改善心力衰竭症状的药物，根据患儿心功能记录出入量，谨防出现电解质紊乱。

（2）遵医嘱应用洋地黄类药物时剂量要准确，用药前数患儿的心率，婴儿心率＜90次／分、年长儿心率＜70次／分时，须暂停用药并报告医生，并观察洋地黄类药物的疗效及不良反应，预防洋地黄中毒。

（3）钙剂与洋地黄有协同作用，应避免同时使用，均必须使用时，两者应间隔4～6小时。

（4）血管紧张素转化酶抑制药和血管紧张素受体拮抗药是改善心力衰竭的药物，使用过程中须保证静脉通路通畅及药物剂量准确；严密观察血压、心率、水肿和血钾变化；严格执行交接班制度及查对制度。

（六）心理护理

（1）对患儿进行心理疏导，缓解患儿的抑郁、焦虑和孤独情绪。

（2）针对不同患儿及家属做好解释、安慰及鼓励工作，帮助其树立战胜疾病的信心。

（七）排泄

（1）保持大便通畅。

（2）遵医嘱准确记录24小时出入量。

（八）皮肤与清洁

协助完成生活护理，出汗多的患儿应及时更换衣裤、被褥，防止受凉，以免加重心力衰竭。

（九）防止感染

（1）呼吸道感染可加重心力衰竭，应避免与呼吸道感染的人员接触。

（2）各项操作前后注意手卫生，严格执行无菌操作，防止院内交叉感染。

四、健康教育

（一）疾病知识指导

（1）教会患儿及家属认识心力衰竭的症状和体征。

（2）识别心力衰竭加重的临床表现。

（3）积极控制各种心力衰竭诱发因素。

（二）出院指导

（1）指导患儿休息，按时用药。

（2）指导患儿家属按时喂药，注意家庭护理。

（3）教会家属和年长患儿监测脉搏的方法。

第八节 急性肾衰竭患儿的护理

一、定义

急性肾衰竭（acute renal failure，ARF）：指由多种原因导致的肾生理功能在短期内急剧下降或丧失引起的氮质血症、水及电解质紊乱和代谢性酸中毒等一系列临床综合征。

二、护理评估

（1）评估患儿的病史、发生时间，起病急缓、诱因及伴随症状，自理能力等。

（2）评估患儿的尿量、水肿、体重、神志、生命体征、肾功能，以及电解质、血气分析等检查结果。

（3）管道评估：是否有深静脉置管、置管通畅及管道周围皮肤情况。

（4）评估患儿有无并发症。

三、护理措施

（一）常规护理

按危重症患儿一般护理常规进行护理。

（二）观察要点

（1）观察患儿尿量改变：少尿、无尿。

（2）观察水、钠潴留程度：有无水肿、高血压、心力衰竭的表现。

（3）观察尿量、颜色、性状等，以及肾功能恢复情况。

（4）观察电解质、酸碱平衡情况。

（三）饮食指导

（1）向患儿及家属讲述饮食原则。

（2）加强营养支持：胃肠功能正常的患儿尽早给予摄入高热量、高维生素、低蛋白质、易消化的食物，不能进食者经静脉补充营养。

（3）恢复期可选择高蛋白饮食，如肉、蛋类等优质蛋白质。

（四）活动与休息

（1）保证患儿充分卧床休息以减轻肾脏负担。

（2）卧床时间视病情而定，一般少尿期、多尿期均应卧床休息。恢复期逐渐增加活动。

（3）提供安全护理措施，包括及时安放床栏，必要时给予约束等。水肿患儿注意皮肤清洁、干燥，防止压疮。

（五）预防感染

（1）感染是少尿期死亡的主要原因，常见的感染部位为呼吸道、泌尿道、皮肤。

（2）做好病房的清洁和空气净化，避免不必要的侵入性操作。

（3）加强皮肤和口腔护理，保持皮肤清洁、干燥。

（4）严格执行无菌操作，遵医嘱合理使用抗生素。

（5）必要时给予保护性隔离。

（六）病情观察

（1）严密观察病情变化，如神志、意识、呼吸、血压、尿量、尿常规、肾功能等。

（2）患儿出现嗜睡、瞳孔不等大、肌张力增高、抽搐、昏迷时，应报告医生，并提醒医生查血氨，防止因肾功能损害、产氨增加导致氨中毒性脑病发生。

（3）持续 24 小时监测心电、呼吸、血压，观察患儿是否有心律失常、呼吸深快，以及血压变化等情况。

（4）保持水、电解质、酸碱平衡。

①准确记录出入量，坚持"量出为入"的原则，严格控制液体量及钠的摄入。

②定期抽血查电解质和肾功能，观察有无高血钾的表现，如心律不齐、心慌、心电图呈 T 波高尖等。

③观察血压的变化，必要时遵医嘱使用降压药。

（七）用药护理

（1）避免接触肾毒性的物质，严格掌握肾毒性抗生素的用药指征，根据肾功能变化调节用药剂量，密切监测尿量和肾功能变化。

（2）使用利尿剂治疗时，可能会出现电解质紊乱现象，应注意监测尿量、电解质、血压变化。

（3）使用硝普钠时应单独通道输入，观察患儿有无头痛、恶心、呕吐、烦躁不安甚至惊厥和意识障碍等高血压脑病的表现。

（八）心理护理

（1）向患儿及家属讲解疾病的治疗过程和预后，取得患儿及家属的配合。

（2）应主动了解年长患儿的心理感受，安排有益的活动以增加其生活乐趣，如看电视、讲故事会等。保持患儿精神愉快，有利于疾病的恢复。

四、健康教育

（一）疾病知识指导

（1）向患儿及家属讲述饮食原则及饮食控制的重要性。

（2）向患儿及家属讲解疾病的治疗过程、用药注意事项。

（二）出院宣教

（1）向患儿及家属强调要注意休息，定期体重监测。

（2）指导年长患儿正确饮食，按时复查，不适随诊。

第九节 急性颅内压增高患儿的护理

一、定义

急性颅内压增高：简称"颅内高压"，是由多种原因引起脑实质和/或颅内液体量增加所致的一种临床综合征。重者迅速发展成脑疝而危及生命。

二、护理评估

（1）评估患儿的神志情况，有无嗜睡、反应迟钝及昏迷的表现。

（2）评估患儿生命体征、双侧瞳孔大小、对光反射灵敏程度，有无发热、头痛、呕吐、抽搐等情况。

（3）评估患儿有无颅内压增高的表现及检查结果。

（4）评估患儿及家属对疾病的了解程度、家庭支持程度、家庭经济状况等。

三、护理措施

（一）常规护理

按危重症患儿一般护理常规进行护理。

（二）观察要点

（1）注意观察颅内压增高表现，如头痛、呕吐等，及时识别脑疝的早期表现。

（2）观察判断患儿意识状态、瞳孔大小、对光反射灵敏程度。

（3）观察患儿抽搐时间、次数、表现及肌张力。

（4）观察用药的效果。

（三）饮食指导

（1）合理调整饮食结构，保证热量、蛋白质、维生素等营养供给。

（2）控制液体摄入量，量入为出，保持轻度脱水状态。

（四）活动与休息

（1）体位：抬高床头10°～15°，头颈部应放置在一条直线上（即正中位），以利于颅内静脉回流，减轻脑水肿。

（2）保持患儿处于安静状态，检查和治疗尽量集中进行，动作轻柔，减少不必要的刺激。患儿躁动不安时，要查明原因，对症处理，必要时遵医嘱给予镇静剂。

（五）气道管理

（1）根据病情选择不同给氧方式，卧位时防止颈部过屈、过伸或扭曲。

（2）保持呼吸道通畅，及时清除呼吸道分泌物和呕吐物；舌根后坠者可放置口咽通气管或托起下颌；必要时配合医生尽早行气管插管术。

（六）排泄与管道护理

（1）保持患儿大便通畅，避免因便秘、癫痫发作等引起颅内压增高，防止脑疝发生。

（2）准确记录出入量，保持各引流管的通畅。

（七）皮肤与清洁

（1）保持皮肤清洁、干燥，穿宽松棉质衣服。

（2）保持患儿口腔清洁，每日口腔护理4次。

（3）长期卧床的患儿，注意更换体位，预防压疮发生。

（4）双眼不能闭合者，予生理盐水纱布覆盖，以防角膜受损，必要时涂眼膏等保护。

（八）用药观察

（1）遵医嘱应用治疗脑水肿及颅内压增高的药物，如20%甘露醇应在15～30分钟内滴完，避免药物外渗。

（2）遵医嘱用地西泮、苯巴比妥等镇静解痉时，注意速度不能过快，以免抑制呼吸。

（3）高热者及时给予有效降温措施，注意观察降温效果。

（九）惊厥护理

（1）惊厥时，可用开口器或压舌板垫于上下牙齿之间，防止咬伤舌头和口唇。

（2）详细记录惊厥发生的表现、时间、次数。

（3）遵医嘱给予镇静解痉药物。

（十）并发症观察

（1）严密观察病情，注意意识、前囟张力、瞳孔变化、肌张力、抽搐等，准确记录24小时出入量，观察脱水效果。

（2）监测生命体征，体温控制在35～37℃，使用格拉斯哥昏迷评分判断昏迷程度。

（3）注意观察有无颅内压增高表现：如出现烦躁不安、前囟隆起伴尖声啼哭、头围及颅缝增宽、头疼、喷射性呕吐，说明有脑水肿；呼吸不规则、瞳孔不等大或忽大忽小、血压升高，说明有脑疝及呼吸衰竭。应密切观察、详细记录，及早发现并给予急救处理。

（4）避免患儿剧烈咳嗽和便秘以免颅内压骤然升高而导致脑疝发生。

（5）预防呼吸道感染。

（十一）安全护理

患儿躁动不安或惊厥时防止碰伤或坠床，防止舌咬伤，必要时约束肢体。

（十二）心理护理

安慰、关心患儿及家属，帮助其树立战胜疾病的信心。

四、健康教育

（一）疾病知识指导

（1）告知患儿及家属疾病相关知识，避免剧烈活动，以免增高颅内压。

（2）指导家属学习康复知识及技能。

（二）出院指导

（1）向家属宣传有关疾病的防治知识和急救知识。

（2）对恢复期和有神经后遗症的患儿，进行功能训练指导。

（3）加强营养，鼓励年长患儿积极锻炼，增强体质，预防感染。

第十节　休克患儿的护理

一、定义

休克：由各种剧烈致病因子（如大出血、创伤、感染、过敏、心脏泵衰竭等）引起的急性血液循环障碍，微循环血液灌流急剧减少，从而导致各重要器官灌注不足和细胞功能代谢障碍，由此引起全身性的危重病理过程。

二、护理评估

（1）评估患儿的病史、发生时间、起病缓急、诱因及伴随症状和用药情况。

（2）患儿一般情况评估：神志、瞳孔、生命体征、血压、血氧饱和度、尿量、CVP、面色及末梢循环情况。

三、护理措施

（一）常规护理

按危重症患儿一般护理常规进行护理。

（二）观察要点

（1）严密观察患儿血压、心率及中心静脉压情况。

（2）观察患儿皮肤的温度和颜色。

（3）观察患儿呼吸和血氧饱和度、体温情况。

（4）密切观察患儿意识、瞳孔、肌张力等神经系统表现。

（5）准确记录患儿 24 小时出入量。

（6）评估患儿血气分析、电解质、肾功能、心功能等检查结果。

（三）饮食护理

根据病情及医嘱选择喂养方式。

（四）活动与休息

（1）保证患儿休息，必要时遵医嘱予镇静剂。

（2）取休克体位（头和躯干抬高 10°～20°，下肢抬高 20°～30°），以增加回心血量，防止脑水肿，有利于呼吸。

（3）对循环状态不稳定的患儿，以抢救为主，防止过度搬动、翻身，以免引起血压波动、休克加重，导致死亡。

（五）保持呼吸道通畅，保持有效通气和氧合

（1）及时清理患儿呼吸道分泌物，保持气道通畅。

（2）遵医嘱给予氧气吸入，必要时行气管插管或气管切开，呼吸机辅助通气。

（3）注意采用肺保护性通气策略，机械通气会增加胸膜腔内压，可导致静脉回流减少，须注意观察气道压力及血压变化。

（六）建立有效循环

（1）迅速建立 2 条或 2 条以上的静脉通路，保证输血输液的输注通畅。

（2）按休克治疗指南：早期的液体复苏应在最初的 6 小时内完成，合理安排输液顺序，根据病情及 CVP 监测结果调整输液速度，保证各项指标在正常范围。

① CVP 8～12 mmHg。

②尿量 ≥ 0.5 ml/（kg·h）。

（3）休克治疗的目标是改善全身器官组织的灌注状态。经过充分的液体复苏后仍然存在组织低灌注或面对致命性低血压时，应使用血管活性药物维持血压，建议血压治疗的初始目标是 MAP ≥ 65 mmHg。

（4）准确记录 24 小时出入量。

（七）调控体温

（1）休克患儿因周围循环衰竭，体温常低于正常值，四肢厥冷，应注意保暖，但不宜用热水袋加温。

（2）高热患者遵医嘱给予降温处理。

（八）用药护理

（1）遵医嘱给药，每班复核药物浓度和剂量，注意配伍禁忌。

（2）血管活性药物通常使用微量泵从中心静脉导管单独通路持续给药，禁止在同一通道输注速度差异较大的液体。

（3）使用血管活性药物时要从低浓度、慢速度开始，以后根据血压调节输注速度，防止药液外渗。

（4）血管活性药物只能在血容量补足的情况下方可使用；快速补液时观察有无肺水肿及心力衰竭现象。

（九）病情观察

（1）监测生命体征、CVP、神志、尿量、微循环情况及其他脏器功能，发现异常及时通知医生。

（2）在条件允许的情况下尽快置入动脉导管连续测量血压变化。

（3）创伤及大出血的患儿应尽快止血，注意观察出血情况，有无 DIC 发生。

（4）遵医嘱及时采集血标本，监测血气指标及血生化指标。

（5）对有潜在感染风险的重症患儿遵医嘱并常规留取标本进行血培养。

（6）一旦明确诊断严重脓毒症 / 脓毒性休克，应在 1 小时内遵医嘱开始有效地静脉抗菌药物治疗，并观察药物有无不良反应。

（十）基础护理

做好口腔护理，保持床单位清洁、干燥、平整。病情允许可定时翻身，并做好皮肤护理，防止压疮。

（十一）心理护理

抢救时保持镇静，及时做好安慰解释工作，稳定患儿和家属的情绪，帮助其树立战胜疾病的信心。

（十二）安全护理

（1）注意约束及放好床栏，防止坠床等意外情况发生。

（2）注意观察输液部位的皮肤情况，防止液体渗出。

四、健康教育

（一）疾病知识指导

（1）告知患儿及家属疾病相关知识。

（2）根据患儿及家属接受程度，介绍病情，讲解治疗和护理的方法，使其主动配合。

（二）出院宣教

积极预防病毒性感冒，出现发热、咳嗽、呼吸困难，应及时就诊。

第十一节　多发伤患儿的护理

一、定义

多发伤：指机体在单一致伤因素作用下，同时或相继遭遇 2 个或 2 个以上解剖部位或脏器的创伤，且至少有一处损伤是危及生命的。

二、护理评估

（1）评估患儿的病情、自理能力、合作程度、心理状态。

（2）患儿伤情评估：受伤原因、部位、受伤后表现、初步处理情况。

（3）患儿一般情况评估：生命体征、神志变化、尿量、中心静脉压、循环情况及其他脏器功能。

三、护理措施

（一）常规护理

按危重症患儿一般护理常规进行护理。

（二）观察要点

（1）密切观察患儿意识状态、瞳孔、受伤部位情况。

（2）观察患儿血压、呼吸及心率、中心静脉压、皮肤的温湿度、气管位置、四肢活动情况等。

（3）评估患儿血气分析、电解质、肾功能、心功能等检查结果。

（4）观察患儿重要脏器功能。

（5）观察患儿有无并发症。

（三）急救处理措施

（1）实施检诊程序，及早明确诊断。

（2）迅速实施急救护理措施：可归纳为一给氧、二通道、三配血、四置管、五皮试、六包扎。

①给氧：及时清理呼吸道分泌物，保持呼吸道通畅，给氧，必要时予呼吸机辅助通气。

②通道：患儿入院后，立即建立 2 条以上的有效静脉通路，遵医嘱用药。

③配血：立即采集血标本，交叉配血，尽快补充血容量。

④置管：留置胃管、尿管等管道，记录 24 小时尿量。

⑤皮试：遵医嘱给予抗生素、破伤风抗毒素等皮试，根据结果尽快使用抗生素，预防感染发生。

⑥包扎：对开放性骨折及出血伤口采用加压包扎，用夹板固定伤肢，急请专科医生会诊处理。

（四）各系统的监测及护理

1. 呼吸系统监护

（1）保持呼吸道通畅，保持足够有效的供氧。

（2）注意呼吸的节律、频率及呼吸困难程度。

（3）进行人工气道护理时，严格无菌操作，以预防肺部感染。

2. 循环系统监护

（1）连续24小时观察心率、心律、血压、中心静脉压等变化，根据各项指标判断心功能及血容量变化。

（2）积极观察患儿的意识、皮肤色泽及温度、尿量的变化，可反映外周血液灌注情况。

（3）积极抗休克，尽快恢复有效循环血容量，维持循环稳定，在扩充血容量的基础上，酌情使用血管活性药物。

（4）髂静脉或下腔静脉损伤及腹膜后血肿患儿，禁止下肢静脉输血或输液，以免伤处出血增加。

（5）对心搏骤停者应立即行心肺复苏，遵医嘱用药。

3. 神经系统监护

注意观察患儿的意识变化，观察有无脑脊液耳漏、头痛、恶心、呕吐等颅内压增高表现。

4. 肾功能监护

准确记录24小时尿量，监测专科实验室检查结果。

（五）镇静镇痛及安全护理

（1）剧烈疼痛可诱发或加重休克，故在不影响病情观察的情况下可选用药物镇静镇痛。

（2）对躁动的患儿积极查找原因，适当给予约束或使用镇静类药物，防止坠床等意外发生。

（3）保持各种引流管的通畅，及时记录引流液的性状、颜色等变化。

（六）饮食护理

（1）根据病情及医嘱执行。

（2）注意保持水、电解质和酸碱平衡，保护重要器官功能，给予营养支持。

（七）预防感染

（1）严格无菌操作。

（2）开放性伤口遵医嘱使用破伤风抗毒素。

（3）抗菌药在伤后2～6小时内使用可起到预防作用，故严格遵医嘱使用抗生素。

（4）注意观察伤口有无渗液及脓性分泌物等。

（5）及时更换敷料，保持伤口敷料干燥清洁。

（八）密切观察病情

严密观察伤情变化，特别是对严重创伤怀疑有潜在性损伤的患儿，持续24小时生命体征监测。

（九）基础护理

（1）对昏迷及长期卧床者应加强基础护理，做到"七洁"，即眼部、口腔、头发、手足、皮肤、会阴、脐部清洁。

（2）病情允许可定时帮助患儿翻身，防止深静脉血栓形成及压疮发生。

（十）心理护理

（1）主动与家属沟通，提供适当的病情信息，以取得家属的理解和支持。

（2）及时做好安慰解释工作，稳定患儿及家属的情绪，帮助其树立战胜疾病的信心。

四、健康教育

（一）疾病知识指导

（1）告知患儿及家属疾病相关知识。

（2）根据患儿及家属接受程度，介绍病情，讲解治疗和护理的方法，使其主动配合。

（3）指导家属学习康复知识及技能。

（二）出院宣教

（1）对恢复期和有神经后遗症的患儿，进行功能训练指导。

（2）鼓励年长患儿积极锻炼，增强体质，预防感染。

第十二节　临终患儿的护理

一、定义

临终关怀：对无治愈希望的患儿提供的积极整体的照护，包括医疗护理、心理护理和社会支持等各个方面。其目的在于确保临终患儿的生命得到尊重，生活质量得到提高，家属的身心健康得到维护和增强，使患儿能够安宁、舒适地走完人生的最后旅程。

二、护理评估

（1）评估患儿生理方面、心理方面和社会方面的需求。

（2）评估患儿家属对临终患儿的治疗与护理需求、心理需求及殡葬服务需求等。

三、护理措施

（一）减轻疼痛

（1）注意观察患儿疼痛的部位、性质、程度、持续时间及发作规律。

（2）采用安慰、鼓励等方法与患儿进行有效沟通，稳定其情绪，适当转移其注意力，从而减轻疼痛。

（3）必要时遵医嘱使用镇静剂、镇痛剂。

（二）减轻感觉、知觉改变的影响

（1）提供安全、安静、舒适、整洁的环境，保持空气清新，适当的照明设施等，以免患儿因视觉模糊产生害怕、紧张、恐惧心理。

（2）做好眼部护理：对昏迷者，保持眼睛湿润，用凡士林纱布等覆盖眼睛，以保护角膜。

（3）听觉护理：听觉是临终患儿最后消失的感觉，所有护理人员在与临终患儿交谈时应注意自己的言语表达，不管是否会被患儿听懂，都要注意语言清晰、语调柔和，及时消除监护仪、呼吸机等机器的报警声。

（三）提高患儿舒适度

（1）充分尊重患儿，给予皮肤、臀部、口腔护理，保持清洁。

（2）患儿在临终前，避免各类导管、心电监护的导联、血管活性药物的输注造成的损伤和痛苦，避免意外损伤的发生。

（3）定时翻身，取舒适体位，及时吸出气管内分泌物，操作时应注意动作轻柔。

（4）注意保暖。

（四）加强营养，增进食欲

（1）创造良好的进食环境，稳定患儿情绪。

（2）根据患儿的饮食习惯，提供高蛋白质、高热量、易消化的饮食，少量多餐。

（3）对于不能经口进食者，给予鼻饲或静脉营养，以保证患儿的营养供给。

（五）注重心理护理

（1）要谅解和呵护患儿，把患儿当作自己的亲人，做好合理的防护，必要时遵医嘱适当使用镇静、镇痛药物。

（2）给予患儿心理支持。

（六）做好临终患儿家属的护理

1. 临终患儿家属心理支持

（1）患儿病危时，医护人员应选择合适的言辞和时机与家属做好关于患儿死亡问题的交谈，尽量让家属接受患儿死亡这一敏感话题，降低医患、护患矛盾。

（2）尊重家属的意愿，尽力抢救到最后一刻。

（3）全面评估家属的情绪、心理反应，根据不同的反应做好心理劝慰。对家属表示同情、理解，也对患儿的离去表示惋惜，给予家属情感支持。

2. 临终患儿家属行为支持

（1）当患儿离去时护士应注意语气庄重，表情庄严，完善细节，以免引发医疗纠纷。

（2）尊重家属意愿和宗教信仰文化。

（3）及时完善各项医疗、护理记录，向家属讲明办理手续的时间、方法、地点、携带物品，正确执行尸体火化、消除户口的程序。

（4）对于不愿接受患儿离去的家属，给予适当时间处理，同时通知医院相关部门一同做好协调，切忌硬性处理。

第十三节　尸体护理

一、定义

尸体护理：让患儿有尊严、舒适地离开，是临终关怀为患儿做的最后一步。医生宣布患儿死亡后，护士在适当的时候进行尸体护理。尸体护理时，护士态度要庄重、诚恳，动作温柔地为患儿清洁干净，更换上干净衣裤、帽子等，让患儿死后依然整洁。

二、尸体护理目的

（1）保持尸体清洁，维护良好的尸体外观。

（2）安慰患儿家属，减轻家属的哀痛。

三、护理评估

（1）评估死者的诊断、抢救过程、死亡原因及时间。

（2）尸体的清洁程度、有无伤口等。

（3）死者的民族、宗教信仰。

四、护理措施

（1）接到医生开出死亡通知后，护士再次核对患儿的身份信息。

（2）通知家属准备干净衣裤或按家属意愿和宗教信仰文化进行。

（3）准备必要用物至床边，屏风遮挡。

（4）使尸体仰卧，头下置一软枕，防止面部淤血变色，用一层床单遮盖尸体。

（5）撤去一切治疗，如输液管、氧气管、导尿管等，有伤口者更换敷料，如有引流管拔管后予缝合伤口并用敷料覆盖。

（6）用血管钳将棉花球填塞于口、鼻、耳、肛门、阴道等孔道，但棉花勿外露，防止液体溢出。

（7）用清水清洁面部及全身，闭合口、眼，擦洗全身，更换干净衣裤、帽子等，系上手腕带，保持尸体清洁、无渗液，维持良好的尸体外观。

（8）通知停尸房将尸体运送到停尸房或殡仪馆。传染性疾病的患儿尸体用一次性裹尸单包裹，装入不透水的袋子中并做好传染性标识。

（9）填写并完善各项记录，整理病历、归档，给予办理出院手续。

（10）整理患儿遗物交给家属。

第十四节　儿科重症监护技术

一、有创血压监测患儿的护理

（一）护理评估

（1）评估患儿病情、体位、自理能力及合作程度。

（2）评估患儿动脉搏动情况及侧支循环（Allen试验）情况。

（二）护理措施

（1）患儿取舒适卧位，备齐用物，将盐水置于加压袋中，加压袋充气加压至150～300 mmHg，连接换能器，注意排尽管道内气体。

（2）动脉置管成功后妥善固定，盐水冲洗管路，调整监护仪监测动脉血压。

（3）患儿取平卧位，将传感器置于腋中线第四肋间与右心房同一水平的位置，调整测压零点后开始持续监测。

（4）动态观察患儿血压、压力波形并准确记录。

（5）患儿体位改变时，应重新调试零点，传感器的高度应与右心房位置水平。

（6）避免测压管路导管受压或扭曲，保持管路通畅。

（7）经测压管抽取动脉血后，应立即用生理盐水进行快速冲管。

（8）每班调定零点，对监测数据、波形有异议时随时调零。

（9）在调整测压零点、取血等操作过程中严防气体进入动脉。

（10）观察并记录动脉置管侧肢体血液运输及皮肤情况。

（11）监护仪动脉监测波形显示异常时，及时查找原因并处理。

（三）健康教育

（1）告知患儿及家属监测有创动脉血压的目的及注意事项，取得患儿及家属的配合。

（2）指导患儿及家属保护动脉穿刺部位，防止导管移动或脱出。

二、中心静脉压监测患儿的护理

（一）护理评估

（1）评估患儿的病情、合作程度、体位及导管留置情况。

（2）评估患儿中心静脉是否通畅、置管深度、穿刺部位的皮肤情况。

（二）护理措施

（1）备齐用物，配置肝素盐水，加压袋充气加压至 150 ～ 300 mmHg，注意排尽管道内气体。

（2）操作前先连接测压管道与系统，设定监测参数。

（3）连接测压管道与中心静脉导管。

（4）患儿取平卧位，将传感器置于腋中线第四肋间与右心房同一水平的位置，校正零点后测压，每次测压前均应校正零点。

（5）避免管道打折、扭曲，保持测压管道的通畅。

（6）每日检查穿刺部位皮肤有无红肿、脓性分泌物，定期更换敷料、测压管道和冲洗液。

（7）中心静脉测压通路应避免输注血管活性药物，以防引起血压波动。

（8）注意影响中心静脉压数值的因素，如患儿的体位、机械通气、腹内压等。

（9）观察有无心律失常、出血和血肿、气胸、血管损伤等并发症的发生，股静脉插管时，注意观察置管侧下肢有无肿胀、静脉回流受阻等。

（三）健康教育

告知患儿及家属监测中心静脉压的目的、方法、注意事项及栓塞的表现，取得患儿及家属配合。

三、儿童心肺复苏（使用简易呼吸器）

（一）护理评估

（1）确认现场环境安全、光线充足。

（2）确认患儿无意识、无心跳、无呼吸（终末叹气应看作无呼吸）。

（二）实施要点

（1）立即呼救，同时检查患儿脉搏、呼吸，时间为 5 ～ 10 秒，记录时间。

（2）没有触摸到脉搏，或心率小于 60 次 / 分，将患儿仰卧置于坚实表面（垫板）。

（3）暴露胸腹部，松开腰带，头、颈、躯干处于同一水平线上，对侧上肢外展。

（4）开始胸外按压，施术者将一手掌根部紧贴在患儿双乳头连线的胸骨中心，另一手掌根部重叠放于其手背上，双臂伸直，垂直按压，使胸骨下陷，婴儿至少为胸部前后径的 1/3（约 4 cm）、儿童至少为胸部前后径的 1/3（约 5 cm）、青少年采用成年人的按压标准，即至少 5 cm，但不超过 6 cm。每次按压后使胸廓完全反弹，放松时手掌不能离开胸壁，按压频率 100 ～ 120 次 / 分。

（5）采取仰头举颏法（对于创伤患者使用推举下颌法）开放气道，简易呼吸器连接氧气，调节氧流量至 10 ～ 12 L/min（有氧情况下）。使面罩与患儿面部紧密衔接，挤压气囊 1 秒，使胸廓抬举，连续 2 次。通气频率 10 ～ 12 次 / 分。

（6）按压和通气比为 30：2，小婴儿为 15：2（双人）。

（7）反复 5 个循环后，进行复苏效果评估，如未成功则继续进行心肺复苏，评估时间不超过 10 秒。

（8）室颤患儿应优先除颤。

（三）注意事项

（1）按压应确保足够的速度与深度，尽量减少中断，如需安插人工气道或除颤，中断不应超过 10 秒。

（2）儿童使用 500 ml 的简易呼吸器，如气道开放，无漏气，500 ml 简易呼吸器挤压 1/2 ～ 2/3。

（3）人工通气时，避免过度通气。

（4）如患儿没有人工气道，吹气时稍停按压；如患儿插有人工气道，吹气时可不暂停按压。

四、氧疗患儿的护理

（一）护理评估

（1）评估患儿的病情、意识、呼吸状况、合作程度及缺氧程度。

（2）评估患儿鼻腔状况：有无鼻息肉、鼻中隔偏曲或分泌物阻塞等。

（3）动态评估氧疗效果。

（二）护理措施

（1）严格掌握吸氧指征，选择适合的吸氧方式。

（2）正确安装氧气装置，管道或面罩连接紧密。

（3）根据病情调节合适的氧流量。

（4）用氧的过程中密切观察患儿呼吸、神志、氧饱和度及缺氧程度改善情况等。

（5）保持呼吸道通畅，注意气道湿化。

（6）保持吸氧管路通畅，无打折、分泌物堵塞或扭曲。

（7）面罩吸氧时，检查面部、耳廓皮肤受压情况。

（8）吸氧时先调节好氧流量再与患儿连接，停氧时先取下鼻导管或面罩，再关闭氧流量表。

（9）注意用氧安全，尤其是使用氧气筒给氧时注意防火、防油、防热、防震。

（10）新生儿吸氧应严格控制用氧浓度和用氧时间。

（三）健康教育

（1）向患儿及家属解释用氧目的，以取得患儿及家属的配合。

（2）告知患儿及家属勿擅自调节氧流量，注意用氧安全。

（3）根据用氧方式，指导有效呼吸。

五、气管插管患儿的护理

（一）护理评估

（1）评估患儿的病情、意识、有无活动义齿、呼吸道通畅程度及既往病史。

（2）评估负压吸引装置是否处于备用状态，备齐插管用物及急救药物等。

（3）评估患儿生命体征、血氧饱和度、双侧呼吸音及胸廓运动情况。

（4）评估患儿口鼻腔状况，选择合适型号的导管。

（二）护理措施

（1）观察牙齿是否松动并做妥善固定，清除口鼻分泌物，经鼻插管还须检查鼻腔有无堵塞、感染、出血，鼻中隔是否偏曲。

（2）检查气管导管气囊是否漏气，润滑导管前半部。

（3）将患儿置于正确体位，充分开放气道。

（4）插管成功后，迅速拔除管芯，向气囊内充气。

（5）放入牙垫或通气道，固定导管，听诊呼吸音，检查气道是否通畅，清理气道，连接呼吸机或简易呼吸气囊。

（6）观察导管外露长度，做好标记，并记录。

（7）摆好患儿体位，必要时约束患儿双手。

（8）做胸部 X 线检查，确定插管位置，观察有无口腔、牙齿损伤。

（三）注意事项

（1）选择合适型号的气管导管，管芯内端短于导管口 1.0 ～ 1.5 cm。

（2）选择合适的喉镜叶片，确保喉镜光源明亮。

（3）避免反复插管。

（4）严密观察患儿生命体征及血氧饱和度、两侧胸廓起伏等变化。

（四）健康教育

告知患儿及家属气管插管的目的、过程和潜在并发症，取得患儿及家属的配合。

六、呼吸机治疗患儿的护理

（一）护理评估

（1）评估患儿病情、意识状态、合作程度。

（2）评估人工气道类型、气道通畅程度、肺部情况、痰液性质及量。

（3）评估呼吸机参数设定，报警设定；观察自主呼吸与呼吸机是否同步，呼吸机运转情况。

（4）评估患儿的氧合状况，包括血氧饱和度水平、血气分析的指标变化等。

（5）评估使用呼吸机的必要性，尽早脱机或拔管。

（6）评估镇静药使用情况。

（二）护理措施

（1）根据患儿的年龄、体重选择合适的管道，连接好呼吸机并进行检测，所有检测项目通过。

（2）调节呼吸机模式及参数，设置报警限，接模拟肺试机，试机正常方可与患儿连接。

（3）加湿装置工作正常，湿度适宜。

（4）监测患儿生命体征、血氧饱和度及呼吸机实际监测值的变化。

（5）听诊双肺呼吸音，检查通气效果。

（6）执行标准预防，严格执行无菌操作原则及手卫生，预防医院感染。

（7）做好口腔护理，每6小时1次。

（8）及时清除呼吸机冷凝水。

（9）无禁忌证患儿保持床头抬高15°～30°，并协助患儿进行翻身、拍背，按需吸痰。

（10）呼吸机湿化液用无菌注射用水。

（11）呼吸机管路7日更换1次，如污染立即更换。

（12）间断进行脱机训练，避免患儿产生呼吸机依赖。

（13）遵医嘱予镇静剂，但每日须评估镇静剂使用的必要性，尽早停药。

（14）及时处理呼吸机报警，如呼吸机发生故障或报警未能排除，应断开呼吸机给予简易呼吸器手动通气，待故障解除。

（三）健康教育

（1）告知患儿及家属机械通气的目的、方法、可能出现的不适，取得患儿及家属的配合。

（2）指导患儿正确使用肢体语言进行交流。

（3）指导患儿进行呼吸功能锻炼及有效排痰。

七、无创正压通气患儿的护理

（一）护理评估

（1）评估患儿的病情、意识、生命体征、呼吸道通畅程度、排痰情况及血氧饱和度。

（2）评估操作环境、设备仪器准备及运行情况。

（3）评估呼吸机参数、患儿配合程度等。

（二）护理措施

（1）正确连接呼吸机管路，湿化器中加灭菌注射用水，接电源、氧源。

（2）患儿取坐位或半卧位。

（3）选择合适的鼻罩或面罩，使患儿佩戴舒适，漏气量最小。

（4）根据患儿病情选择最佳通气模式及适宜参数。

（5）指导患儿呼吸频率与呼吸机同步，从较低压力开始，逐渐增加到患儿能够耐受的适宜压力，保证有效潮气量。

（6）观察有无并发症：恐惧或精神紧张、口咽部干燥、腹胀气、鼻面部压迫性损伤、气胸等。

（7）每次使用前检查呼吸机管路连接情况，避免破损漏气，保持呼气口通畅，使用过程中检查呼吸机管道及接头是否漏气。

（8）固定带松紧适宜，避免张力过高引起不适。

（9）保护受压部位皮肤，必要时使用减压贴。

（10）在治疗前或治疗中协助患儿翻身、拍背，鼓励患儿有效咳嗽、咳痰，适当间隙饮水。

（11）注意气道湿化。

（12）注意呼吸机管道的消毒及鼻罩或面罩的清洁，鼻罩或面罩专人专用。

（13）若使用后患儿出现不适，如胸闷、气短、剧烈头痛、鼻或耳疼痛，应停止使用呼吸机，并通知医生。

（三）健康教育

（1）告知患儿及家属无创通气的目的、方法，可能出现的不适及如何避免，取得患儿及家属的配合。

（2）教会患儿正确使用头带，固定后松紧适宜。

（3）指导患儿有规律地放松呼吸，不要张口呼吸。

（4）指导患儿有效排痰。

八、口咽通气道（管）放置患儿的护理

（一）护理评估

（1）评估患儿的病情、生命体征、意识及配合程度。

（2）评估患儿的口腔、咽部及气道分泌物情况，有无松动的牙齿。

（二）护理措施

（1）选择合适的体位。

（2）吸净口腔及咽部分泌物。

（3）选择恰当的放置方法。

①顺插法：在舌拉钩或压舌板的协助下，将口咽通气道放入口腔。

②反转法：口咽通气道的咽弯曲部朝上插入口腔，当其前端接近口咽部后壁时，将其旋转180°成正位，并用双手拇指向下推送至合适的位置。

（4）测试人工气道是否通畅，防止舌或唇夹置于牙和口咽通气道之间。

（5）根据患儿门齿到耳垂或下颌角的距离选择适宜的口咽通气道型号。

（6）禁用于意识清醒、有牙齿折断或脱落危险和浅麻醉患儿（短时间应用的除外）。

（7）牙齿松动者，插入及更换口咽通气道前后应观察有无牙齿脱落。

（8）口腔内及上下颌骨创伤、咽部气道占位性病变、咽部异物梗阻患儿禁忌使用口咽通气道。

（9）定时检查口咽通气道是否保持通畅。

（三）健康教育

告知患儿及家属放置口咽通气道的目的、方法，以取得患儿及家属的配合。

九、有效排痰的护理

（一）护理评估

（1）评估患儿的病情、意识、咳痰能力和配合能力。

（2）评估痰液的颜色、性质、量、气味及与体位的关系。

（3）评估肺部呼吸音情况。

（二）护理措施

1. 有效咳嗽

（1）协助患儿取正确体位，上身微向前倾。

（2）缓慢深呼吸数次后，深吸气至膈肌完全下降，屏气数秒、然后进行 2～3 声短促有力的咳嗽，缩唇将余气尽量呼出，循环做 2～3 次，休息或正常呼吸几分钟后可再重新开始。

2. 叩击法或振颤法

（1）在餐前 30 分钟或餐后 2 小时进行。

（2）根据患儿病变部位采取相应体位。

（3）避开乳房、心脏和骨突（脊椎、胸骨、肩胛骨）部位。

（4）叩击法：叩击时五指并拢成空杯状，利用腕力从肺底由下向上、由外向内，快速有节奏地叩击胸背部。

（5）振颤法：双手交叉重叠，按在胸壁部，配合患儿呼气时自下而上振颤、振动加压。

（6）振动排痰仪：根据患儿病情、年龄选择适当的振动频率和时间，振动时由慢到快，由下向上、由外向内。

3. 体位引流

（1）餐前 1～2 小时或餐后 2 小时进行。

（2）根据患儿病灶部位和患儿的耐受程度选择合适的体位。

（3）引流顺序：先上叶，后下叶；若有 2 个以上炎性部位，应先引流痰液较多的部位。

（4）引流过程中密切观察病情变化，出现心律失常、血压异常等并发症时，立即停止引流，及时处理。

（5）辅以有效咳嗽、胸部叩击或振颤，及时有效清除痰液。

（6）注意保护胸、腹部伤口，合并气胸、肋骨骨折时禁做叩击。

（7）操作过程中密切观察患儿意识及生命体征变化。

（三）健康教育

（1）告知患儿及家属操作的目的、方法及注意事项，取得患儿及家属的配合。

（2）告知患儿操作过程中配合的方法。

十、气道内吸引患儿的护理

（一）护理评估

（1）评估患儿病情、生命体征、双肺呼吸音、意识、配合程度、口腔及鼻腔有无损伤。

（2）评估痰液的性质、量及颜色。

（3）评估呼吸机参数设置、负压吸引装置、操作环境及用物准备情况。

（二）护理措施

（1）吸痰前，听患儿双肺呼吸音，给予纯氧吸入，观察血氧饱和度变化。

（2）调节负压吸引压力。新生儿 60 ～ 80 mmHg（0.008 ～ 0.012 MPa）；婴儿 80 ～ 100 mmHg（0.012 ～ 0.013 MPa）；儿童 100 ～ 120 mmHg（0.013 ～ 0.016 MPa）；年长儿 100 ～ 150 mmHg（0.013 ～ 0.02 MPa）。

①经口鼻腔吸痰：吸痰管经口或鼻进入气道，边旋转边向上提拉。

②人工气道内吸痰：尽量选用密闭式吸痰方式，迅速将吸痰管插入至适宜深度，边旋转边向上提拉，每次吸痰时间不超过 15 秒。

③吸痰管到达适宜深度前避免负压，逐渐退出的过程中提供负压。

④观察患儿生命体征和血氧饱和度变化，听诊呼吸音，记录痰液的性质、量及颜色。

⑤观察患儿生命体征及呼吸机参数变化。

⑥遵循无菌原则，每次吸痰时均须更换吸痰管。

⑦吸痰前整理呼吸机管路，倾倒冷凝水。

⑧掌握适宜的吸痰时间。

⑨注意吸痰管插入是否顺利，遇有阻力时，应分析原因，不得粗暴操作。

⑩选择型号适宜的吸痰管，吸痰管外径应≤气管插管内径的 1/2。新生儿、婴儿用 6 ～ 8 号吸痰管；年长儿用 10 ～ 12 号吸痰管。

（三）健康教育

（1）告知患儿及家属气道内吸引的目的，取得患儿及家属的配合。

（2）吸痰过程中，鼓励并指导患儿深呼吸，进行有效咳嗽咳痰。

十一、经口气管插管患儿口腔的护理

（一）护理评估

（1）评估患儿的病情、生命体征、意识和配合程度。

（2）评估操作环境和用物准备情况。

（3）观察口腔黏膜有无出血点、溃疡、异味及口腔内卫生情况。

（二）护理措施

（1）根据患儿的病情，协助患儿摆好体位。

（2）保证气囊压力在适宜范围，吸净气管内及口腔内的分泌物。

（3）记录气管插管与门齿咬合处的刻度，测量气管导管外露部分距门齿的长度。

（4）双人配合，一人固定导管，另一人进行口腔护理。

（5）操作过程观察患儿病情变化，必要时停止操作。

（6）将牙垫置于导管的一侧并固定，定期更换牙垫位置。

（7）操作完毕后，再次测量气管导管外露长度和气囊压力，观察两侧胸部起伏是否对称，听诊双肺呼吸音是否一致，避免管道移位和脱出。

（8）操作前后认真清点棉球数量，禁止漱口，可采取口鼻腔冲洗。

（9）躁动者遵医嘱适当约束或应用镇静药。

（三）健康教育

（1）告知患儿及家属口腔护理的目的、方法及可能造成的不适，取得患儿及家属的配合。

（2）指导清醒患儿充分暴露口腔以利于操作。

十二、拔除气管插管患儿的护理

（一）护理评估

（1）评估患儿的病情、意识、血氧饱和度和配合程度。

（2）评估拔管指征：患儿咳嗽和吞咽反射恢复，可自行有效咳痰，上呼吸道通畅，无喉头水肿、喉痉挛等气道狭窄表现。

（3）评估呼吸功能、操作环境、用物准备情况。

（二）护理措施

（1）拔管前给予充分吸氧，观察生命体征和血氧饱和度。

（2）吸净气道、口鼻内及气囊上的分泌物。

（3）解除固定，将吸痰管置入气管插管腔内，用注射器将气管导管气囊内气体缓慢抽出（无囊气管插管可省略此步骤），然后边拔除气管导管边吸引气道内痰液。

（4）拔管后立即给予吸氧，观察患儿生命体征、血氧饱和度、气道是否通畅等。

（5）协助患儿排痰，必要时继续吸引口鼻内分泌物。

（6）拔管前吸净口鼻内分泌物。

（7）拔管后若发生喉痉挛或呼吸不畅，可用简易呼吸器加压给氧，必要时再行气管插管。

（三）健康教育

（1）告知患儿及家属拔除气管导管的目的、方法，取得患儿及家属的配合。

（2）指导患儿进行有效咳嗽咳痰。

十三、气管切开患儿伤口换药的护理

（一）护理评估

（1）评估患儿的病情、意识及配合程度。

（2）评估操作环境、用物准备情况。

（3）评估气管切开伤口情况、套管有无脱出迹象、敷料污染情况、颈部皮肤情况。

（二）护理措施

（1）协助患儿取合适体位，暴露颈部。

（2）换药前充分吸痰，观察气道是否通畅，防止换药时痰液外溢污染。

（3）操作前后检查气管切开套管位置，气囊压力及固定带松紧度，操作中防止牵拉使导管脱出。

（4）擦拭伤口顺序正确，气切无菌纱布敷料完全覆盖气管切开伤口。

（5）每日至少换药1次，保持伤口敷料及固定带清洁、干燥。

（三）健康教育

（1）告知患儿及家属气管切开伤口换药的目的及配合要点，取得患儿及家属的配合。

（2）指导患儿及家属气管切开伤口的护理方法和注意事项，预防并发症。

十四、气管切开患儿内套管更换及清洗的护理

（一）护理评估

（1）评估患儿的病情、呼吸形态、痰液、血氧饱和度和配合程度。

（2）评估患儿的气管切开伤口，气管套管的种类、型号和气囊压力。

（3）评估气管切开套管有无破损或异物。

（二）护理措施

（1）协助患儿取合适体位。

（2）取出气管切开内套管，避免牵拉。

（3）冲洗消毒内套管。

（4）戴无菌手套，将干净内套管放回气管切开套管内。

（5）操作中保持呼吸道通畅，取出和放回套管时动作轻柔。

（三）健康教育

告知患儿及家属操作的目的及配合要点，取得患儿及家属的配合。

参考文献

［1］安力彬，陆虹．妇产科护理学［M］．6版．北京：人民卫生出版社，2017．

［2］谢幸，孔北华，段涛．妇产科学［M］．9版．北京：人民卫生出版社，2018．

［3］王卫平，孙锟，常立文．儿科学［M］．9版．北京：人民卫生出版社，2018．

［4］邵肖梅，叶鸿瑁，丘小汕．实用新生儿学［M］．4版．北京：人民卫生出版社，2011．

［5］崔焱，仰曙芬．儿科护理学［M］．6版．北京：人民卫生出版社，2017．

［6］刘月利，葛延瑱，王晓霞．儿科临床护理［M］．北京：军事医学科学出版社，2014．

［7］张玉侠．儿科护理规范与实践指南［M］．上海：复旦大学出版社，2011．

［8］张家骧，魏克伦，薛辛东．新生儿急救学［M］．北京：人民卫生出版社，2000．

［9］武荣，封志纯，刘石．新生儿诊疗技术进展［M］．北京：人民卫生出版社，2016．

［10］苏绍玉，胡艳玲．新生儿临床护理精粹［M］．北京：人民卫生出版社，2017．

［11］王卫平．儿科学［M］．8版，北京：人民卫生出版社，2013．

［12］吴本清．新生儿危重症监护诊疗与护理［M］．北京：人民卫生出版社，2009．

［13］王世平，辛文琼，向波．小儿外科护理手册［M］．北京：科学出版社，2011．

［14］郑显兰，符州．新编儿科护理常规［M］．北京：人民卫生出版社，2010．

［15］迟宝荣，周胜华．内科学［M］．北京：高等教育出版社，2017．

［16］周文浩，程国强，王来栓，等．新生儿临床决策手册［M］．北京：人民卫生出版社，2011．

［17］徐波，耿翠芝．肿瘤治疗血管通道安全指南［M］．北京：中国协和医科大学出版社，2015．

［18］喻文亮，钱素云，陶建平．小儿机械通气［M］．上海：上海科学技术出版社，2012．

［19］赵详文．儿科急诊医学［M］．4版．北京：人民卫生出版社，2015．

［20］朱丽辉，陈朔晖．儿科专科护理［M］．北京：人民卫生出版社，2021．

［21］郑显兰．儿科危重症护理学［M］．北京：人民卫生出版社，2015．

［22］LAURENT B，GRACE L，PERVEZ S，et al. Society for obstetric anesthesia and perinatology: consensus statement and recommendations for enhanced recovery after cesarean［J］. Anesthesia and analgesia: journal of the international anesthesia research society，2021，132（5）：1362-1377.

［23］薄海欣，葛莉娜，刘霞，等．加速康复妇科围手术期护理中国专家共识［J］．中华现代护理杂志，2019，25（6）661-668．

［24］中国优生科学协会妇儿临床分会产科快速康复学组．产科快速康复临床路径专家共识［J］．现代妇产科进展，2020，29（8）：561-567．

［25］韦琴，张昆珍，李神美，等．早产儿发育支持护理的研究现状与展望［J］．护士进修杂志，2012，27（13）：1210-1212．

［26］徐孝华，黄国英，陈超，等．新生儿持续性肺动脉高压的高危因素［J］．实用儿科临床杂志，2008，23（18）：1444-1446．

［27］于桂新，孙启，姚莉．193例新生儿低钙血症病因分析及治疗体会［J］．中国小儿急救医学，2016，13（6）：564-565．

［28］孙建华，刘大为，王小亭，等．氯己定擦浴对预防ICU患者中心静脉导管相关性血流感染的Meta分析［J］．中华护理杂志，2016，51（2）：148-154．

［29］王岩，李瑞花，卢燕，等．1例PICC导管留置过程中发生打折的护理［J］．护理研究，

2014，28（30）：3839-3840.

［30］范卉，李坤，王瑜．老年患者PICC置管后发生穿刺点渗血的循证护理实践［J］．中华现代护理杂志，2015，21（34）：4143-4145.

［31］路必琼，陈海燕，陈佩，等．PICC维护与患者穿刺部位针眼发红及留置时间的关系［J］．护士进修杂志，2014，29（1）：19-21.

［32］张晓菊，胡雁，李全磊，等．PICC体外测量方法的系统评价［J］．护理学杂志，2014，29（6）：78-82.

［33］廖卫华．新生儿脐动静脉置管的集束化护理［J］．护理实践与研究，2017，14（1）：82-84.

［34］黄爱群，林立，叶润娣，等．70例新生儿脐静脉置管术异位的临床分析［J］．中国医药科学，2015，5（14）：54-56.

［35］王利，易玉珍，李于凡，等．新生儿脐静脉置管两种封管液应用效果比较［J］．现代临床护理，2012，11（6）：24-26.

［36］《中华儿科杂志》编辑委员会，中华医学会儿科学分会新生儿学组．新生儿机械通气常规［J］．中华儿科杂志，2015，53（5）：327-330.

［37］中华医学会儿科学分会新生儿学组，中国妇幼保健协会医院感染控制专业委员会，国家儿童医学中心/首都医科大学附属北京儿童医院．新生儿脐静脉置管相关并发症防控指南［J］．中华新生儿科杂志，2021，36（2）：1-9.

［38］中国医师协会新生儿科医师分会循证专业委员会．新生儿经外周置入中心静脉导管操作及管理指南（2021）［J］．中国当代儿科杂志，2021，23（3）：201-212.

［39］中华医学会儿科学分会新生儿学组，中华儿科杂志编辑委员会．中国新生儿肺表面活性物质临床应用专家共识（2021版）［J］．中华儿科杂志，2021，59（8）：627-632.

［40］中国医师协会新生儿科医师分会循证专业委员会，中国医师协会新生儿科医师分会呼吸专业委员会．2020新生儿机械通气时气道内吸引操作指南［J］．中国当代儿科杂志，2020，22（6）：533-542.

［41］中国医师学会新生儿科医师分会循证专业委员会．新生儿坏死性小肠结肠炎临床诊疗指南（2020）［J］．中国当代儿科杂志，2021，23（1）：1-11.

［42］吴伟勤，陈利芬，周雪梅，等．化疗结束后延长输液港维护时间对导管功能及相关并发症的影响［J］．中国实用护理杂志，2022，38（12）：930-935.

［43］中心静脉通路上海协作组，上海市抗癌协会实体肿瘤聚焦诊疗专委会血管通路专家委员会．完全植入式输液港上海专家共识（2019）［J］．介入放射学杂志，2019，28（12）：1123-1128.

［44］中华人民共和国卫生行业标准．静脉治疗护理技术操作规范：WS/T 433—2013［S］．北京：中华人民共和国国家卫生和计划生育委员会，2013.